Remedios ayurvédicos para toda la familia

Dra. Light Miller

AyurMed

AVISO IMPORTANTE

Este libro no tiene como finalidad tratar, diagnosticar o prescribir. La información aquí contenida no debe considerarse de ninguna manera como sustituto de su propia orientación interna o de una consulta con un profesional de la salud debidamente licenciado. Deseamos la mejor salud y el bienestar para todos.

© 1999 LIGHT MILLER

TODOS LOS DERECHOS RESERVADOS. Ninguna parte de este libro puede ser reproducida en cualquier forma o por cualquier medio mecánico o electrónico incluido los sistemas de almacenamiento y sistemas de recuperación de información sin el permiso del editor por escrito, excepto por un receptor que podrá citar pasajes breves en una reseña.

Editor (versión en español): Santiago Suárez Rubio, C.A.S.
Editor asistente: Joel Orozco

Primera edición en inglés, 1999
Primera edición en español, 2017

Traducción al español de "Ayurvedic Remedies for the Whole Family" publicado originalmente por Lotus Press
(PO Box 315, Twin Lakes, WI, USA)

Impreso en EE.UU.

ISBN   978-1512160482

Traducido y publicado en español por:
Ayurmed
www.Ayurmed.org   libros@ayurmed.org

CONTENIDO

Prefacio a la versión en español...		7
Prólogo		9
Introducción...		13
Capítulo I	¿Qué es Ayurveda y por qué debo usarla?..............	15
Capítulo II	**Aromaterapia**...	29
	Normas sobre las cantidades de aceite esencial	31
	Minimonografías...	33
Capítulo III	**Embarazo**..	43
	Parto...	46
	Regreso al trabajo..	48
	Masaje...	48
	Dentición...	49
	Llanto..	49
	Posibles condiciones durante el embarazo................	49
	Hierbas recomendadas...	51
	Hierbas que se deben evitar durante el embarazo.........	51
	Aceites esenciales que se deben evitar durante el embarazo...	53
	Productos que se deben evitar durante el embarazo......	53
	Recetas para el cuidado de la salud.........................	54
Capítulo IV	**La salud de los niños y las enfermedades de la niñez**	59
	Dieta...	60
	Disciplina...	53
	Televisión y computadores....................................	61
	¿Debo vacunar a mi hijo?......................................	61

	Enfermedades de los niños............................	66
Capítulo V	**Adolescencia**...	69
	La presión de grupo......................................	70
	El alcohol y las drogas..................................	71
	Los adolescentes y el sexo.............................	71
	Los adultos jóvenes y la salud......................	72
	Años universitarios.......................................	74
	Hierbas y aceites esenciales para los estudiantes universitarios..	77
Capítulo VI	**La madurez y el proceso de envejecimiento**............	83
	Estrés..	84
	Menopausia...	84
	Hierbas aliadas para la menopausia..............	86
Capítulo VII	**Las causas de la enfermedad**............................	91
	Mala dieta...	91
	Medioambiente...	91
	Sobreconsumo..	92
	Sobreprocesamiento de la comida................	92
	Enfermedades causadas por errores médicos............	92
	Falta de propósito..	92
	Falta de conexión mente-cuerpo..................	93
	Conclusión...	94
	Desequilibrios físicos...................................	94
	Desequilibrios emocionales..........................	98
	Adiciones...	99
Capítulo VIII	Comer sanamente..	103
	Especias para cocinar...................................	103
	Preparación de los alimentos.......................	104
	La combinación de los alimentos.................	107

	El arte de masticar..	109
	Comiendo en un restaurante...	110
	Químicos en nuestros alimentos..	111
	Alimentos para usar con precaución..................................	113
	El papel del vegetarianismo y los distintos tipos de dieta...	114
	Comprar alimentos saludables y naturales........................	115
Capítulo IX	**¿Por qué necesito vitaminas y minerales?**................	119
	Síntomas y enfermedades..	121
	¿Cómo obtener más vitaminas y minerales?.....................	121
	Tabla ayurvédica de vitaminas...	122
	Tabla ayurvédica de minerales...	136
	Minerales de traza según Ayurveda...................................	145
Capítulo X	**Las hierbas y sus usos**..	147
	Componentes herbales...	148
	Propiedades terapéuticas herbales.....................................	149
	Formas de usos de hierbas...	151
Capítulo XI	**Terapias alternativas**..	163
	La terapia de quelación..	163
	Cromoterapia (terapia de color)...	163
	Homeopatía..	164
	Kaya kalpa...	166
	Masaje..	167
	Recetas de aceite de masaje para cada tipo......................	170
	Música y terapia de sonido..	178
	Panchakarma: Desintoxicación estacional del cuerpo.....	178
	Reflexología...	185
	Reiki...	186
	Toque terapéutico..	188

Capítulo XII	**Autocuidado**..	189	
	Auto masaje *abhyanga*...	189	
	Baño...	190	
	Respiración..	190	
	Cromoterapia...	193	
	Compresas...	199	
	Cepillado en seco...	202	
	Ayuno...	202	
	Parches de aceites esenciales.....................................	205	
	Baño de pies..	205	
	Terapia de inhalación...	205	
	Mantra..	206	
	Meditación...	208	
	La músicoterapia y los sonidos..................................	211	
	Noni..	214	
	T'ai chi / ch'i kung...	217	
	Yoga...	218	
	Tantra...	219	
Capítulo XIII	**75 problemas de salud y sus tratamiento**..............	221	
	¿Cómo usar esta sección?..	221	
Capítulo XIV	**Descubriendo su tipo ayurvédico**............................	393	
	Cuestionario de la constitución ayurvédica...............	393	
	Dietas específicas para los tipos corporales..............	403	
	Lista de rutinas diarias ayurvédicas...........................	423	
	Bibliografía...	424	
	Acerca de la autora..	425	

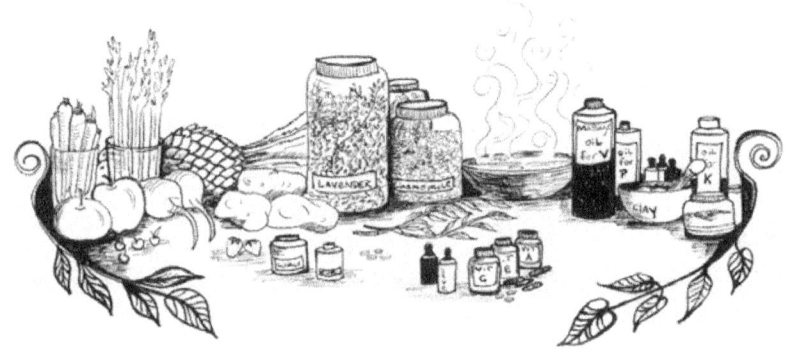

Prefacio a la versión en español

Los profesionales de Ayurveda en la actualidad tienen un gran reto para lograr traer la sabiduría ayurvédica milenaria de una manera práctica y fácil. En este libro, la Dra. Miller nos regala una perspectiva ayurvédica en la cual se combinan la herramientas de Ayurveda en remedios caseros para toda la familia, y para todas las edades. Utilizando el poder sanador de las medicinas herbales, la alimentación saludable, el uso de vitaminas, minerales y suplementos nutricionales, y aromaterapia, entre otros, se crea un tratamiento eficaz que va a la raíz de la enfermedad utilizando ingredientes y prácticas a nuestro alcance.

Aplicar un remedio casero ayurvédico requiere de un conocimiento de las necesidades únicas de cada persona (su constitución o *prakruti*), su estado actual (su desequilibrio o *vikruti*) y la naturaleza del tratamiento. Ayurveda es la medicina de la naturaleza, la cual nos invita a vivir en armonía con nuestro ambiente, a conocer las necesidades únicas de nuestro cuerpo, y cómo mantener emociones y pensamientos saludables según cambian las estaciones y según pasan los años. Particularmente, les recomiendo coloquen atención detallada en conocer cuales son las emociones asociadas con cada enfermedad para así poder comenzar a identificarlas en la vida diaria y aplicar los debidos remedios caseros antes de que empeoren los síntomas. Ayurveda se basa en la prevención, pero también en la detección temprana cuando los *doshas* apenas están comenzando a salir de equilibrio.

En esta ocasión deseamos agradecerle a todo el equipo de trabajo de Ayurmed, y en especial a Joel Orozco (editor asistente), Carolina Pretto, Fernanda Montoya (traducción). Les damos gracias por ayudarnos a cumplir el sueño de continuar divulgando el conocimiento de Ayurveda en español.

Esperamos que disfruten de estos maravillosos remedios y que toda la familia se vea beneficiada. Que la luz del sanador divino los llene de mucha paz, armonía y olores saludables.

Namaste,

Santiago Suárez Rubio, B.A., C.A.S.
Editor de la versión en español

Prólogo

Ayurveda presenta un planteamiento elaborado y polifacético sobre el tratamiento de la enfermedad. Empieza con una evaluación detallada del tipo de constitución corporal de la persona que cubre todo el rango de contextura y peso corporal, patrones digestivos y de eliminación, función inmune, historia médica, características psicológicas e inclinaciones espirituales. En seguida determina los signos, los síntomas y el desarrollo de la enfermedad en particular que afecta a la persona, en términos de daños en los órganos y sistemas corporales; la actividad y el estado mental; y su relación con factores externos como el estrés, los cambios estacionales y los desequilibrios emocionales. Determina la firma de la enfermedad en términos de su interacción con las energías constitucionales de la persona, no solo en relación con los patógenos que puedan estar involucrados, sino con los patrones únicos que crea la manifestación de la enfermedad en su vida, sus sentimientos y su metabolismo.

Después de determinar con claridad estos factores, los profesionales ayurvédicos prescriben una dieta para tratar las necesidades constitucionales de la persona y las características en cambio constante de la condición de la enfermedad. El cuerpo está compuesto de comida, de manera que todos los tratamientos deben empezar con un régimen alimenticio apropiado para tratar el cuerpo como un todo. Es muy difícil lograr una curación real a nivel físico sin los cambios adecuados en los alimentos y los hábitos alimenticios. Las dietas ayurvédicas son básicamente vegetarianas y hacen énfasis en los alimentos naturales preparados en casa. Nos muestra cómo usar los aceites y las especies para preparar comidas tan deliciosas y energéticas como cualquier dieta con carne. Con Ayurveda podemos aprender a usar la comida como una medicina y a cocinar como un método terapéutico. En la prescripción de la dieta correcta, Ayurveda utiliza medidas herbales específicas para tratar la enfermedad y mantener el equilibrio de acuerdo con la constitución de la persona en el proceso. Los profesionales ayurvédicos pueden prescribir hierbas solas o elaborar fórmulas herbales; hacer sus propias mezclas o prescribir píldoras o polvos prefabricados por la extensa industria farmacéutica ayurvédica. Estos productos herbales pueden contener hierbas completas, extractos, resinas, vinos y todas las demás preparaciones herbales. En la India, estos productos contienen minerales especialmente purificados y potenciados (*rasas* y *bhasmas*) cuyas influencias se extienden hasta lo profundo del sistema nervioso y del cerebro.

Las hierbas se prescriben para uso interno y externo, en forma de aceites para masajes, lavados nasales, compresas, emplastos o enemas. La aplicación de aceites directamente sobre la piel, considerada como el órgano más grande del cuerpo, tiene un efecto integral y ayuda a equilibrar los sistemas corporales.

Las fosas nasales son la puerta hacia la mente y regulan todos los sentidos. Son el primer punto de entrada del *Prana* o fuerza vital, de manera que su tratamiento con aceites, hierbas y lavados tiene un efecto inmediato y poderoso para muchas condiciones. La mayoría de las enfermedades comienzan con un colapso del sistema inmunológico que al igual que el resfriado común se manifiestan de manera frecuente con la obstrucción de las fosas nasales.

El colon es importante no sólo para la eliminación sino también para la absorción del *Prana* de la comida. Para Ayurveda es muy importante la terapia del colon con enemas y purgantes que también contengan polvos limpiadores y en particular para reducir *vata dosha*, principal responsable de muchos de los desequilibrios en la salud de larga duración.

En la cúspide de estas modalidades típicas de tratamiento físico, Ayurveda posee un amplio rango de terapias sutiles y sensoriales. Quizás la más importante es la aromaterapia, el uso de aceites esenciales para abrir la mente y los sentidos, limpiar los canales de los pulmones y del pecho en particular, o estimular puntos *marma* sensibles específicos. También se utiliza la terapia del color con la ayuda de luces de colores especiales o la visualización de colores específicos.

A un nivel más profundo Ayurveda prescribe la práctica del Yoga, particularmente el *pranayama*, los *mantras* y la meditación, con el fin de suprimir los componentes psicológicos de la enfermedad y ayudarnos a manejar mejor el estrés y el dolor. Mediante el *pranayama* Ayurveda nos muestra cómo dirigir nuestro *Prana* o fuerza vital para mejorar nuestra energía, incrementar la circulación, estimular los órganos o las áreas débiles en el cuerpo y fortalecer los pulmones y los senos paranasales. Los *mantras* nos ayudan a encauzar nuestra energía mental de manera que la mente permanezca tranquila y orientada, atenta a la enfermedad y enfocada en el bienestar. La meditación nos ayuda a sacar de nuestra mente todos los pensamientos y emociones negativas que son la base y el sustento del proceso de la enfermedad. Nos ayuda a desconectarnos de nuestras compulsiones corporales y a tener una nueva visión sobre la vida, de manera que podamos hacer los cambios adecuados para dejar de cometer indiscreciones en nuestra forma de vivir que al final terminan en enfermedades.

Junto con estos métodos de tratamiento Ayurveda prescribe como terapia de apoyo un régimen de estilo de vida que considera varios factores como el tipo de ropa que se debe usar, el tipo de ejercicio que se debe practicar, los patrones de sueño y el tipo de trabajo u ocupación que se deben seguir; y que implica varios ajustes en los hábitos diarios y estacionales, cambios en la vida y en el proceso de envejecimiento. Ayurveda compromete todo nuestro ser en la búsqueda de la armonía y la felicidad. Una vez que nos comprometamos con la vida correcta a todos estos niveles habrá poco en el mundo exterior que pueda dañarnos y se nos abrirán nuevas fuentes internas de creatividad y visión que mejorarán nuestra calidad de vida.

Aún con todos sus inigualables métodos de sanación, Ayurveda permanece ecléctica y utiliza y recomienda la homeopatía, las hierbas occidentales, la medicina china y la acupuntura, algunas veces inclusive la cirugía, lo que sea mejor, necesario, o que esté al alcance de la persona para combatir la enfermedad. Ayurveda nos ayuda a usar y a movilizar todos los recursos posibles en torno de la salud y el bienestar. Nos ofrece un modelo energético completo de la salud y de la enfermedad que tiene espacio para todas las formas de curación. En el curso de la vida humana normal padecemos de una variedad de enfermedades comunes, algunas no tan graves como para necesitar intervención médica o consultar un médico y otras como el resfriado común que, aunque es común, no tienen una cura o tratamiento real en la medicina moderna. Es aquí en donde Ayurveda adquiere una importancia especial, se basa en terapias de dieta y estilo de vida, y con el uso seguro y moderado de las medidas herbales se convierte en el tratamiento ideal para las enfermedades que tienen su origen en nuestra actividad diaria y los cambios estacionales.

Además encontramos enfermedades crónicas y duraderas, desde las alergias y la artritis hasta el cáncer, para las que la medicina moderna tiene poco que ofrecer en términos de curación. Aquí también Ayurveda y su línea de terapias de estilo de vida pueden ofrecer mucho alivio sin los efectos colaterales asociados con las medicinas químicas.

Remedios ayurvédicos para toda la familia de Light Miller nos da una orientación sobre todo el rango de enfermedades comunes, las preocupaciones diarias de la salud y las condiciones crónicas, con toda la gama de acercamientos ayurvédicos. En términos de enfermedades hay poco que no se haya considerado, incluye desde el resfriado común hasta el cáncer y los ataques cardíacos. Pero este maravilloso libro no es sólo una colección de recetas para las diferentes enfermedades, sino que además examina las preocupaciones generales de la salud en las diferentes etapas de la vida, desde la niñez hasta la vejez, y cubre de forma metódica todas las condiciones y los problemas implicados, incluyendo el estilo de vida y los factores externos de la enfermedad. Tiene en cuenta los problemas modernos del efecto de la salud, desde computadores hasta las vacunas. Trata el tema de la sexualidad y de la salud de la mujer de una manera muy profunda y no siendo meramente prescriptivo, explora las causas de la enfermedad y nos muestra cómo evitar su aparición como primera medida.

El libro no se limita simplemente a las fórmulas ayurvédicas tradicionales que a menudo son difíciles de conseguir en Occidente, sino que recomienda una línea completa de hierbas occidentales y nos da una orientación con respecto a las preocupaciones modernas sobre las vitaminas y los minerales, y su uso desde un punto de vista ayurvédico.

Tiene un amplio alcance, está bien pensado en sus detalles y es innovador en su planteamiento. Es una guía de referencia importante no sólo para cada casa ayurvédica sino también para todas las personas y familias preocupadas por la salud y la forma correcta de vivir. Es uno de los libros más completos de su tipo y un gran aporte a la creciente literatura ayurvédica.

Light Miller es reconocida por su rigurosidad en la investigación y el análisis, un indicio de gran volumen que sin duda refleja todos los años de su vida que pasó en el estudio, la recopilación y la verificación para lograr producir un texto tan significativo. El libro contiene muchas fórmulas herbales importantes para el tratamiento de las enfermedades, con el uso tanto de medicinas occidentales como ayurvédicas, que será de gran interés para los herboristas de todo tipo y de gran ayuda para las investigaciones y desarrollos complementarios en esta área.

Como experta en aromaterapia y coautora de "Ayurveda y aromaterapia" le da un lugar especial al uso de los aceites esenciales, no solo para uso externo sino también como parte de las fórmulas herbales para uso interno, que se logran poniendo un par de gotas de las fórmulas de los aceites esenciales en una tasa de agua caliente. Estas fórmulas basadas en los aromas tienen un efecto especial sobre el *Prana* y pueden preservar los constituyentes herbales sutiles que se pierden a menudo durante el almacenamiento o la cocción.

"Remedios ayurvédicos para toda la familia" coloca la sabiduría diaria de la Ayurveda al alcance de su mano. Todos los que estén cansados de depender de las medicinas químicas encontrarán una salida clara hacia la luz natural de la curación y aquellos ya comprometidos en los métodos de sanación natural encontrarán una perspectiva ayurvédica integrativa y a la vez complementaria que llevará su conocimiento sobre la curación y sus modalidades a un nivel más alto.

El nuevo movimiento hacia la curación natural en Occidente también se considera como un renacimiento ayurvédico, año tras año llegan nuevos libros sobre el tema, y este libro pretende transmitirlo a un público más grande que lo pueda convertir en la corriente convencional de curación en América. Sin duda muchos de nosotros necesitamos de esta sabiduría ancestral y de los manantiales de vida que fluyen a través de ella, y podemos adoptarla no solo para nuestro propio beneficio sino también para el de nuestras familias, comunidades, medioambiente y el planeta.

Dr. David Frawley
Autor de Yoga y Ayurveda, Ayurveda y la Mente, Neti: secretos curativos de Yoga y Ayurveda, y coautor de Yoga de las hierbas
Santa fe, NM. Agosto de 1999

Introducción

La crianza de una familia en esta época podría verse como una combinación de varias experiencias diversas. Puede ser una oportunidad para mejorar los legados de las familias, sanar nuestras relaciones del pasado tomando decisiones diferentes a las de nuestros padres o una aventura emocionante con un sinfín de posibilidades. Un gran filósofo de nuestros tiempos dijo que nuestro primer trabajo es curarnos a nosotros mismos y después a la familia, la comunidad, el país y finalmente el mundo (Rudolf Steiner fundador de la Antroposofía). Ayurveda nos enseña que vinimos a esta tierra a sanar, servir y recordar quiénes somos y que en este proceso el trabajo de la familia es brindar un ambiente más íntimo en el cual podamos cumplir la misión de nuestra vida.

A medida que cada uno de nosotros asumimos el compromiso de romper los patrones de nuestro propio sistema familiar, todo lo que conocemos ya no nos funcionará, dejamos atrás lo viejo y acogemos lo nuevo, nos abrimos a la nueva posibilidad de crear una vida saludable y sagrada, para nosotros mismos y para nuestras familias. Es muy importante que recordemos nuestro propósito, saber para qué vinimos y acceder a la fuente de la fortaleza con una visión de paz, de manera que cuando esta visión empiece a permear la vida de cada familia se cree un efecto dominó que de origen a un mundo mejor para todos.

La Madre Divina (la principal entidad femenina del Dios universal) nos da muchos regalos en la naturaleza, como las hierbas y los alimentos, para que nos curemos nosotros mismos. Los indios americanos creen que cada planta tiene un "don", un regalo que podemos usar para nutrirnos. Una vez más estamos despertando hacia la práctica holística y espiritual de la vida llamada Ayurveda, un sistema para el cuidado de la salud que data de más de 5.000 años y que está registrado como la medicina más antigua practicada en la India. Yo misma la experimenté durante mi crecimiento y me desbloqueó muchos secretos de las vías alternativas. Por consiguiente ofrezco mis treinta años de experiencia en el cuidado de la salud, diagnósticos familiares y recetas probadas por miles de pacientes. Yo soy un testimonio de la validez del sistema ayurvédico para el cuidado de la salud, mis hijos y yo nunca hemos necesitado medicina alopática, ni siquiera aspirinas o vacunas.

Entrego mis años de experiencia como mi regalo para lograr el bienestar de la unidad familiar y de cada uno de sus miembros. A medida que recorra cada una de las páginas de este libro descubrirá que fue una creación de la "Familia Universal", puesto que muchas personas amorosas contribuyeron con su revelación.

Permítame bendecir su viaje. Dra. Light Miller

Testimonios

Estimado lector, déjeme invitarlo a experimentar estos remedios probados durante años y a asumir una orientación alternativa para un estilo de vida más saludable. Asumir la responsabilidad por el bienestar de su familia le puede generar nuevas posibilidades a la vida de todos. Es importante que cada familia y cada persona entiendan y opten por la sanación incluida en este libro. Para tomar una verdadera decisión uno debe estar al nivel de un "conocedor" y este libro ofrece información valiosa que le permitirá tomar una decisión educada. ¡Por favor lea el libro, decida y experimente!

Sandy Levy Lunden
"On Purpose"
California & Sweden

 # Capítulo 1
¿Qué es Ayurveda y por qué debo usarla?

Occidente está experimentando actualmente una crisis en la salud. Hay muchas enfermedades que no tienen cura, la medicina moderna aún no ha podido descubrir su causa y solo puede aliviar de forma temporal sus síntomas. Cada vez hay más personas buscando respuestas lejos de la medicina moderna como lo demuestran las estadísticas. En Estados Unidos las personas están gastando entre $1000 a $2000 dólares al año en cuidados holísticos de la salud, hasta el tope de sus seguros médicos. Este tipo de cuidados incluyen tratamientos como los masajes, la acupuntura, la quiropráctica, la naturopatía, la medicina china, los toques terapéuticos, y los regímenes herbales y dietarios.

Ayurveda es un sistema médico usado por billones de personas en la India desde hace más de 5.000 años. Una medicina de sentido común que nos enseña a mantener rutinas simples en casa de prevención y promoción de la buena salud, que le enseña a las personas a cuidarse de sí mismas. El Dr. Mom es un profesional en salud familiar en casa que utiliza terapias que incluyen el uso cuidadoso de los alimentos, las especies, las hierbas, los masajes, las vitaminas y los minerales para corregir problemas y mantener la salud. Además, a un nivel más alto podemos encontrar médicos, profesionales y clínicas con centros de diagnóstico y terapia muy avanzados.

Ayurveda es el único sistema médico que reconoce los tipos metabólicos individuales. Una frase occidental que lo explica es: "la comida de una persona es veneno para otra". Esta diferencia en el metabolismo es la razón por la que algunas personas pueden comer de todo y no suben de peso, mientras que otras se engordan con solo mirar la comida. El conocimiento sobre las diferencias en las personas se puede usar para que las terapias de dieta, hierbas y vitaminas sean racionales y efectivas. Encontrar lo que le sirve y lo que no, marca la diferencia entre mejorar su salud o debilitarla.

La medicina moderna tiene menos de 100 años de antigüedad. Un tercio de las visitas al médico involucran enfermedades iatrogénicas (causadas por las medicinas y los doctores). La medicina moderna aún está trabajando con sus bichos y confiamos en que esta las "balas mágicas" para todas las enfermedades, pero esto no ha pasado y no va a pasar. Por otra parte, Ayurveda ha sido probada a través del tiempo y se sustenta en lo básico: buena comida, hierbas apropiadas, agua limpia, pensamientos positivos y un estilo de vida correcto. Cuando la adoptamos volvemos a tener el control de nuestra propia salud, la reconstruimos y la mantenemos. Nos enseña que cuando creamos un equilibrio podemos lograr la salud perfecta y en la medida que entendamos nuestra conexión cuerpo-mente-espíritu podremos extender el lapso de vida y crear longevidad. El objetivo principal de esta ciencia es crear autoconocimiento y maestría, y cuando despertamos a nuestro potencial real creamos libertad en nuestros cuerpos. Con la práctica y la maestría sobre nosotros mismos podremos liberarnos del sufrimiento.

Ayurveda reconoce que llegamos a esta tierra para cumplir con objetivos específicos, que nuestra naturaleza real es Divina y que todo lo que necesitamos saber ya está dentro de nosotros. Si respaldamos nuestro cuerpo con estos principios estaremos abiertos a un sinnúmero de posibilidades y a un potencial para vivir una vida saludable y consciente.

Los tres *doshas*

En la filosofía ayurvédica los *doshas* son las fuerzas vitales primarias o los humores biológicos creados con por la unión de dos de los cinco elementos que genera tres fuerzas dinámicas o interacciones. La palabra *dosha* significa "lo que cambia", un término que se refiere a la forma en la que los elementos se mueven de manera constante manteniendo al mismo tiempo un equilibrio dinámico. La palabra *dosha* también significa "lo que oscurece" o "mancha" una referencia a la forma en la que un desequilibrio entre los elementos puede causar la enfermedad.

ÉTER   AIRE   FUEGO   AGUA   TIERRA
VATA   *PITTA*   *KAPHA*

Vata se crea mediante una combinación de los elementos éter (espacio) y aire. La fuerza que los mueve más allá de los otros dos *doshas*, *vata* ("lo que mueve las cosas") es responsable del equilibrio, la energía, la respiración, el movimiento, la percepción de los sentidos, el pensamiento y la voluntad. Por ser movimiento, *vata* se manifiesta en la vida en el movimiento del aire, la sangre, la comida, los impulsos nerviosos, los pensamientos y los desechos. Las siete cualidades de *vata* que afectan el cuerpo son: frío, ligero, seco, irregular, móvil, astringente y áspero. El exceso de fuerza *vata* causa confusión, gases, hipertensión e irritación nerviosa. La falta de fuerza *vata* puede producir congestión, estreñimiento, pérdida de los nervios e inconsciencia.

El AIRE SIN RESTRICCIONES DE ESPACIO (COMO A MAR ABIERTO) PUEDE GANAR BASTANTE MOMENTUM PARA CONVERTIRSE EN UN HURACÁN.
EL AIRE ATRAPADO EN UNA CAJA NO SE PUEDE MOVER Y SE QUEDA ESTANCADO.

Pitta *dosha* o la fuerza vital *pitta* se crea mediante el movimiento dinámico entre los dos elementos que simbolizan la transformación, el agua y el fuego. La naturaleza transformadora de *pitta* ("lo que digiere") es evidente en nuestros cuerpos a través de las enzimas digestivas y las hormonas que regulan el metabolismo. *Pitta* trabaja en nuestras mentes transformando los impulsos químicos y eléctricos en pensamientos. Las características de *pitta* que afectan todo el cuerpo incluyen: caliente, ligero, fluido, sutil, agudo, maloliente y claro. El exceso de *pitta* causa acné, ira, desequilibrio hormonal y úlceras. La insuficiencia de *pitta* resulta en indigestión, metabolismo lento y pérdida de comprensión.

EL EQUILIBRIO DE FUEGO Y AGUA ES VITAL
SIN SUFICIENTE AGUA SE QUEMA LA OLLA
PERO MUCHA AGUA EN LA OLLA HACE QUE SE DERRAME Y
APAGUE EL FUEGO

Kapha es la fuerza vital que combina los elementos agua y tierra. *Kapha* ("lo que une") está en la composición de la estructura celular de nuestros órganos así como en todos los fluidos que los nutren y protegen (lubricantes). Las características de *kapha* que afectan el cuerpo incluyen: aceitoso, frío, pesado, estable, denso y suave. El exceso de fuerza *kapha* crea acumulación de moco en los senos paranasales, pulmones y en el área del colón. Afecta la mente causando rigidez, fijación e inflexibilidad. La insuficiencia de *kapha* puede producir resequedad en el tracto respiratorio, ardor en el estómago y falta de concentración.

Las fuerzas en cambio constante

Las tres fuerzas vitales (*doshas*) de *vata*, *pitta*, y *kapha* están en movimiento dinámico, siempre todas cambiando y equilibrándose, no sólo en los cuerpos humanos sino en toda la vida. Los *doshas* son las energías vitales, son el movimiento que hace que la vida suceda. Los *doshas* en desequilibrio producen la enfermedad.

Los *doshas* tienen una relación con la vida de las plantas. Las flores y las hojas que están en contacto con el espacio y el aire son la fuerza *vata* de la planta. Las raíces que almacenan agua en lo profundo de la tierra son la fuerza *kapha* de la planta. Las resinas, las savias, las especies y los demás aceites esenciales de la vida de la planta son su *pitta*. Los cuerpos humanos confían en las fuerzas vitales de las plantas para equilibrar y armonizar sus propias concentraciones de *vata*, *pitta*, y *kapha*. Por ejemplo, para incrementar nuestra fuerza *kapha*, debemos comer tubérculos comestibles, leche y productos lácteos y hierbas sedantes como la valeriana. Las fuerzas *vata* se pueden incrementar tomando tés de flores herbales como el jazmín, o comiendo cereales secos. Las tendencias *pitta* se incrementan cuando consumimos comidas calientes y especiadas como cayena o proteínas concentradas como el polen de abejas.

Los cinco elementos y las regiones del cuerpo que regulan

Cada uno de los cinco elementos se concentra en una región del cuerpo y controla funciones específicas.

Ayurveda nos enseña que estamos hechos de las mismas fuerzas elementales que el universo.

ELEMENTO	CONTROLA
Éter	**Cerebro**
	Sistema nervioso
Aire	**Nariz, pecho**
	Respiración
Fuego	**Parte superior del abdomen**
	Digestión
	Hormonas
Agua	**Tracto urinario**
	Parte inferior del abdomen
Tierra	**Parte superior del cuerpo**
	Excreción
	Estabilidad

Vata
Éter, aire

Todos los movimientos del cuerpo y los impulsos nerviosos

Actividades *vata* del cuerpo

Frío	Preservación y vivacidad del cuerpo
Ligero	Movimiento, movilidad y flexibilidad
Seco	Crea espacio intercelular
Móvil	Todos los impulsos involuntarios del cuerpo y el movimiento del aire
Sutil	Vasos capilares y respiración celular

Claro	Representa creatividad, percepción, claridad y entendimiento
Astringente	Representa la respiración de las células y el movimiento circular
Áspero	Piel áspera, no sensible o fluida, abrupta y variable
Dispersivo	Movimiento de nutrientes

Causas de los desequilibrios de *vata*

Pasar muchas horas trabajando en el computador, ver mucha televisión, masticar chicle, excederse con el ejercicio, exponerse al viento frío, viajar o moverse mucho, programas desorganizados, indisciplinados o irregulares, trabajar por la noche, no dormir suficiente o tener malos hábitos de sueño, la falta de luz natural y la comida chatarra.

Enfermedades de *vata*

Flatulencia, falta de memoria, resequedad, enfisema, dolores, espasmos, rigidez, piel de gallina, nerviosismo, contracciones musculares, atrofia muscular, comportamiento impulsivo, osteoporosis, insomnio, balbuceo, estreñimiento, debilidad, tartamudeo, vértigo.

Desequilibrios emocionales

Inseguridad, miedo, ansiedad, agitación, confusión, indecisión, tendencia a los secretos, indiscreción, inconstancia.

Mejor dieta para *vata*

Verano: principalmente alimentos cocidos. Las ensaladas se deben acompañar con mucho aceite.

Invierno: sopas, caldos para el sistema inmune, estofados, comidas calientes (bien cocinadas), especias, varios tubérculos comestibles y cereales.

Sitios de *vata*

Colón, muslos, caderas, oídos y manos.

Pitta
Calor, fuego, agua
Todos los cambios y transformaciones en el cuerpo

Actividades *pitta* del cuerpo

Calor	Estimula la digestión, el hambre y normaliza la temperatura corporal
Agudo	Comunicación clara, memoria precisa, dolor agudo y palabras cortantes.
Aceitoso	Emulsiona, mezcla, estimula el fuego, transforma y regula la temperatura
Líquido	Regula y distribuye el fuego, ayuda con la digestión y la asimilación.
Móvil	Extiende, fortalece la calidez, circulación y temperatura del cuerpo.
Ligero	Mantiene el fuego, la piel y el cabello radiante. Visión perspicaz.
Sabor	Amargo, astringente. Lo amargo fortalece el fuego digestivo y estimula la digestión. Lo astringente se encuentra en la circulación y ayuda a descomponer los azúcares en la sangre
Penetrante	Enzimas que penetran en la comida y la mente inquisitiva.

Causas de los desequilibrios de *pitta*

Alcohol, medicamentos, drogas alucinógenas, cigarrillo, comidas muy picantes, sobre exposición al sol, deportes competitivos, pasividad sexual e ingesta de alimentos amarillos, anaranjados y rojos. Es importante que los *pitta* beban suficiente agua ya que su calor corporal es naturalmente alto.

Enfermedades de *pitta*

Salpullidos en la piel, fiebres, indigestión ácida, gastritis, úlceras pépticas, diarrea, sed extrema, orina excesiva, hiperactividad, ataques epilépticos, quemazón en los ojos, cualquier decoloración (amarilla, roja o anaranjada) de la piel, las heces, la orina y los ojos, la hepatitis y todas las enfermedades que terminan con "itis" (que significa inflamación).

Desequilibrios emocionales

Juicio, odio, ira, celos, aislamiento, insensatez, manipulación, división, exceso de valentía, esclavitud, intolerancia, rivalidad, egocentrismo.

Pitta representa todas las transformaciones del cuerpo, los cambios hormonales, la digestión y la absorción. Cuando *pitta* está equilibrado, el *agni* (poder digestivo) se encuentra en un estado perfecto.

Mejor dieta para *pitta*

Verano: alimentos crudos, especias refrescantes
Invierno: ensaladas y comidas calientes con hierbas refrescantes

Sitios de *pitta*

Intestino delgado, estómago, sangre, hígado, linfa y glándulas sudoríparas.

Kapha
Agua, tierra
Músculos, toda la estructura y lubricación del cuerpo

Actividades *kapha* del cuerpo

Frío	Mantiene la temperatura del cuerpo y retrasa el metabolismo
Denso	Todos los tejidos
Baboso	Lubricación de las articulaciones, lento, estimula la relajación y el descanso. Todas las membranas mucosas
Líquido	Controla todas las secreciones del cuerpo, distribuye la lubricación a través de las articulaciones. Linfa y circulación
Nublado	Letargia, sueño profundo y mente lenta
Aceitoso	Aísla la piel, lubrica las articulaciones y aísla el cuerpo
Suave	Protege el cuerpo y amortigua
Estático	Da vigor, estabilidad y seguridad
Grueso	Crea aislamiento a través del cuerpo
Pesado	Construcción del tejido
Lento	Se mueve lento

Causas de los desequilibrios de *kapha*

Beber con las comidas, dormir mucho, no hacer suficiente ejercicio, los dulces, las comidas que producen moco, letargia, tos, falta de respiración y pérdida de apetito

Enfermedades de *kapha*

Edema, obesidad, asma bronquial, bronquitis, neumonía, congestión nasal, hipertensión, diabetes, alergia al polen, anorexia

Desequilibrios emocionales

No decir la verdad, perder la esperanza, ira oculta, envidia, malicia, inseguridad, apatía, apego, gula

Mejor dieta para *kapha*

Verano: mucha ensalada con especies frescas
Invierno: comidas calientes con ensaladas y especies

Sitios de *kapha*

Pulmones, estómago, pecho, páncreas, linfa, nariz

Tipos de cuerpo

Equilibrio individual

Para descubrir su tipo de cuerpo individual consulte el cuestionario en el capítulo 14. Cada uno de nosotros nació con un equilibrio único de V-P-K que nos hace lo que somos y determina nuestras fortalezas y debilidades. No hay dos personas iguales. Se han mencionado tres tipos puros y siete tipos mixtos (la determinación del tipo se utiliza para bien de la evaluación y del tratamiento).

Compare esta visión ayurvédica sobre la variedad individual con nuestro sistema médico actual en donde todos somos tratados de la misma manera. Por ejemplo, una persona nacida con una alta proporción de *pitta* y pequeñas cantidades de *vata* y *kapha* se consideraría como una persona con predominancia de *pitta* y una persona con cantidades altas de *vata* y *pitta* y muy poco *kapha* se consideraría como una mezcla *vata-pitta*.

Las personas se pueden desequilibrar por factores como el clima, la estación del año, la etapa de la vida, la dieta o los cambios en el estilo de vida. Si sube 15 kilos de peso, su V-P-K cambiará y no se sentirá "usted mismo" hasta que vuelva a tener la combinación V-P-K con la que nació. Ayurveda puede ayudarles a las personas a descubrir su equilibrio original y a recuperarlo.

Tipo predominante *vata*

Una persona con una influencia principalmente *vata* presentará muchas de las siguientes características: tienen una contextura delgada y son altos o bajos. En general se considera "alto" un hombre que mida 1.82 m o más de estatura y una mujer de 1.72 m o más y "bajo" un hombre de 1.65 m o menos y una mujer de 1.60 m o menos.

Sus articulaciones suenan fácilmente y son irregulares por lo general, con posibles articulaciones protuberantes, piernas cazcorvas, cuerpos desproporcionados con piernas largas y cintura corta, escoliosis y estructura facial desigual (por ejemplo, tabique desviado y nariz torcida, etc.). Su tronco no tendrá proporción con sus piernas. Si no ganan peso siempre estarán en la mitad. Su piel tendrá tendencia a ser seca, áspera y fría al contacto y su coloración será más oscura que la del resto de su familia. El cabello puede ser oscuro, seco y rizado y propenso a la caspa. Los dientes son a menudo torcidos, salidos y con espacios y tendencia a encías retraídas. Los ojos pueden ser pequeños, secos, activos, negros o cafés. El apetito es a menudo variable o bajo, aunque se saltarán frecuentemente las comidas debido a distracciones y quedarán hambrientos como para servir su plato con más de lo que pueden comer. Los dedos de las manos y de los pies son largos y delgados, con uñas que se quiebran y rompen fácilmente.

Si se enferman son propensos al dolor y a los desórdenes nerviosos. La sed es variable, la orina es irregular y escasa, y los movimientos de los intestinos a menudo son gaseosos, secos, duros y estreñidos. Los *vata* caminan rápido, son activos físicamente pero gastan su energía fácilmente y pueden confiar en la cafeína, el azúcar y los estimulantes para continuar. Su mente nunca descansa, es activa, curiosa y creativa. Bajo estrés pueden entrar en pánico, sentirse inseguros y ansiosos. Cambian fácilmente de modo de pensar, olvidan rápido, además tienen buena comprensión y memoria a corto plazo. Pierden fácilmente los minerales y no ganan peso a menos que se obstruyan sus canales. Son fácilmente influenciables y se sienten insatisfechos a menudo con sus relaciones. Este tipo de cuerpo se encuentra en muchos talleres y eventos sociales. Sueñan a menudo volando, corriendo, saltando y con miedo. Tienen dificultad para dormir, se despiertan fácilmente y pueden experimentar insomnio. Hablan de forma rápida, caótico e impulsivamente; usan frases completas e interrumpen a menudo a los demás. Son muy expresivos y a menudo hablan con sus manos. El dinero se les va rápidamente de sus manos como si lo gastasen de forma compulsiva. Su pulso es débil, flojo y errático. Los tipos *vata* se diferenciarán mucho uno del otro, pero compartirán muchas de las características anteriores.

Equilibrado: alerta, amigable, amoroso, dispuesto a servir, indulgente, feliz, divertido y fiestero

Desequilibrado: resequedad extrema, falta de claridad, pérdida de peso, anemia, debilidad, cansancio, "atontamiento", estreñimiento crónico, hiperactividad, nerviosismo, funciones corporales deterioradas, mala digestión, fatiga, falta de memoria, desórdenes respiratorios

Tipo predominante *pitta*

Las personas que son principalmente *pitta* tendrán una contextura moderada con tendencia a la delgadez y tienen buenas proporciones. Pueden ganar o perder peso relativamente fácil y tienen tanto apetito que necesitan las comidas regulares. La piel es a menudo delicada, grasosa, se quema fácilmente, tiene un tono cobrizo o amarillento y es cálida al contacto. Las pecas y los lunares son comunes con una tendencia al acné. Sudan fácilmente. El cabello es suave, rubio o rojo, con canas tempranas, tendencia a adelgazar y a la calvicie. Los dedos son bien formados y proporcionales y la base de las uñas tiene una apariencia rosada. Los ojos son penetrantes grises o verdes, con un tinte amarillento hacia la esclerótica (área blanca de los ojos). Si se enferman experimentarán fiebre, inflamación e infección. Son sedientos a menudo. Los movimientos de los intestinos son suaves, grasosos y flojos, necesitan ir al baño tres veces al día o más. Los *pitta* disfrutan de la actividad moderada y aman la competencia debido a su naturaleza agresiva. Son inteligentes, determinados y con muy buena memoria. Son excelentes líderes, gerentes, en general se desempeñan mejor en cargos altos que requieran un alto sentido de responsabilidad. A menudo puede reconocer un *pitta* por su pasión, su alta energía dirigida y su compromiso. Bajo estrés pueden ser irritables, impulsivos, rabiosos y celosos. Los *pitta* gastan de forma moderada y metódica. Sus sueños son feroces, apasionados y coloridos. Duermen de forma moderada y sana. Hablan directamente, claro y fluido, pero pueden ser cortantes y sarcásticos. El pulso es fuerte y regular. Está asociado con todas las funciones corporales involucradas con el calor, como las funciones del hígado, el bazo, los cambios hormonales, la piel, los intestinos delgados, el cerebro, la digestión, la asimilación, la sed, el apetitito y la visión están asociadas con *pitta*. Las actividades de fuego en la mente incluyen, discriminación, percepción, memoria, toma de dediciones, rudeza, deseo, liderazgo, manipulación y conocimiento.

Equilibrado: buen humor, buena digestión, puede comer de todo, extravagante, cortés, simpático, responsable y cuidadoso

Desequilibrado: mala digestión, mala visión, ira, exigente, irritable, opresivo, impulsivo y temperatura corporal regular

Tipo predominante *kapha*

Los *kapha* puros son fáciles de reconocer porque tienen cuerpos largos y contexturas grandes. Los hawaianos son ejemplos de personas *kapha* con una piel que es gruesa, grasosa, fría al contacto, pálida y blanca. Sudan de forma moderada. Tienen cuerpos fuertes, ganan peso fácilmente y deben hacer ejercicio para perderlo. El cabello es grueso, grasoso y ondulado, y tienen cejas y pestañas espesas. Los dientes son fuertes, blancos, largos y bien formados. Los ojos son grandes y atractivos. El apetito es lento y estable, aunque pueden saltarse fácilmente las comidas sin ningún efecto. Si un *kapha* se enferma, es común que sufra de congestión, exceso de moco y retención de líquidos. Rara vez sienten sed. Los movimientos de los intestinos son consistentes, grasosos y regulares (una vez al día). Son pacíficos y felices, se mueven lentamente y pierden poca energía. Tienen buena resistencia. Las tendencias negativas pueden ser el egocentrismo, la gula y la sensibilidad extrema. Los *kapha* son amigos y empleados constantes y leales. Son lentos para aprender cosas, pocas veces olvidan lo que aprenden. Sus sueños son a menudo románticos e involucran el agua. Hablan de forma lenta, monótona o melodiosa. Gastan poco, ahorran fácilmente y siempre tienen las alacenas llenas. El pulso es lento y constante, los *kapha* experimentan longevidad en las células, resistencia, fortaleza, estabilidad y una fisiología fuerte. *Kapha* representa todos los aspectos estructurales de las partes físicas y sólidas del cuerpo, el crecimiento físico, la protección del calor y la lubricación de las articulaciones.

Equilibrado: fuerte, claro, listo, dispuesto, abierto, pulmones sanos, generoso, caritativo, paciente, comprensible, feliz, amigable, leal, maduro, realista, duerme fácilmente, calmado, centrado, fortaleza mental y dignidad

Desequilibrado: obeso, sobrepeso, gordo, articulaciones flojas, impotente, inseguro, celoso, codicioso, introvertido, exceso de moco, tendencia a guardar secretos y vago

Los 7 tipos mixtos: (VP, VK, PV, KV, PK, KP, Y VPK)

En la India predominan los tipos sencillos de *dosha* ya que las personas suelen casarse entre sus grupos. En occidente somos una mezcla porque cada uno se casa con quien quiere y, por lo tanto, predominan los tipos mixtos. Es usual que en un tipo mixto un *dosha* sea el dominante. Por ejemplo, una persona *vata-pitta* tendrá tendencias más fuertes de *vata* que de *pitta* y una persona *pitta-vata* tendrá más cualidades *pitta*. En último lugar se encuentra el tipo llamado *tridosha* (VPK), en el que no predomina ningún tipo.

Vata-pitta: son delgados como los del tipo *vata* puro, se mueven rápido, son amigables, habladores, pero más emprendedores y muy talentosos. A veces pueden ser olvidadizos. No tienen los extremos de *vata* y no son tan nerviosos o inconstantes. No suben de peso. La comida no es particularmente importante para ellos y tienen una digestión muy fuerte y una mayor tolerancia al frío. Soportan mejor los ruidos y las incomodidades físicas. Están fuertemente dominados por *pitta* con la imaginación y la creatividad de un tipo *vata*. Son más firmes, más calmados y más confiables que los del tipo *vata* puro. Pueden caer fácilmente en patrones de adicción y necesitan estabilidad. Adoran las actividades de esparcimiento, son creativos, buenos habladores y tienen un buen sentido del humor.

Pitta-vata: son de una constitución mediana y con más musculatura que los *vata-pitta*, su piel es más sensible y son propensos a las infecciones. También se mueven rápido y tienen buena resistencia. A menudo son asertivos, con una intensidad obvia, pero con la iluminación de un tipo *vata*. Tienen una digestión muy fuerte y una eliminación más regular que los *vata-pitta* o V, pero se inflaman más fácilmente. Este tipo pierde peso rápido. Si están bajo estrés pueden reaccionar con miedo o ira, algo que los puede hacer sentir inseguros, tensos y muy motivados. Les encanta comer, tienen buena memoria y hablan fluido. Les molesta el exceso de calor. No toleran los ruidos, les encanta hablar y estar a cargo.

Vata-kapha: este tipo es a menudo difícil de identificar con un cuestionario debido a la presencia de los opuestos en muchas de las características y a la indecisión de *vata*. Tienen a menudo una contextura *vata* delgada aunque pueden ser ni gordos ni delgados. Hablan de una forma despreocupada y relajada como el tipo *kapha*. Siempre estarán tranquilos a menos que se estresen. Son rápidos y eficientes, están conscientes de su tendencia *kapha* para posponer las cosas. Desean guardar y ahorrar, y les disgusta mucho el frio. Tienen digestión lenta o irregular. Son muy firmes, leales, comprometidos y serviciales. Este tipo se puede confundir con *pitta*.

Kapha-vata: son similares a un *vata-kapha* pero tienen una contextura más sólida y se mueven más lento. Son fáciles de complacer, son tranquilos y más relajados que los V-K, pero con menos entusiasmo. Tienen cabello rizado y grueso. Tienden a ser atléticos y a tener mejor resistencia. Pueden sufrir de irregularidades digestivas, frío, acumulación de moco, y se pueden llegar a deprimir fácilmente cuando no están ocupados. Piensan más en los demás que en sí mismos.

Pitta-kapha: es un tipo con la intensidad de *pitta* en un cuerpo fuerte *kapha*. Su piel es de tono cobrizo y son más musculosos que el tipo K, pueden ser muy corpulentos. Su personalidad exhibe la estabilidad de un tipo K con la fuerza *pitta* y una tendencia hacia la ira y la crítica. Son un tipo bueno para el atletismo porque tienen energía y resistencia. Siempre están listos para un proyecto. Este tipo los convierte en excelentes empresarios puesto que el dinero les llega fácilmente. Nunca pierden una comida. Tienen digestión tipo *pitta* y resistencia a la enfermedad tipo *kapha*. La comida es su medicina. Son propensos al moco y a la congestión en los pulmones. Tienen dirección y estabilidad con una fuerte decisión y motivación.

Kapha-pitta: son personas que tienen una estructura tipo *kapha*, pero más gordos que un tipo *pitta* y *kapha*. Tienen una cara y un cuerpo más redondos, se mueven más lentamente y son más relajados que los *pitta* y *kapha*. Tienen una fuente constante de energía e inclusive más resistencia que los tipos P o *pitta-kapha*. Les gusta el ejercicio pero tienen menos motivación para hacerlo que un *pitta-kapha*. Cuando están desequilibrados pueden ganar peso fácilmente y cuando están equilibrados pierden rápido mucho peso. El dinero les llega fácilmente y saben cómo planear el futuro. Son confiables, leales y pueden encargarse de cualquier situación. Pueden ser arrogantes e indiferentes a la crítica.

Vata-pitta-kapha: son los más difíciles de describir porque tienen la misma cantidad de cada *dosha*. Son los más equilibrados con una tendencia a tener vidas largas, buena salud e inmunidad. Puede presentar en cualquier momento alguno de los síntomas del desequilibrio de cualquier *dosha*. Si no se cuidan se puede desequilibrar cualquier *dosha*. Los profesionales ayurvédicos dicen que estos tipos son los más difíciles de tratar cuando se desequilibran. Este tipo puede acomodarse casi en cualquier lugar, se adaptan fácilmente a las situaciones. Realmente hay muy pocos tipos VPK. Muchas personas que piensan que son VPK resultan muchas veces siendo de tipo mixto de dos *doshas*.

Capítulo 2
Aromaterapia

Actualmente podemos encontrar muchos tratamientos nuevos y viejos para lograr una mayor vitalidad en nuestra vida diaria. La aromaterapia es el arte y la ciencia del uso de las esencias o aromas para embellecer, rejuvenecer, revitalizar y curar el cuerpo, y es una parte muy importante del cuidado de la salud en casa porque nos pone la concentración más fuerte de la sanación herbal en la punta de nuestros dedos para lograr resultados más rápidos. Esta ciencia ancestral tiene más de 3.500 años y fue usada por las civilizaciones egipcias, indias, griegas, romanas y chinas para mejorar la salud. Todas estas culturas consideraban los aceites esenciales como una parte fundamental de sus sistemas medicinales.

La aromaterapia utiliza plantas aromáticas con sustancias volátiles para apoyar y mantener nuestra salud las cuales nos permiten tener una existencia más agradable y placentera. Nadie disfruta estar enfermo y con la aromaterapia ya nadie necesita estarlo.

El aceite esencial de una planta es la parte más concentrada, la que sana, y contiene muchas de las propiedades medicinales de las plantas. La forma más común de conseguir el aceite es mediante la destilación del material de la planta. Se pueden destilar aceites esenciales de las semillas, cortezas, frutas, hojas, savias, resinas, flores y raíces de las plantas. Algunos ejemplos clásicos de lo que se puede destilar incluyen: semilla de pimienta negra, corteza de canela, cáscara de naranja, hoja de eucalipto, savia de pino, resina de incienso, flores de lavanda y raíz de jengibre, cada una en un aceite distinto que contiene propiedades curativas especiales.

El aceite esencial es el principio activo o la esencia vital de la planta. En realidad la palabra "aceite" no es muy apropiada puesto que no contiene aceite vegetal y a menudo tiene una consistencia más parecida al alcohol para frotar. Los químicos naturales extraídos mediante la destilación están formados de alcoholes, aldehídos, acetonas, terpenos, sesquiterpenos, éteres y esteres. Estos químicos naturales poseen características curativas comparables con las medicinas alopáticas. De hecho, muchos productos farmacéuticos son modelos de los constituyentes químicos aislados originalmente de las plantas. Las cualidades medicinales de estos ingredientes activos incluyen: antisépticos, antivirales, antiespasmódicos (relaja los músculos), afrodisiacos, carminativos (mejora la digestión), diaforéticos (promueve la sudoración), expectorantes (expele el moco) y diuréticos. Tienen efectos profundos en la fisiología humana. Se pueden inhalar diluidos con aire o vapor. Consumirlos mezclados con las comidas o las bebidas. Mezclados con aceite vegetal, crema o agua del baño, entrarán en contacto con nuestra piel.

Los aceites esenciales son muy concentrados y por ende siempre se deben diluir. El cuerpo los puede absorber directamente a través de la piel, el tracto gastrointestinal y el tejido del pulmón, provocando cambios poderosos en el metabolismo de todos los órganos de "entrada". Después de su absorción inicial circulan a través de la sangre y la linfa, quedando nuevamente disponibles para su asimilación hasta que sean eliminados eventualmente a través de los pulmones, la piel, los riñones, el hígado y el tracto gastrointestinal en donde tienen una acción terapéutica adicional en los órganos de "salida".

Al ser olidos se producen de inmediato cambios psicológicos y físicos gracias a la estimulación de las fibras nerviosas entre la nariz y el cerebro que estimulan el sistema límbico, considerado nuestro cerebro primitivo en donde se almacenan y se accede a nuestros recuerdos, deseos y emociones.

Todos los días estamos usando comidas, medicinas, champús, acondicionadores, perfumes y productos para la piel que contienen aceites esenciales. Por ejemplo, chicles de menta, dulces de gaulteria, Vick Vaporub, las sopas Campbell, bebidas Snapple, y Chanel #5, todos contienen "saborizantes naturales" (aceites esenciales). Cada planta tiene sus propias propiedades distintivas que se mantienen en los aceites esenciales prefabricados.

Intente confiar en su sentido "único" del olfato para ver si se siente atraído por un aceite esencial. Confíe en su nariz. Cualquier aceite por el que se sienta atraído tendrá un regalo para usted y podrá usarlo para crear una atmosfera diferente en su casa. Son relativamente baratos de manera que se puede experimentar con diferentes aceites para ver qué efectos disfruta. Algunos elevarán su espíritu, otros le darán tranquilidad, otros mejorarán su memoria o conciencia.

Los aceites esenciales almacenados de forma apropiada tienen una vida útil de muchos años, a diferencia de las hierbas y especies que pierden su potencia en el transcurso de unos meses. En algunos países europeos los médicos prescriben la aromaterapia como parte del sistema del cuidado de la salud, con muchos hospitales y profesionales prescribiendo los aceites y los seguros pagando su costo. Es tan solo una cuestión de recogerlos en la farmacia.

Aun cuando estos aceites esenciales se han usado durante miles de años, solo hasta hace poco volvieron a ser conocidos por el público en general. En los últimos veinte años se ha dado origen al renacimiento de la herbolaria y de su prima cercana, la aromaterapia.

Normas sobre las cantidades de aceite esencial que se deben usar en los diferentes métodos de aplicación

Aplicación	Favoritos
Baño en tina 15 a 30 gotas en el agua de la tina	Geranio, lavanda
Lavado de pies 15 a 20 gotas por cada litro de agua	Yerbabuena, eucalipto, árbol de té
Masaje 40 a 60 gotas en 120 ml del aceite base. Para condiciones específicas puede hacerlo más fuerte hasta 60 gotas por cada 30 ml	Lavanda, romero, eucalipto, limoncillo
Compresas 3 a 6 gotas en una taza de agua, humedezca una tela y colóquela sobre el área afectada.	
Inhalación directa 2 a 3 gotas por 1 taza de agua hirviendo en un tazón. Coloque una toalla sobre su cabeza e inhale cuidadosamente el vapor durante 3 minutos	Romero, eucalipto
Vaporización facial 5 gotas por cada taza de agua	Lavanda, rosa
Elaboración de velas 40 a 60 gotas por cada taza de cera	Mandarina, limón
Venda corporal 15 gotas en 1 taza y media de agua caliente. Empapar vendajes de tela (manga quirúrgica)	Enebro, ciprés
Difusor (Un instrumento pequeño de barro que dispersa lentamente la fragancia del aceite) 5 gotas en el difusor	Bergamota, hierbabuena
Geles de baño 15 gotas por 30 ml	Igual que el baño
Cocina En las recetas 1 gota equivale a una cucharadita de hierba en polvo	Todos los aceites especiados como el jengibre, la pimienta negra

Ducha 1 a 2 gotas por cada litro de agua	Dhavana, árbol de té
Aire acondicionado 10 a 15 gotas en el filtro	Piña, naranja
Olla potpurrí 3 a 10 gotas en agua	Mandarina, Ylang Ylang
Crema dental 1 gota en el cepillo de dientes	Hinojo, menta, anís
Crema dental 1 gota en el cepillo de dientes	Lavanda, Ylang Ylang
Limpiador liquido 10 gotas por cada 30 ml de limpiador líquido	Limón, naranja, piña
Champú para mascotas 15 gotas por cada 30 ml de champú	Poleo, eucalipto, cedro atlas
Enjuague bucal 10 gotas por cada taza de agua	Igual que la crema dental
Champú, acondicionador, tratamiento para el cuero cabelludo 20 gotas por cada taza de líquido	Manzanilla, lavanda, romero, palo de rosa
Perfumes 100 gotas por cada 20 ml de alcohol, aceite o aceite vegetal	Rosa, geranio, jojoba, neroli, lavanda
Desodorante 30 gotas por cada 60 ml de aceite vegetal	Bergamota, árbol de té
Meditación 1 gota de aceite (mezclado en 1 gota de aceite vegetal) en el tercer ojo, en la mitad de la frente, o en un difusor	Sándalo, elemí
Lavado de ropa (para secado en cuerda) Durante el enjuague final coloque 20 gotas de aceite esencial	Lavanda, todos los cítricos
Secado de ropa Colocar 10 gotas en una bola de algodón o pieza de ropa en la secadora 10 minutos antes de que esté lista la ropa	Igual

Minimonografías
Los aceites esenciales, sus propiedades y aplicaciones

* = contraindicado durante el embarazo • = aceites raros o exóticos

Abedul: "Huele como gaulteria", se usa en casos de pérdida de cabello, fuegos en la boca, insomnio, problemas de la piel, ansiedad. Se usa en baño de tina, inhalación, masaje y té.

Abeto: "El olor del árbol de navidad". Es refrescante, limpiador, inspirador, bueno en casos de espasmos musculares, asma, dolor articular y congestión. Se usa en baño de tina, inhalación, masaje y compresas.

*•Albahaca: "El aceite de Krishna", es un condimento, bueno en casos de asma, sinusitis, bronquitis, dolores de cabeza, depresión y tensión. Se usa en baño de tina, compresas, difusor, atomizador, lámpara de aromas, inhalación, masajes, perfume, aderezo y té.

*Alcanfor: Útil en casos de asma, bronquitis, senos paranasales, sinusitis, congestión, acné, epilepsia, espasmos musculares, histeria. Se usa en baño de tina, compresas y masajes.

*Alcaravea: Excelente en panes, salsas y sopas. Útil en casos de indigestión, retención de líquidos y pérdida de la memoria. Se usa en compresas, masajes y como condimento.

•Almizcle floral: "Sustituto vegetal del almizcle animal", es excelente para la elaboración de fórmulas afrodisiacas o como nota base de perfumes. Se usa en baño de tina, masajes y perfume.

*•Angélica: "El arcángel de la curación", construye la inmunidad, fortalece el sistema hormonal, crea fortaleza interna y valentía. Se usa en baño de tina, difusor, atomizador, lámpara de aromas, inhalación, masajes, perfume y té.

Anís: Saborizante de comidas y bebidas, bueno en casos de asma, tos, alergias, indigestión, lactancia, y calambres; tiene un efecto calmante. Se usa en baño de tina, compresas, inhalación, masaje, condimento y té.

Árbol de té: "Un kit de primeros auxilios en una botella", tiene cientos de usos; efectivo contra hongos, levaduras, virus e infecciones bacterianas. Útil en picaduras, picazón, acné, bronquitis e infecciones urinarias. Se usa en baño de tina, compresas, inhalación, masaje y té.

•Azafrán: Extraído con aceite vegetal, equilibra el sistema nervioso porque calma la mente. Es útil en casos de dolor, espasmos, menopausia irregular, síndrome premenstrual, depresión, asma, infertilidad, impotencia e hígado agrandado.

*Bálsamo de limón: "También conocido como melisa", es importante para el sistema inmune, útil en casos de alergias, fiebres, indigestión, nerviosismo, espasmos musculares, insomnio. Se usa en baño de tina, compresas, difusor, atomizador o lámpara de aromas, inhalación, masajes y perfume.

*Bayas de enebro: "El motor de los fluidos", es útil en casos de congestión, edema, acné, heridas, indigestión, dolor articular, gota, infección del tracto urinario. Se usa en baño de tina, compresas, difusor, atomizador, lámpara de aromas, condimento, inhalación, masajes, perfume y té.

Benjuí: Preservativo, útil en casos de síndrome premenstrual, estrés, heridas, cicatrices suaves, piel seca irritada, tos, asma, mala circulación. Se usa en baño de tina, compresas, inhalación, masajes y perfume.

Bergamota: Usada en el té Earl Gray, es útil en casos de acné, fiebre, infecciones, venas varicosas y depresión. Se usa en baño de tina, difusor, atomizador, lámpara de aromas, inhalación, masajes, perfume y té.

Cajeput: "Árbol de la familia del té". Bueno en casos de acné, heridas, infecciones, dolor muscular, retención de líquidos y obstrucción hepática. Se usa en baño de tina, compresas, difusor, atomizador, lámpara de aromas, inhalación y masaje.

Cálamo: Útil para el tratamiento de asma, sinusitis, fatiga, dolor de espalda. Se usa en baño de tina, compresas y masajes.

*Canela: "La especie de la vida", le da calor a las mezclas de los perfumes. Útil en casos de indigestión, menopausia, circulación, dolor muscular, resfriados. Se usa en baño de tina, compresas, difusor, atomizador, lámpara de aromas, inhalación, masajes, perfume y té.

Cardamomo: Usado en el café y en las galletas libaneses. Desintoxica de la cafeína y abre el corazón. Útil en casos de indigestión, tos y resfriados. Se usa en baño de tina, compresas, inhalación, masajes, perfume y como condimento.

*Cedro atlas: "El olor familiar de los armarios de cedro". Útil para tratar acné, piel y cabello grasoso, infecciones de la vejiga y eczema. Se usa en baño de tina, compresas, difusor, atomizador, lámpara de aromas, masajes, perfumes y té.

•Cedro del Himalaya: "La esencia de los Himalayas" crea claridad y conectividad. Se usa en el tratamiento de la depresión, infecciones del tracto urinario, respiración y congestión. Se usa en baño de tina, compresas, difusor, atomizador, inhalación, masajes, perfume y té.

Cilantro: La semilla de cilantro es descongestionante hepático y afrodisiaco. Es útil en casos de infecciones urinarias, quemaduras, irritación de la piel, indigestión, alergias. Se usa en baño de tina, compresas, difusor, atomizador, lámpara de aromas, inhalación, masajes, perfume y té.

•**Ciperácea:** Destilado de un pasto que crece salvaje en la India. Amaderado, especiado, dulce, es astringente, calmante y sedante. Se usa en baño de tina, compresas, masajes y perfume.

Ciprés: "Aceite para reducir todos los excesos en el cuerpo", exceso de sangrado, moco y peso, entre otros. Es bueno en casos de piel grasosa, nervios, espasmos musculares y rejuvenecedor femenino. Útil en el tratamiento del síndrome premenstrual y la menopausia. Se usa en baño de tina, compresas, inhalación, té y perfume.

Citronela: Excelente repelente de insectos y efectivo en los champús de las mascotas. Se utiliza como desodorante, desinfectante, antiséptico, estimulante y purificador. Se usa en baño de tina, difusor, atomizador, lámpara de aromas y masaje.

*****Clavos:** "Usado como anestesia por los odontólogos", es útil en casos de dolor de muela, resfriados, tos, asma, indigestión, vómito, hipo, presión arterial baja. Se usa en compresas, difusor, atomizador, lámpara de aromas, condimento, masajes, perfume y té.

Comino: Un condimento muy familiar. Una pequeña cantidad en el perfume crea un efecto sensual, excelente para el sistema inmune, digestivo y carminativo. Se usa en baño de tina, compresas, condimento, masaje, té y perfume.

•**Crisantemo** "Llamado aceite del niño" gracias a su olor frutal cálido. Útil para tratar irritabilidad, estrés, fiebre, cólico, indigestión, calambres y dolor. Se usa en baño de tina, compresas, difusor, atomizador, lámpara de aromas, inhalación, masajes, perfume y té.

Cubeba: Tiene un sabor ligero a pimienta. Se utiliza en casos de congestión, pérdida de peso, indigestión, erupciones cutáneas. Se usa en compresas, masajes y perfume.

Cúrcuma: Refuerza el sistema inmune y es bueno para la digestión, tos, artritis, heridas, moretones, confusión y ansiedad. Se usa en compresas, masajes, perfume y como condimento.

•**Dhavana**: Buena para equilibrar el ciclo femenino, reduce los quistes y la irritación de la piel. Antiséptico, afrodisiaco y calmante. Se usa en baño de tina, compresas, condimento, inhalación y masaje.

Elemí: "Usado en Europa durante 500 años en ungüentos y lociones". Es aromatizante en perfumería, bueno en casos de inflamación, heridas, cortaduras, sangrado excesivo. Expectorante. Se usa en compresas, inhalación, masajes y perfume.

Eneldo: Se agrega a los aderezos de las ensaladas. Útil en casos de flatulencia, espasmos musculares, nerviosismo, vómito e hipo. Reduce el apetito sexual y promueve la lactancia. Se usa en masaje, perfume y como condimento.

Eucalipto: "El aceite respiratorio". Es excelente en casos de asma, bronquitis, resfriados, fiebres, sinusitis, dolores de garganta y diabetes. Usado en ungüentos musculares y articulares. Se usa en baño de tina, inhalación, compresas, masajes y té.

*****Gaulteria:** "El aceite de los ungüentos mentolados", es estimulante. Ayuda en casos de dolor muscular y articular, ciática y dolor de garganta. Se usa en compresas y masajes.

Geranio: "El aceite de las mujeres y de los niños". Ayuda a mantener la piel joven; útil en casos de herpes simple, depresión, síndrome premenstrual, menopausia, dermatitis, tiña, herpes zoster, úlceras, cuidado de la piel. Se usa en baño de tina, compresas, inhalación, masajes y perfume.

Limonaria: "Inspirador, antidepresivo". Ayuda en casos de digestión, dolor de cabeza, infección, dolor muscular y articular y, venas varicosas. Se usa en baño de tina, difusor, atomizador, lámpara de aromas, masajes, perfume, té y como condimento.

Hierbabuena: Excelente en casos de dolores de cabeza, fiebres, tos, cansancio, infecciones de encías, nerviosismo y asma. Utilice una gota para hacer un té instantáneo. Se usa en baño de tina, compresas, difusor, atomizador, lámpara de aromas, condimento, inhalación, en masajes, perfume y té.

Hinojo: "Digestivo y refrescante del aliento". En el occidente de la India la semilla se utiliza a menudo al final de las comidas. Es antiséptico, laxante, tónico. Es un descongestionante hepático e incrementa la lactancia. Reduce la resaca. Se usa en baños de tina, compresas, inhalación, masaje y té.

*****Hisopo:** "Mencionado 17 veces en La Biblia", es un ingrediente del licor Chartreuse. Se utiliza en casos de fiebre, hipertensión, congestión, indigestión, heridas y confusión. Se usa en baño de tina, compresas, difusor, atomizador, lámpara de aromas e inhalación.

Incienso: "Se ha usado por más de 5000 años". La iglesia católica aún lo quema para lograr devoción e inspiración. Útil en casos de cortaduras, moretones, resfriados, sinusitis y piel madura. Es antiséptico y astringente. Se usa en compresas, masajes, inhalación y perfume.

***•Jazmín** (absoluto): "La reina de la noche" es relajante y afrodisiaco. Útil en casos de ronquera, depresión e impotencia. Se usa en baño de tina, compresas, difusor, atomizador, lámpara de aromas, masajes y perfume.

Jengibre: "El aceite térmico". Es digestivo, expectorante; útil para bajar de peso y en casos de resfriados y migrañas. Se usa en baño de tina, compresas, inhalación, masajes, y perfume.

Laurel: Útil en casos de resequedad del cuero cabelludo, problemas respiratorios, infecciones, indigestión. Es un buen condimento que se usa en inhalación, masajes, perfume y como aderezo.

Lavanda: "El aceite universal", equilibra cualquier condición. Es excelente para los niños y útil para el cuidado de la piel y en casos de quemaduras, depresión, dolores de cabeza, tensión, picaduras, picazón, fatiga, desmayo, congestión y más. Se usa en baño de tina, compresas, difusor, atomizador, lámpara de aromas, condimento, inhalación, masajes, perfume y té.

Lima: "El aceite para después de la afeitada", es muy usado en los baños de los hombres. Útil en casos de fiebre, nerviosismo, indigestión, cansancio, espasmos, depresión e infecciones. Se usa en baños de tina, difusor, atomizador, lámpara de aromas, condimento, perfume y té.

Limón: "La fragancia familiar, es refrescante y estimulante". Crea claridad; útil en casos de acné, indigestión y cansancio. Muy usado en los productos de limpieza. Se usa en baño de tina, compresas, difusor, atomizador, lámpara de aromas, condimento, masajes, perfume y té.

Mandarina: "El aceite de los niños", funciona bien con la manzanilla dorada y la lavanda. Es buena para la mujer embarazada gracias a sus cualidades calmantes e inspiradoras. Ayuda en casos de tensión, miedo, tristeza, insomnio, frigidez, problemas digestivos y síndrome premenstrual. Se usa en baño de tina, como compresas, como difusor, atomizador, lámpara de aromas, condimento, masajes y perfume.

Mandarina roja: "En combinación con naranja forman el aceite feliz". Buena para los niños a la hora de la cama, útil en casos de estrías, nerviosismo, tensión y espasmos. Se usa en baño de tina, compresas, difusor, atomizador, lámpara de aromas, masaje y como condimento.

•**Manzanilla alemana:** "El aceite azul". Un antiinflamatorio increíble y fortalecedor del sistema inmune. Se usa en casos de quemaduras, fiebre, irritación de la piel, menopausia, migraña, estrés, relajación, y espasmos. Se usa en baño de tina, compresas, difusor, atomizador, lámpara de aromas, inhalación, masajes y perfume.

*•**Manzanilla marroquí** (absoluto): "El olor es rico, cálido y dulce". Es útil en casos de acné, piel inflamada, moretones y quemaduras. Se usa en baño de tina, compresas, difusor, atomizador, lámpara de aromas, masajes y perfume.

Maro: "El aceite de la mujer" es útil en casos de síndrome premenstrual, menopausia, frigidez, irritación de la piel, nerviosismo e infección. Crea euforia y relajación. Se usa en baños de tina, compresas, difusor, atomizador, lámpara de aromas, inhalación, masajes, perfume y té.

***Mejorana:** "Disminuye el deseo sexual", es beneficioso en casos de artritis, asma, resfriados, estreñimiento, tensión, histeria, insomnio y migraña. Se usa en compresas, masaje y como condimento.

*•**Menta poleo**: Buen repelente de insectos para las mascotas si se agrega al champú. Se usa en casos de histeria, nerviosismo y dolores de cabeza. Se usa en baño de tina y difusor, atomizador y lámpara de aroma.

•**Milenrama:** "El cura todo", es útil en casos de fiebres, sangrado, inflamación, úlceras, irritación de la piel, sangrados nasales, dolores de cabeza, y alergias. Ayuda con la eliminación y fortalece el sistema inmune. Se usa en baños de tina, compresas, difusor, atomizador, lámpara de aromas, inhalación, masajes, perfume y té.

***Mirra:** "Uno de los regalos de la Magia", crea confianza y conciencia. Útil en casos de períodos irregulares, tos, asma, bronquitis, artritis, cuidado de la piel, rejuvenecimiento y pérdida de peso. Se usa en baños de tina, difusor, atomizador, lámpara de aromas, masajes y perfume.

Naranja: De la cáscara de naranja, es tranquilizante y familiar, vigorizante y revelador. Se utiliza en casos de celulitis, mala digestión, gingivitis, fiebre y tristeza. También como saborizante de tortas y postres. Se usa en baño de tina, difusor, atomizador, lámpara de aromas, condimento, masajes, perfume y té.

***Nardo** (absoluto): Usado en los perfumes más finos, es intensamente fuerte y floral. Es antidepresivo y elevador del buen humor; ayuda a enfocarse en el servicio a los demás. Se usa en masaje y perfume.

•**Nardo:** "El aceite esencial con el que María Magdalena ungió a Jesús en La Última Cena". Alivia el estómago, es estimulante de las hormonas masculinas e inspirador. Ayuda con los síntomas de la menopausia, humecta la piel y rejuvenece. Se usa en baño de tina, condimento, masajes y perfume.

Niaouli: "Árbol de la familia del té", es efectivo especialmente en casos de infecciones por bacterias, levaduras y hongos. Útil para resfriados, gripas, infecciones respiratorias y urinarias, dolor muscular y articular. Se usa en baño de tina, compresas, difusor, atomizador, lámpara de aromas, inhalación, masaje y té.

Nuez moscada: Estimula la actividad del cerebro, la digestión y el flujo sanguíneo. Es fortalecedor. Buena para el dolor de muela y como afrodisiaco. Se usa en masajes, perfume y como condimento.

•**Oud**: Es el aceite más raro y costoso; crea una conexión espiritual entre las personas. Se utiliza para ungir la cabeza, ayuda con las transiciones y la limpieza del aura. Se usa en perfume.

Pachulí: Inspirador y calmante. Ayuda en casos de ansiedad, depresión, hipertensión, apatía, arrugas y retención de líquidos. Un rejuvenecedor valioso, afrodisiaco y sedante. Se usa en baño de tina, compresas, difusor, atomizador, lámpara de aromas, masajes y perfume.

Palmarosa: Antiséptico y estimulante celular; bueno para las arrugas, piel seca, eczema, es calmante e inspirador. Se usa en baño de tina, compresas, difusor, atomizador, lámpara de aromas, masajes y perfume.

Palo de rosa: Brinda inspiración y conexión. Es antiséptico, relajante, desodorante; efectivo en piel seca y con infecciones. Se usa en baño de tina, compresas, difusor, atomizador, lámpara de aromas y masaje.

***Perejil**: Útil para el tratamiento de capilares rotos, problemas de circulación y retención de líquidos, inflamación abdominal o pélvica, inflamación, cálculos y dolor. Se usa en compresas, masaje, té y como condimento.

Petitgrain: Destilado de las hojas y ramas de los cítricos, es excelente en casos de espasmos musculares, inflamación, nerviosismo, mala memoria, indigestión, dolor y mala circulación. Es inspirador y calmante. Se usa en baño de tina, compresas, inhalación, masajes y perfume.

Pimienta negra: "Condimento excepcional", útil en casos de resfriados, dolor de muela, indigestión, pérdida de peso, gases, náuseas. Se usa en masaje y como condimento.

Raíz de valeriana: "El analgésico": se utiliza también en casos de insomnio, tos, dolor de cabeza, problemas de la piel, cólico, estrés e indigestión. Se usa en baño de tina, compresas, masaje, té y como condimento.

***Romero** "El restaurador de la salud" es útil en casos de sinusitis, congestión pulmonar, resfriados, gripa, dolor muscular y articular, inflamación, indigestión, fatiga mental, nerviosismo y mala memoria. Se usa en baño de tina, compresas, difusor, atomizador, lámpara de aromas, condimento, inhalación, masajes, perfume y té.

•**Rosa** (búlgara o turca): Muchos creen que la variedad búlgara es la mejor. La turca es más sutil, es maravillosa para el insomnio. Todas las rosas tienen aproximadamente las mismas propiedades medicinales. Se usa en baño de tina, compresas, inhalación, masajes, perfume, té y como condimento.

•**Rosa hindú**: La primera en la lista de raras, muchas personas prefieren la rosa hindú. Todas las rosas tienen un alto valor en el cuidado de la piel, acné, irritación, resequedad y arrugas. La rosa abre el corazón y descongestiona el hígado. Útil en el síndrome premenstrual y la menopausia. Se usa en baño de tina, compresas, inhalación, masajes, perfume, té y como condimento.

*•**Rosa marroquí** (absoluto): La marroquí es caliente y endulzante, es reconocida por ser rejuvenecedora y antidepresiva. Regula el período menstrual, ayuda con la digestión, fiebre, frigidez e infección. Se usa en baño de tina, compresas, inhalación, masajes y perfume.

***Salvia** (española): "Otro aceite de mujer", es útil en casos de síndrome premenstrual, menopausia, calores, retención de agua, infecciones gingivales, arrugas, pérdida de cabello y sudoración nocturna. Se usa en baño de tina, compresas, masajes y perfume.

Sándalo: "El aceite espiritual del lejano oeste", ayuda con la inspiración, conexión y enfoque en el crecimiento personal. Estimula los sistemas inmune y endocrino. Efectivo para infecciones y laringitis. Se usa en baño de tina, compresas, difusor, atomizador, lámpara de aromas, masajes, perfume y té.

Semilla de zanahoria: "El aceite de la piel", tonifica y fortalece la piel. Puede ayudar con abscesos, forúnculos, problemas hepáticos y vesiculares, colitis. Se usa en masajes y perfumes.

•**Siempre viva:** "El aceite de los sueños", crea sueños lúcidos y vívidos, reduce las cicatrices y es útil en casos de acné, inmunodeficiencia, calambres, debilidad del hígado y resfriados. Se usa en baño de tina, compresas, difusor, atomizador, lámpara de aromas e inhalación.

Tagetes: "El aceite de caléndula inglesa" ablanda los tejidos endurecidos (callos, cicatrices, juanetes, verrugas) y ayuda a currar irritaciones cutáneas y heridas. Se usa en compresas y masajes.

*Tomillo rojo: "El gran rojo de los aceites esenciales", es el número uno en casos de infecciones como pie de atleta, estafilococos, sinusitis e infecciones respiratorias y urinarias. Útil en casos de periodos perdidos, heridas, acné, artritis. Se usa en compresas, como difusor, atomizador, lámpara de aromas, condimento, masaje y té.

Toronja: Linfático, descongestionante, diurético, anticelulítico, antidepresivo. Se usa en compresas, tina, inhalación y masaje.

•Trifolia: "El aceite de los viajeros", es muy conocido por aliviar el estreñimiento al ser frotado en el estómago. Antifúngico, calienta y humecta. Se usa en compresas, difusor, atomizador, lámpara de aromas, masajes y perfume.

Vainilla: Es una resina aceitosa saborizante de comidas, especial para bebidas y postres. Se usa en perfumes para calentar y relajar. Útil en casos de ira, frustración y tensión. Se usa en masajes, perfume y como condimento.

Vetiver: "Un aceite inspirador y equilibrante", ayuda con la dispersión, confusión, envejecimiento de la piel, depresión, menopausia, síndrome premenstrual y anorexia. Es un afrodisiaco conocido. Se usa en baño de tina y masaje.

Ylang ylang: "La flor de las Filipinas", es afrodisiaca, antiséptica y sedante. Útil en casos de frigidez, depresión, insomnio, piel grasosa y dolores de cabeza. Se usa en baño de tina, compresas, difusor, masajes y perfume.

Capítulo 3
Embarazo

Cada vez que ocurre el milagro de la vida nuestra Divinidad nos atrae.

Desde hace muchos años los profesionales médicos occidentales han tratado el parto como una enfermedad, mientras que en muchos otros lugares aún se continúa viendo como un hecho natural. Muchas mujeres indígenas dan a luz y luego se levantan, se bañan solas y continúan con sus deberes, un duro ejemplo del extremo opuesto, forzado por el ambiente feroz y las necesidades urgentes de supervivencia.

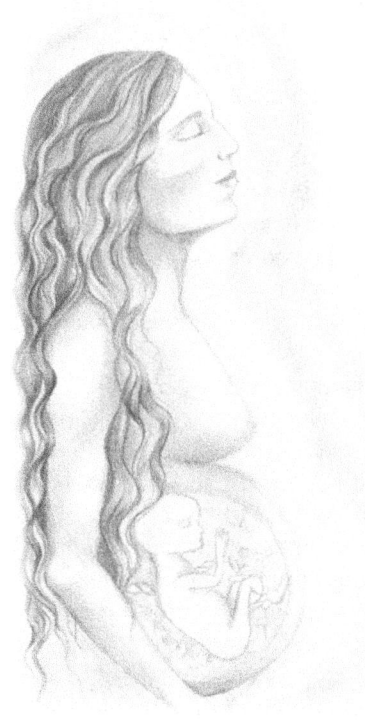

Lo ideal es que después del nacimiento la madre y el niño se unan, el ser que ha estado adentro durante nueve meses ahora reafirma su conexión, incluso aunque ahora está afuera de la madre. El niño debe ajustarse a las nuevas sensaciones de la gravedad, el aire, el contacto, los sonidos, la alimentación, un nuevo mundo. La madre puede aprovechar este tiempo para reflejarse en el regalo más grande que ha recibido y que le da la oportunidad de guiar otra alma hacia la adultez y el crecimiento, el aprendizaje y la expansión mutua que puede traer la relación.

Por suerte las actitudes de la profesión médica en el proceso del parto han vuelto a la postura de "mirar y no tocar". Más mujeres están pidiendo partos naturales y han logrado ver la experiencia del nacimiento como un proceso de fortalecimiento y una bendición. El ciclo del embarazo de una mujer puede ser poderoso, si se embaraza con una actitud saludable y positiva comenzará a confiar en su cuerpo y podrá vivir mucho más tranquila la etapa de su embarazo y el parto.

El embarazo es un proceso *kapha* y Ayurveda aún continúa reconociendo los diferentes tipos de cuerpos metabólicos y sus necesidades específicas de estilo de vida y dieta. La futura madre aumentará de 15 a 25 kilos de tejido *kapha*. La divinidad y la pureza de la comida deben ser de la más alta calidad. La necesidad de dormir más y los antojos se deben ver como parte natural del embarazo. Las *vata* se antojarán de comidas más ricas y grasosas como yogurt, ghee, quesos y mantequillas de maní. Las *pitta* querrán más proteínas y los *kapha* se sentirán atraídas por los dulces y los almidones. Escuche con cuidado estos antojos.

Hoy en día en nuestra sociedad las mujeres desempeñan un rol muy activo y les resulta esencial planear un embarazo a la mitad de sus carreras. Traer una nueva vida al mundo es un compromiso de veinte años y dada la velocidad de nuestro estilo de vida y los enormes cambios que se están presentando en nuestra sociedad, los animo a pensar con cuidado acerca del hecho de traer una nueva vida al mundo. Necesitamos una nueva generación de seres que sean tan fuertes y autosuficientes como responsables y capaces de marcar la diferencia y esto requiere un compromiso tremendo de los padres. Los hijos no amados, entregados para ser educados y cuidados en escuelas públicas, guarderías y con niñeras solamente le aportan más problemas a esta sociedad tan caótica.

Cuando se planea quedar en embarazo es mejor no fumar y evitar toda clase de ambiente con humo. Se debe empezar por hablar con un profesional sobre su salud y la de su pareja. Los futuros padres necesitarán hacer algunos cambios para prepararse para la concepción y una dieta saludable que les funcione a sus tipos de cuerpos y un programa de limpieza interna a menudo resultan muy útiles.

Dentro del vientre los bebés tienen conciencia de los pensamientos y sentimientos, incluso pueden registrar conversaciones a través de la pared abdominal. Los niños no deseados pueden crear un aborto espontáneo, a menos que su *karma* sea nacer con ese sentimiento de ser indeseado. El estrés de la mamá se pasa al bebé, cualquier cosa que ella experimente él lo experimentará, por consiguiente no intente concebir si está viviendo tiempos difíciles o tiene problemas con su pareja. Algunas mujeres piensan que tener un bebe es la solución a todos los problemas de su matrimonio, que es una forma de mantener una relación, pero por el contrario, podría empeorar las cosas. Siempre que sea necesario busque ayuda y asesoría para solucionar cualquier problema importante antes de buscar el embarazo. Algunas veces los bebés "tan solo llegan" y no hay nada que hacer, excepto ajustar su vida para la llegada emprendiendo acciones positivas para la maternidad.

Durante los meses del embarazo es bueno desarrollar una comunicación con el bebé por medio de canciones, lecturas, meditación, coros y charlas, además de leer textos educativos sobre el milagro del embarazo. Convierta el embarazo en la prioridad de su vida, saque lo mejor de usted mismo y mantenga una actitud saludable hacia el mundo exterior. Mantenga buenas relaciones y comunicaciones claras con todas las personas, en especial con su pareja. Cuando esté pasando por tiempos difíciles, sostenga su vientre, comuníquese con su bebé, déjele saber que la situación pasará y que lo mejor aún está por llegar.

"Elija" un equipo de apoyo durante su embarazo y para el parto, solo personas con las que se sienta muy bien y no acepte a nadie que no le guste. Es importante que todos le agraden para poderles comunicar sus necesidades, deseos y anhelos, para que se sienta totalmente libre de expresarse y que su interacción les cree una atmosfera cómoda a usted y a ellos. Todo es posible cuando se tienen opciones en la vida, no se sacrifique por sentirse obligado a aceptar a alguna persona durante el parto solo porque ella quiera, invite sólo a los que quiera.

Parto en casa

Si es posible, tenga a su bebé en la casa, en su propio entorno personal, rodeado por las cosas que ama y en donde puede estar más cómoda y tranquila. Hay muchas parteras certificadas y algunos doctores que pueden atenderla. En la actualidad podemos encontrar en varios hospitales salas de parto maravillosas en las se les permite a los miembros de la familia hacer parte de este evento milagroso. Busque solamente personal altamente calificado, preocupado, sensible y profesional. Visite otras mujeres que hayan tenido un parto tranquilo y sorprendente, y pase tiempo con personas que le den lo que merece y asegúrese siempre de que las personas, el entorno y las circunstancias sean exactamente las que quiere. Un centro de parto es el paso más cercano al parto en casa, inclusive permite un acceso más rápido a las instalaciones y al personal de emergencias en caso de ser necesario.

Yo prefiero trabajar con una partera o una doctora sensible y atenta, una mujer entiende mejor el cuerpo femenino. Los hombres tendrían que dar a luz para entender realmente, sin embargo, hay muchos doctores que son sensibles, comprensibles y extraordinarios. Si escoge un doctor busque estas cualidades, teniendo siempre presente que usted y su bebé merecen lo mejor.

Los centros de parto son una excelente opción para tener un entorno casero, le permiten llevar sus cosas personales y muchos tienen instalaciones para tener el bebé en el agua.

Renacimiento

Todos tenemos nuestro nacimiento en la memoria. Podría haber sido traumático, inducido, forzado o difícil y esto sería parte de nuestra memoria celular y estaría bloqueado en nuestro inconsciente. Los seres humanos tendemos a repetir patrones y si nuestro nacimiento estuvo dominado por el miedo (por ejemplo, nuestra madre estaba asustada o las personas que atendieron el parto estaban ansiosas, o se presentó un flujo de adrenalina de la madre al niño), entonces estos viejos sentimientos pueden volver en el momento que estemos viviendo nuestro propio parto. En la experiencia del renacimiento liberamos el proceso de nuestro parto desde el punto de vista de un adulto y no la de un bebé. Es el momento en que podremos dejar ir aquellos sentimientos porque vemos que fueron innecesarios, que sobrevivimos y todos los involucrados hicieron lo mejor que pudieron. Ayurveda dice que escogemos a nuestros padres y las experiencias del parto por la oportunidad de aprendizaje que nos brindan y no podemos aprender a menos que volvamos a visitar el pasado. Se recomienda que las futuras madres (e inclusive los padres) pasen a través de uno o más tratamientos de renacimiento para aceptar los recuerdos de su propio nacimiento de manera que la transformación de estos recuerdos les permita vivir la experiencia del nacimiento de su propio hijo como el suceso tranquilo y feliz que es.

Hermanos y hermanas

Si tiene otros hijos inclúyalos en el proceso del embarazo y del parto. Déjelos masajear y hablarle al bebé a través de su vientre. Léales historias positivas de ángeles y hadas. Si están involucrados no sentirán resentimiento y se sentirán unidos con el nuevo bebé. No les diga que la cigüeña trae el niño, dígales cómo sus papás le pidieron a Dios un bebé y él les envío este niño especial que crece dentro de usted. Es importante educar a los niños pequeños sobre su embarazo y hay muchos libros maravillosos sobre el tema que pueden ayudarle.

Parto

Durante el parto puede usar algunos aceites esenciales específicos para ayudarse con la concentración y el enfoque, y otros para relajarse y sentirse conectada. Aprenda las técnicas de respiración y de renacimiento que le ayudarán con esta experiencia. Masajee su vientre y su cuerpo todos los días usando una mezcla de aceites esenciales suaves. El aceite de coco y la mantequilla de cacao son excelentes para prevenir las estrías. Durante la ducha refriéguese los pezones con una toalla o una esponja vegetal para que se vayan endureciendo como preparación para la lactancia.

Lactantes

Los bebés que se alimentan con leche materna crean vínculos más fuertes con la madre, crean un sentido de seguridad en el mundo y fortalecen su sistema inmune. Muchos expertos dicen que es preferible la lactancia que la vacunación, no hay riesgo de reacciones, es más fácil y cómoda, y si la mamá y el bebé deben viajar, no debe preocuparse por los tarros de leche, los teteros ni por esterilizaciones. Su bebé no tiene que chupar plástico y el seno está listo en todo momento. Puede congelar su leche extra para cuando no esté en casa para que el bebé pueda recibir esta maravillosa nutrición del cuerpo de la mamá incluso si ella está lejos. Los humanos son los únicos mamíferos que alimentan a sus bebés con leche de otros animales o fórmulas prefabricadas. La leche de vaca tiene mucha más grasa que la humana y provoca un crecimiento excesivo. La leche de cabra es la más cercana en contenido y si no es posible tener leche humana, es mejor que cualquier otra. Cuando mi esposo y yo adoptamos un bebé buscamos y compramos una cabra lechera, ella se convirtió en parte de la familia.

Está bien alimentar al bebé cada vez que lo pida en la medida que tenga comidas largas, de 30 a 45 minutos. Este tiempo debe ser muy relajante, y debe crearlo así para usted y su nuevo bebé. Las madres primerizas suelen estar tensas, nerviosas, asustadas y emocionadas, en cambio las mujeres que han tenido otros hijos toman este tiempo para ellas y su bebé convirtiéndolo en una experiencia agradable y feliz. Es bueno crear un programa de lactancia, aunque a menudo el bebé lo crea, con un poco de ayuda de la madre. Si el bebé siempre tiene hambre y nunca queda satisfecho podría ser que la leche de la madre no le está proporcionando algunos nutrientes. Los vegetales y las hierbas verdes son importantes para producir una leche saludable, las vacas consiguen su leche del pasto que tiene clorofila verde. Acostumbre a su bebé a dormir durante toda la noche sin alimentarlo, de manera que los tractos digestivos de la madre y del niño puedan descansar.

Durante la lactancia todo lo que su bebé necesite lo recibirá a través de la leche. Si el bebé presenta un problema de cólico o salpullido, revise su dieta y lo que le está poniendo a su cuerpo y saque de su dieta cualquier cosa que pueda empeorar la condición del bebé. Si come chocolate el bebé puede sufrir de sarpullido, si come repollo tendrá gases y si toma café no podrá dormir. En esta etapa lo comparten todo, incluso sus emociones. En casos de adopción el bebé se puede alimentar con la ayuda de hierbas (como se explica más adelante) y de un dispositivo llamado "Lactaid" que permite usar la leche de fórmula o de madres donadoras para alimentar al bebé a través de un tubo de un diámetro muy pequeño colocado en el pezón y conectado a una bolsa pequeña de lactancia que permanece colgada en su cuello. La estimulación lograda por este tipo de lactancia activa la producción de su propia leche (en 1 o 2 meses) de manera que también es útil para las mujeres con baja producción.

Protección

Muchas culturas antiguas creían que se debía mantener cubierta la cabeza del bebé durante cuarenta días paa dejar que el alma se integrará en el cuerpo del niño. Parte de esta tradición es por protección del sol, el viento o el frío. Durante los primeros meses es mejor evitar lugares ruidosos, caóticos o llenos, como por ejemplo centros comerciales y mercados grandes.

Los niños recién nacidos llegan al mundo en un estado puro de luz y comienzan a experimentar la separación de su fuente suprema de acuerdo con el cuidado que le brinden a su alrededor. Los padres que viven en un estado de conciencia superior pueden ayudar a mantener este estado iluminado en sus niños con un ejemplo de vida.

Regreso al trabajo

Si puede, trabaje en casa, inicie su propio negocio o ayude a otras madres a cuidar de los niños. Algunas mujeres deben volver al trabajo y si este es su caso, encuentre a alguien de confianza para que se encargue del cuidado de su bebé. Puede congelar su leche para alimentar al bebé mientras está ausente. En la edad de la computadora muchas más madres pueden conectarse y trabajar en casa.

En muchos países de Europa el gobierno mejora los ingresos de la madre durante un año como una ayuda para la madre y el niño. En otras culturas las abuelas y la familia permanecen involucradas durante los primeros años de vida del niño para ayudar y apoyar su crecimiento. En la cultura actual muy pocas mujeres tienen el privilegio de permanecer en casa y ser madres de tiempo completo. Se está perdiendo la verdadera estructura de la herencia familiar y se ha olvidado cómo respetar a la madre.

Masaje

Cuide a su bebé con masajes y estiramientos de sus extremidades, aprenda cómo en los libros. Le recomiendo "Manos amorosas" de Frederick Leboyer, un libro que cambia la vida. Al aceite del masaje puede agregarle aceites esenciales para relajar y calmar. Los bebés responden rápidamente con tan solo algunas gotas de aceite en la mezcla. Masajéele todos los días la barriga y el cuerpo usando una mezcla de aceites esenciales suaves. El aceite de coco y la mantequilla de cacao son excelentes para prevenir las estrías. Durante la ducha refriéguese los pezones con una toalla o una esponja vegetal para que se vayan endureciendo como preparación para la lactancia.

Dentición

A menudo los primeros dientes producen mucha estimulación en la vida de un bebé. No utilice cremas sintéticas ni que contengan azúcares o geles químicos. La raíz o el polvo de lirio, la zanahoria congelada o las frutas pueden aliviar de forma natural los intestinos del bebé. En las tiendas de comida saludable podrá encontrar muchos remedios homeopáticos y herbales (enunciados más adelante). El llanto, la irritabilidad, la obstinación e incluso las fiebres son la parte natural del proceso que incomoda. Estas fiebres ligeras no se deben suprimir con medicina ni deben causar pánico.

Llanto

Si el bebé llora sin una razón aparente podría ser bueno dejarlo llorar, siempre y cuando haya hecho todas las cosas apropiadas. Un llanto saludable puede durar de 5 a 10 minutos y a menudo solo quiere atención y ver que usted se la da. Están comenzando a probar sus límites. Muy poco después del parto aprenderá sobre los diferentes tipos de llanto. El llanto con un tono alto a menudo es causado por dolor y estrés. Un llanto vigoroso los hará dormir mejor.

Posibles condiciones durante el embarazo

Dolor de espalda	Compresas calientes, baño de tina, tratamiento quiropráctico, masajes, ejercicio
Sangrado en las encías	Seda dental, revisiones dentales regulares, enjugar la boca con aceites esenciales
Estreñimiento	Comer comidas con fibra, muchas frutas y vegetales, cereales enteros, semillas de linaza, filoma, ejercicio
Mareo	Usar los aceites esenciales para el embarazo, descansar, meditar
Acidez estomacal	Combinación de comidas; comer comidas frías y no calientes
Hemorroides	Comer ensaladas frescas, abundantes líquidos (tés y jugos herbales)
Insomnio	Respiración, meditación, masajear los hombros, cabeza y cuello antes de dormir, usar aceites esenciales calmantes y relajantes, beber tés relajantes
Calambres en las piernas	Comidas altas en calcio como las verduras de hoja, semillas de sésamo, masajear y tomar baños de tina caliente con aceites esenciales
Cambios de humor	Meditar, ejercicios de respiración, oraciones, caminatas, vitaminas B
Náuseas matutinas	Té con cantidades iguales de manzanilla e hinojo (*pitta*), té de jengibre e hinojo (*vata* y *kapha*), vitaminas B, cereales enteros
Congestión nasal	Vitamina C, inhalación con aceites esenciales, gotas para la nariz, vaporizador en la noche, caminatas
Ciática	Masaje, acupresión, baño de tina con agua tibia

Dolor en las costillas	Compresas con aceite esencial y Yoga
Estrías	Aplicar aceite en el estómago todos los días, usar aceites esenciales con mantequilla de coco, comidas altas en vitaminas A y E
Inflamación, edema	No consumir comidas fritas ni procesadas, comidas alérgicas, sal. Tomar un baño de tina con aceites esenciales, ejercicio y caminar
Venas varicosas	Caminar, ejercicio, tomar baños de tina con aceites esenciales, masajear las piernas regularmente, levantar las piernas siempre que sea posible

Hierbas recomendadas

Alfalfa: PK-V+
Salvado de avena: VP-K+
Espino negro: PK-V+
Diente de león: PK-V+
Jengibre: VK-P+
Fresa: PK-V+
Cardo mariano: PV-K+
Jalea de Chayavanprash: VKP+
Pétalo de rosa: VKP=
Cilantro: VK-Po
**MaterniTea: VKP

Manzanilla: VK-Po
Frambuesa roja: PK-V+
Ortiga: PK-V+
Flores de rosa: PKV=
Lavanda: PK-Vo
Ashwagandha: VK-P+
Olmo americano: PV-P+
Orozuz: VP-K+
Cilantro: VKP=
Perejil: VK-P+

Hierbas que se deben evitar durante el embarazo

Hierbas amargas (limpieza)

Chaparral
Genciana
Agraz
Balmonia
Ácoro azul
Hojas de agathosma
Calumba
Achicoria
Raíz de culnos
Eufrasia
Coptis
Índigo
Mandrágora

Pau d'Arco
Peonia
Quina
Grana
Ruibarbo
Ruda
Sena americana
Collinsonia canadienses
Verbena
Tanaceto
Estragón
Evónimo
Álamo blanco

Uva de Óregon
Pasionaria
Prímula
Milenrama
Cascara sagrada

Corteza de sauce
Paico
Violeta
Romaza

Hierbas tonificantes que se deben evitar

Bibhitaki
Gotu kola
Guggul

Flores de jazmín
Neem
Punarnava

Hierbas picantes que se deben evitar

Mimosa tenuiflora
Aceite de poleo
Sello de oro
Agracejo
Mirto
Consuelda
Ajo
Especies picantes
Anís
Árnica
Albahaca
Tulsi
Hojas de agathosma
Cálamo
Alcanfor

Artemisa
Raíz amarga
Prunela
Bolsa de pastor
Hierba tora
Stillingia
Galangal
Raíz de eupatorio
Hiedra terrestre
Lúpulo
Marrubio
Hisopo
Mejorana
Efedrina
Efedra

Alcaravea	Agripalma
Betónica	Oregón
Cayena	Paprika
Clavos	Perejil
Aibels	Salvia
Ajedrea	Sasafrás
Cebolla	Tomillo
Cúrcuma	Valeriana
Berro de agua	Piña blanca
Zanahoria silvestre	Avellano de bruja
Romaza	Yerba santa
Yerba mate	

Si la hierba no aparece en la lista anterior por favor consulte siempre con un herbolario y si necesita alguna de las hierbas anteriores por favor consulte con un profesional de la salud.

Aceites esenciales que se deben evitar durante el embarazo

Angélica, semilla de anís, albahaca, alcanfor, cedro, champa, citronela, hisopo, jazmín, bayas de enebro, limonaria, levítico, mejorana, melisa, mostaza, mirra, poleo, hierbabuena, romero, salvia, ajedrea, tomillo español, estragón, tomillo y gaulteria.

Productos que se deben evitar durante el embarazo

Alka Seltzer	Tilenol
Pepto Bismol	Maalox
Antihistaminas	Rolaids
Repelentes	Estrógenos
Medicina para la tos	Antibióticos
Químicos caseros	Aspirina
Datril	Tabaco

Recetas para el cuidado de la salud

Después del parto

Shatavari y leche, leche de arroz o leche de soya	Restaura la vitalidad
Alquimila	Restaura la vitalidad
Hojas de frambuesa	Tonificador
Bolsa de pastor	Sangrado
Ghee	Vitalidad
Pasto de trigo/cebada silvestre	Promueve la producción de leche

Aceite para bebé

Fórmula 1

Aceite de Prímula	50 gotas
Aceite de jojoba	3 gotas
Aceite de germen de trigo	10 gotas
Aceite de almendras	2 cucharadas

Formula 2

Aceite de avellana	80%
Aceite de germen de trigo	20%
Aceite esencial neroli	1 gota

Baños de tina para relajación: para la madre

Manzanilla	10 gotas
Mandarina	2 gotas
Lavanda	3 gotas
Geranio	2 gotas

Lactancia

Hinojo	2 gotas
Jazmín	2 gotas
Aceite base	2 cucharadas

Circulación (para la madre)

Rosa	3 gotas
Maro	2 gotas
Lavanda	2 gotas
Aceite base	4 cucharadas

Pezones resquebrajados

Rosa	4 gotas
Limón	2 gotas
Aceite vegetal	2 cucharadas

Dolor de oído (para el bebé)

Lavanda	1 gota
Cajeput	1 gota
Aceite de oliva	1 cucharada

Baño de tina para edemas en los pies (para la madre)

Lavanda	10 gotas
Ciprés	3 gotas
Bayas de enebro	3 gotas
Pachulí	2 gotas
Agua	4 tazas

Aceite para el hospital (para la madre)

Palo de rosa	Cantidades iguales
Lavanda	Agua en una botella con atomizador. Atomizar alrededor de su cama en el cuarto del hospital

Inflamación (para la madre)

Manzanilla alemana	Cantidades iguales
Lavanda	Cantidades iguales
Aceite base	Aceite de girasol

Obstrucción insuficiente

Geranio	2 gotas
Hierbabuena	2 gotas
Aceite vegetal	2 cucharadas

Trabajo de parto

Manzanilla	Calmante
Consuelda	Ayuda con el desgarre
Clavos	Tomar dos semanas antes del parto. Incrementa las contracciones. Tomar 1 cucharada de clavos por cada taza de agua hirviendo. Caminar durante 15 minutos
Salvia	Buena para las infecciones

Dos semanas antes del parto

Tomar té de clavo: ½ cucharada de clavos en 1 taza de agua

Masaje

Manzanilla romana	5 gotas
Rosa	2 gotas
Neroli	2 gotas
Aceite de almendras	4 cucharadas

Flujo de leche

Hinojo	Excelente. Evita el cólico
Lúpulo	
Cardo mariano	
Galangal	
Shatavari	

Utilice las hierbas anteriores para hacer una mezcla herbal.

Sangrado de la nariz

Ciprés	5 gotas
Lavanda	5 gotas
Agua	1 taza

    Mezcle bien los aceites esenciales en agua. Humedezca una toalla en agua. Coloque compresas sobre la nariz manteniendo la cabeza hacía atrás.

Después del parto

Maro	2 gotas
Neroli	3 gotas
Bergamota	3 gotas
Aceite vegetal	2 cucharadas.

Preparación para el parto

Nuez moscada	3 gotas
Salvia	2 gotas
Neroli	1 gota
Aceite de almendras	4 a 5 cucharadas

Mezcla para el masaje en el vientre

Ortiga, consuelda, salvado de avena	En cantidades iguales

Haga la mezcla herbal (o utilice tintura) y coloque en compresas sobre el área.

Detener el flujo de leche

Masajear los pechos con aceite de salvia:

Aceite esencial de salvia	10 gotas
Aceite vegetal	2 cucharadas

Hacerlo una vez al día durante una semana

Dentición

Manzanilla	3 gotas
Milenrama	3 gotas
Lavanda	3 gotas
Aceite vegetal	1 cucharada

Dolor dental (para el bebé)

Hierbabuena	1 gota
Clavos	1 gota
Aceite vegetal	1 cucharada

Venas varicosas

Ciprés	5 gotas
Bayas de enebro	5 gotas
Limoncillo	5 gotas
Aceite vegetal	4 cucharadas

Capítulo 4
La salud de los niños y las enfermedades de la niñez

Un niño pequeño depende totalmente de sus padres para todas sus necesidades y está a merced de las opciones de comida que preparen los adultos a su alrededor. La niñez es el tiempo para construir una estructura fuerte para el cuerpo, por lo tanto la dieta es muy importante. Ayurveda designa estos años como *kapha* porque el tejido se está construyendo y creciendo. El cuerpo desarrolla inmunidad a los gérmenes y aprende a ajustarse a su entorno. Nuestro espíritu utiliza este tiempo para integrarse lentamente en el cuerpo físico para lograr finalmente expresarse y buscar su objetivo en la vida.

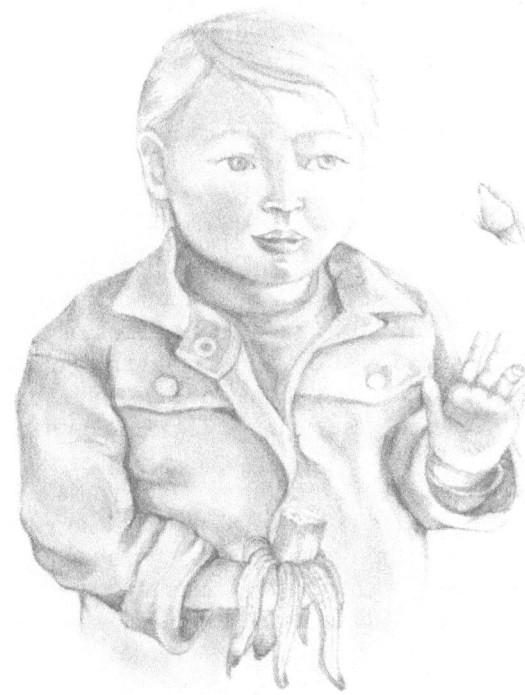

Muchas enfermedades de la niñez como las paperas, el sarampión y la varicela son importantes para fortalecer la capacidad del sistema inmune para luchar contra otras enfermedades más adelante. Estas enfermedades pueden ser muy peligrosas si se adquieren en la edad adulta. Muchos expertos sienten que las vacunas debilitan la resistencia del niño porque interrumpe el trabajo del sistema inmune y después provocan otros problemas (posiblemente artritis, cáncer, esclerosis múltiple, entre otros). Los niños son más sensibles que los adultos y responden fácilmente a la homeopatía, las hierbas y los aceites esenciales. El soporte del sistema inmune con estos tratamientos terapéuticos naturales a cambio de la supresión con medicamentos se notará más adelante. Una fiebre no es solamente un síntoma de infección, sino también uno de los mecanismos de defensa del cuerpo. Los gérmenes no se desarrollan a temperaturas muy altas y si se suprime la fiebre con aspirina o tilenol podría perder este beneficio. Una fiebre que llega a ser peligrosamente alta se puede bajar con un baño de tina con agua fría o frotando el cuerpo con una toalla empapada con agua de lavanda y manzanilla.

El afecto y el contacto son muy importantes para el desarrollo del niño y primordiales en su vida. A menudo damos por hecho que nuestros hijos saben que los amamos por los esfuerzos que hacemos y la cantidad de tiempo que invertimos, asumimos que saben que lo hacemos porque los amamos. A un niño pequeño le falta madurez y experiencia y no tendrá conciencia de que la paternidad es todo hasta el final de la vida. Necesita contacto, afecto y comunicación para "saber" que es amado. Existen formas simples para expresarle su amor todos los días, especialmente en la mañana y en la noche, cuando está a punto de quedarse dormido su subconsciente profundo recibe su contacto, palabras y tono de voz. Cuando el niño llega a casa con una historia o un dibujo y mamá o papá están corriendo para hacer la comida a menudo le dicen, "ahora no, estoy ocupado" y el niño se siente rechazado, no amado ni entendido.

Esta clase de momentos mágicos pasan a diario y son una gran oportunidad para que los padres pasen tiempo con el niño elogiándolo, es solo una cuestión de estar presentes y entender. Dejar de correr a nuestro alrededor nos permite reconocer qué es importante. Respire y permanezca enfocado.

Si su niño le pregunta: "¿mamá, algo está mal?" es importante para su desarrollo que no lo despiste con un "oh, nada". Su sentido de intuición es una guía muy importante en su desarrollo, él sabe que algo está pasando y debemos respetar ese sentimiento en su interior que le permite reconocer que algo está pasando (apropiado para su edad y madurez) y cómo se está sintiendo. Reconocer su "conocimiento" les ayuda a aprender a confiar en su intuición.

El contacto, los besos y los abrazos son otra forma de reforzarle el amor al niño. Todos los primates (y el hombre es uno) pasan muchas horas al día acicalándose uno al otro. Este toque íntimo reduce el estrés, crea unidad en el grupo y un sentido individual de pertenencia. Incrementa la inmunidad, acelera el crecimiento de los niños y disminuye las tendencias agresivas. Como los humanos no tienen pelo que oculte piojos, los masajes, los abrazos, el contacto y los juegos con las manos pueden ser la forma más apropiada para que nos conectemos unos con otros. Un pequeño masaje y un baño de tina con aceites esenciales antes de ir a la cama garantizarán la relajación y el sueño profundo y además ayudarán a prevenir otras enfermedades.

Dieta

Desafortunadamente en el sistema escolar y en nuestra sociedad actual se insiste pero no se apoya una dieta natural. Los niños están expuestos a mayores cantidades de azúcar y de alimentos procesados que terminan debilitando su sistema, causan caries dental e hiperactividad, tan solo por nombrar un par. No se queje sobre el azúcar, simplemente utilice muy poca, desde el nacimiento. El azúcar blanco puede ser adictivo para el paladar de un niño y se deben encontrar otras formas para satisfacer el antojo de azúcar usando productos saludables. Los antojos de azúcar a menudo son una indicación de falta de minerales y clorofila en el cuerpo. Los almacenes de comidas saludables tienen muchas frutas y tratan que sean libres de azúcar. La fructuosa es mejor que la azúcar blanca y se puede encontrar en muchas galletas hechas con jugos de frutas. Recuerde que inclusive la miel, la fructuosa, los azúcares naturales y los jarabes de maple sólo deben ocupar una pequeña parte de la dieta, aunque sean naturales.

Los jugos embotellados tienen más azúcar que los jugos recién preparados puesto que el proceso de ebullición concentra el azúcar. Los jugos frescos contienen enzimas y vitaminas que los jugos embotellados no. Diluya el jugo con tés herbales como hierbabuena, hibisco, manzanilla, escaramujo, jengibre y canela, estas hierbas le adicionarán vitaminas y minerales al jugo y le ayudarán con la indigestión. Utilice cantidades iguales de té y de jugo. El consumo de esta mezcla también es útil para los adultos y una buena forma para tomar cualquier medicamento. Recuerde que los bebés solo deben tomar leche materna y agua. Los bebés alimentados con frutas tienden a caries tempranas en sus dientes aún no desarrollados.

Sustituya los refrigerios por frutas frescas y nueces. Los frutos secos son mejores si permanecen remojados durante toda la noche o se mezclan en salsas o purés. Las barras de apio y las mantequillas de maní también son una buena opción.

No haga grandes tratos con las comidas naturales, sirva simplemente buenos alimentos y no haga que el niño se sienta "diferente" (usted también debe comer). Si no quiere que el niño coma algo, no lo tenga en casa. Permita que en el colegio coman de forma ocasional las tortas de cumpleaños, lo importante es lo que usted hace la mayor parte del tiempo. Algunos niños adoran los vegetales y las comidas vegetarianas, mientras que a otros les desagradan. Si tiene un niño al que no le gusten los vegetales, ráyeselos en una salsa y sírvala con espagueti, arroz, pasta para untar, en chili o tortillas ya que cuando todo está junto no se ve. En sus sándwiches también puede cortar pequeñas porciones de vegetales y mezclarlas con las pastas para untar y las mantequillas de maní. Se los puede agregar a las malteadas, leches de nueces, sopas y salsas para chips. A los niños les encantan las papas fritas. Las comidas chinas, los fideos, los aderezos, los estofados y las empanadas indias son una buena forma para comer vegetales. ¡Sea creativo! Mi esposo Bryan prepara unos crepes de calabacín deliciosos. Saltee cebollas finamente picadas, espinacas y vegetales, agregue fríjoles refritos y sirva en burritos con aguacate y salsa suave.

El mercado está inundado con gaseosas que son muy adictivas y perjudiciales para la salud porque contienen grandes cantidades de azúcar y de ácido fosfórico. El NutriSweet se descompone en varias sustancias que son peligrosas para los humanos y están restringidas por la APA (Agencia de Protección Ambiental) (incluyendo los formaldehídos), aunque de alguna manera recibió la aprobación de la Administración de Fármacos y Alimentos (estoy seguro que mucho dinero no fue un factor). Ha estado asociado con los ataques epilépticos y muchas organizaciones piloto han expresado sus precauciones. ¡Observe que esta sustancia ahora está de moda en todas las comidas! Las tiendas de comida saludable tienen muchas gaseosas que, en grandes cantidades, pueden ser tan malas como la Coca Cola. Es bueno saberlo. Encuentre una buena marca de bebidas saludables que le gusten a su hijo y déselas de forma ocasional.

Una gran experiencia educativa para sus hijos es darles este ejemplo: cuando se les caiga un diente coloquen el diente en un vaso de coca cola durante toda la noche, por la mañana cuando lo busquen estará casi disuelto y solo podrán encontrar lo que queda de él, explíqueles que sus dientes son parte de su tejido óseo y que por lo tanto la caríes que lo desintegró también puede atacar sus huesos si toman muchos refrescos. Esta historia es mejor que la del ratón Pérez.

Las frutas, los vegetales y los cereales enteros deben ocupar aproximadamente el 75% de la dieta de un niño. Le aportan al niño los minerales y las vitaminas importantes para crear una estructura fuerte. La leche y el yogur pueden ser importantes en la medida que el niño no desarrolle alergia.

Actualmente existe una gran controversia sobre el consumo de carne, yo pienso que es una decisión individual, pero si come carne es mejor que esté libre de antibióticos y pesticidas. Las vacas a menudo reciben hormonas de crecimiento que afectan e interfieren con el crecimiento del niño y los cereales que consumen contienen pesticidas y herbicidas. La carne es una gran fuente de proteína aunque es difícil de digerirla y los niños asimilan mejor el pavo y el pescado. Si prepara carne también tendrá otra buena oportunidad para agregarle vegetales a la comida. A los niños pequeños les encantan las hamburguesas y a esta mezcla le puede agregar pequeños pedazos de apio, remolacha, zanahoria y todos los vegetales que quiera, rallados o molidos. Si la historia de consumo de carne hace parte de su herencia genética su hijo podría estar más saludable si incluye algo de carne en su dieta. No hay necesidad de que un hindú como carne ni de que un esquimal sea vegetariano. Los esquimales nativos comían una dieta natural con una actitud de agradecimiento a la madre tierra, los modernos que consumen comida importada de "hombres blancos" a menudo se desconectan de los recursos naturales y sufren muchas de las enfermedades modernas.

Las actitudes saludables y una dieta natural contribuyen a la creación de una sociedad en la que las personas sean fuertes y confíen en ellas mismas.

Una dieta y un estilo de vida naturales crean personas positivas y enérgicas, y les permiten la conexión con su verdadera naturaleza.

Disciplina

Actualmente tenemos una generación basada en el remordimiento y el miedo por la culpa, los duros castigos y la falta de perdón. Los niños necesitan que se les enseñe disciplina y normas de buen comportamiento, aunque en el proceso también es importante que tengan autoestima y respeto por sí mismos. Los niños aprenden por imitación, por ende nosotros somos en realidad sus profesores. Si queremos respeto, debemos darlo y así con cada cualidad y virtud. Un niño que es golpeado solamente sabe cómo golpear a los demás, trasmite lo que se le ha enseñado o modelado. El refuerzo negativo solamente creará un comportamiento negativo y una falta de autoestima. Cada pensamiento y cada palabra tienen un efecto en el cuerpo físico. Sea firme y claro, pero mantenga intacto el amor. La buena comunicación es una función del amor, nunca le diga a un niño que está mal o equivocado, a cambio, dígale que cometió un error y pregúntele cómo actuaría diferente la próxima vez.

El "tiempo fuera" puede ser una buena experiencia como correctivo, puede ser una forma útil y constructiva para que el niño tenga tiempo de reflexionar. Busque una almohada especial o algunos muñecos de peluche y déjelo que los golpee, que rasgue trapos o ropa vieja, o que clave puntillas con un martillo. Otro tipo de disciplina sería que el niño corriera alrededor de la casa de manera que libere su energía y esté listo para relajarse, escuchar y cambiar el comportamiento inapropiado. Recuerda que la única disciplina real es la autodisciplina. El castigo produce rebeldía y resentimiento. Enséñele al niño a decir la verdad no por miedo al castigo sino porque se sentirá mejor consigo mismo.

Cierto día que fui a recoger a mi nieto de dos años en el preescolar me enteré que los niños habían estado lanzándose pretzels durante el descanso y cuando llegué al salón de clase vi que había cuatro niños castigados en "tiempo fuera", uno en cada esquina del salón. Sus posturas demostraban un sentimiento de culpa, falta de autoestima y respeto por sí mismos, era evidente que además de recibir el castigo les habían dicho que "eran malos". Creo que estos sentimientos se bloquean en sus tejidos y es allí en donde comienza su rebeldía. Se hubiera podido manejar mejor si se les pide dar tres vueltas al patio de juegos y luego se les habla en grupo acerca del aspecto sagrado de la comida y su escasez en algunas partes del mundo, con apoyo de imágenes de niños con hambre. Es importante que se les explique los beneficios del orden y los inconvenientes del caos.

No golpee a los niños cuando este bravo con ellos. Los indios americanos creen que esta es la forma de conducir el mal hacia su interior. Tranquilícese, respire y hábleles con calma, hágales saber por qué su comportamiento fue inadecuado. Hágales preguntas en lugar de acusarlos. Algunas preguntas útiles incluyen "¿qué pasaría si todos se comportaran de esa manera? o ¿qué sentiste?" A menudo su respuesta es "no sé", pero usted podría responder, "entiendo, pero si no sabías, ¿cómo se supone que te sentiste? Apóyelos cuando comparten sus sentimientos y cuestione el hecho de si una acción más apropiada produciría un resultado más feliz.

Los niños son un reflejo de su entorno porque aprenden por imitación, si los observa verá un aspecto suyo y a menudo el producto de sus hábitos. Ellos observan constantemente el comportamiento de los demás y son lo que usted quiere que sean. Podemos pedir respeto, pero no siempre nos será dado. Podemos ganarnos el respeto y llegará sin ser forzado.

Televisión y computadores

Pueden ser educativos e informativos, pero con este medio el niño está buscando estimulación y respuestas fuera de sí mismo, recibiendo información rápida y descubriendo desde afuera las experiencias, de manera que no puede experimentar su Yo. Reduzca el tiempo de la televisión máximo a una hora al día y seleccione con cuidado los programas. La televisión es entretenimiento pasivo, permítales aprender y entretenerse con manualidades, artes, juegos, conversaciones, entre otros.

Los computadores se deben usar para hacer la tarea o para encontrar información. Jugar en el computador durante muchas horas reprime su creatividad y sus músculos. Fíjese en sus posturas. Estos aparatos aíslan al niño y se pueden convertir en un escape de su vida real que les permite vivir en un mundo de mentiras y a menudo violento. Deje que algunos juegos de computador se conviertan en un premio por los logros (terminar la tarea o los quehaceres).

¿Debo vacunar a mi hijo?

Todas las decisiones que un padre tome con respecto a la salud de su hijo se deben tomar después de revisar todos los riesgos y los beneficios involucrados. Desafortunadamente, las personas en las que confiamos y a las que les pedimos consejo sobre este tema tienen una agenda y a menudo también están desinformadas, inclusive no pueden creer que estemos cuestionando el tema y nos dirán que no existe ningún riesgo con la vacunación, que es totalmente segura. Si continuamos cuestionando el procedimiento los doctores podrán amenazarnos con no atendernos más, los empleados de las escuelas podrán sacar a nuestros hijos de clase, servicios sociales podrán amenazarnos con suspender los beneficios y correremos el riesgo de perder el cubrimiento del seguro.

A continuación se encuentra alguna información que le puede ayudar a tomar la decisión:

1. Muchos millones de niños han sido vacunados y no han sufrido de daños aparentes. Sin embargo, muchos profesionales de la salud creen que estas vacunas interfieren con nuestro sistema inmunológico y que contribuyen con el posterior desencadenamiento de las enfermedades autoinmunes que se han incrementado durante la última parte de este siglo después del inicio de las prácticas de vacunación en masa (Cáncer, MS, MD, artritis, fatiga crónica, Epstein Barr, entre otros).

2. Las inyecciones de las vacunas contienen bacterias y virus vivos, embriones de pollo, riñón de mono, suero de ternera, virus animales no detectados, formaldehido, líquido embalsamador, mercurio (toxina mortal) y aluminio (una neurotoxina). Los fabricantes no garantizan que sean seguras ni efectivas. En un lapso de cuatro años se presentaron 340.000 reacciones adversas y 7000 muertes como resultado de las vacunas. Las reacciones adversas incluyen fiebres, gritos fuertes incontrolables, ataques, parálisis, daño cerebral, sarpullidos, cambios en la voz, diarrea, vómito proyectil y muerte.

3. Los fabricantes de las vacunas han logrado protegerse en contra de cualquier responsabilidad por las lesiones que causen sus productos. Se creó un fondo gubernamental que ya ha pagado $522.000.000 en reclamaciones, pero aún hay miles en espera con un pasivo estimado de $1.7 mil millones por los daños causados antes del año 1988. Las reclamaciones se demoran casi diez años en ser procesadas y la mayoría son negadas. Muchas personas discapacitadas nunca reciben compensación y deben confiar en la ayuda que les brindan los planes médicos y servicios sociales.

4. El riesgo de enfermedades futuras o lesiones inmediatas y la muerte para su hijo se "podría" subestimar si los beneficios pesan más. Sin embargo, parece que la vacunación no lo protege de la enfermedad sino que incluso puede dársela. Por ejemplo, de los 2720 casos de sarampión reportados en Ohio durante 1989, un 72% ocurrió en niños que estaban vacunados y aparentemente protegidos. En el periódico médico especializado, Enfermedades clínicas infeccionas, (febrero de 1992, pp. 568-579), un estudio concluyó que todos los casos de polio en los Estados Unidos desde el año 1980 fueron causados por la vacuna. Lancet, el prestigioso periódico británico especializado en medicina (12 de octubre de 1991) informó que las enfermedades típicas de la niñez mataron más niños que habían sido vacunados contra el sarampión que niños no vacunados.

5. Si deja vacunar a su hijo entonces él recibirá su primera vacuna cuando nazca, otras seis a los dos meses, cinco a los cuatro meses y cuatro más a los seis meses, para un total de 32 vacunas antes de ingresar a primer grado. Nuestra respuesta inmune "normal" se construye por etapas con ayuda de

varias enfermedades leves que luchan en los sitios de batalla por nuestras defensas periféricas. Estas vacunas se inyectan directamente en los músculos de los cuerpos jóvenes e indefensos.

6. Estados Unidos tiene el mayor índice de vacunación en el mundo. En algunos países las vacunas son opcionales, pero aquí estamos obligados por nuestros sistemas escolares, servicios sociales y sistemas médicos. Los padres que se rehúsan a vacunar a sus hijos son corregidos, ridiculizados, amenazados y forzados a cumplir. Pero aún con todas estas vacunas la tasa de mortalidad infantil de Estados Unidos país ocupa el puesto veintitrés en el mundo, ¡peor que algunos países del tercer mundo! En 1950, antes de la vacunación en masa, ocupábamos el tercer lugar. ¿Si las vacunas son tan buenas, por qué nuestro país está tan enfermo? ¿Si son así de seguras y efectivas, por qué ocultan los hechos, nos informan mal e intentan forzarnos a vacunarnos?

Si decide no vacunar a su hijo prepárese para ser atacado y acosado por todos, desde su suegra hasta el médico de su familia. Para resistir la presión de la familia, médicos y directores de las escuelas necesitará toda la información que le puedo dar aquí. Compre el libro "Teoría de las vacunas versus la realidad" de Neil Z. Miller (New Atlantean Press).

Ni mis hijos ni yo hemos recibido ninguna vacuna. Ellos son saludables, hemos viajado por todo el mundo sin preocupaciones, pero en todas las escuelas en la que han ingresado me han pedido que los vacune. Al oponerme algunas veces me entregaron un formulario de exención y algunas veces inclusive otro de exención religiosa.

En algunas ocasiones me pidieron conseguir una carta del Ministro verificando que la vacunación iba en contra de nuestros principios religiosos. Hay exenciones si las busca, hasta tendría que unirse (como un subterfugio) a la Iglesia de Ciencias Cristianas o a la Iglesia de Vida Universal (Modesto, California). También existen las vacunas homeopáticas que son seguras, usted puede decidirlo y tan pronto tome la decisión diríjase a la oficina de su gobierno y obtenga el formulario que puede ser autenticado por su Ministro. Sea cual fuere su decisión, le deseo mucha suerte y que Dios lo bendiga.

Enfermedades de los niños

A los niños a menudo les funciona mejor las medicinas homeopáticas que las hierbas debido a sus dosis diminutas. Si utiliza hierbas dilúyalas o déselas con los jugos de frutas. La homeopatía se administra sin líquidos.

Alergias	Alum cepa, arsenican. Para estornudo con ardor, arcenicum.
Mojar la cama	Arsenium, causticen, equisetan, pulsatilla, té de barba de elote (1 cucharada por taza)

Infección de la vejiga	Apis, berberry (cuando está acompañado con dolor de riñones)
Forúnculos	Apis, árnica
Bronquitis	Acónito, antimonio
Varicela	Acónito apis, belladona. Usar en las primeras etapas.
Resfriado y gripe	Acónito, arsenium
Estreñimiento	Nuez vómica. Deposiciones secas muy duras, alumina.
Costra láctea	Azufre. Usar 1 cucharada de aceite esencial de limón en 1 cucharada de aceite de almendras.
Pañalitis	Azufre, ciarrihea arcenicum
Diarrea	Arcenicum (con quemadura)
Dolor de oído	Belladona, manzanilla, bellas cal cort. En etapas tempranas y recurrentes use acónito.
Fiebre	Milenrama acónito, manzanilla
Dolores de cabeza	Acónito, belladona
Vacunas	Apis (inflamación), belladona (fiebre alta)
Efectos colaterales	Hepar (cuando no se cura el sitio).
Picaduras de insecto	Aceite de lavanda
Piojos	Licopodio, skin lapsor umium. Utilice la mezcla de aceite esencial "Lice Free" para quitar los piojos: parta el cabello con una peinilla y vaya aplicando sobre el cuero cabelludo y continúe peinando por encima. Para prevención, agregue 20 gotas al champú
Sarampión	Acoulte Apis, belladona (con fiebre)
Medicinas	Evitar las aspirinas para bebé. Usar a cambió un baño de tina.
Enterobius	Enema de nim, Cina
Conjuntivitis	Acónito con descarga de Argenitum
Plantas venenosas	Phystox. Aceite esencial de árbol de té
Moqueo nasal	Arsenicum
Dolor de	Acoulte

estómago	
Quemaduras de sol	Utica, urens
Dentición	Manzanilla, acónito, impétigo, antimonio
Amigdalitis	Barium Carb. Descarga amarilla, Hepar Sulph
Vomito	Antimonio. Para los gases y la distención, cycopodium
Verrugas	Thuja. Utilice aceite esencial de tagetes: aplicar en la verruga 3 veces al día
Tos ahogada	Tarta de antimonio

Capítulo 5
Adolescencia

La adolescencia puede ser el tiempo más emocionante y desafiante para los padres. Es un tiempo para estar disponible pero no muy cerca. Durante esta etapa los jóvenes están buscando su individualidad y es fácil, pero inconveniente, crear una relación adversa. La adolescencia llega con un desarrollo fuerte de la voluntad y una necesidad para expresarse en el mundo. Es difícil mantener la confianza, apoyarlos y orientarlos mientras los liberamos de forma gradual hacia su total autoconfianza. La edad puede traer incertidumbre y torpeza. El joven adulto comienza a afirmarse, a veces con rebeldía y haciendo solo lo que quiere. Es un tiempo para probar el mundo y su crianza, el comienzo del ciclo de vida *pitta*, cuando sus cuerpos se transforman elevando los niveles de hormonas y convirtiendo sus pequeños cuerpos en adultos vitales bien formados. (También es el momento para una buena terapia suplementaria). Algunos sufren de acné, con los problemas de autoestima que acarrea, como resultado de un desequilibrio metabólico entre el consumo de lípidos (grasas) en la dieta y la capacidad de asimilación del cuerpo, además de la mala descomposición causada

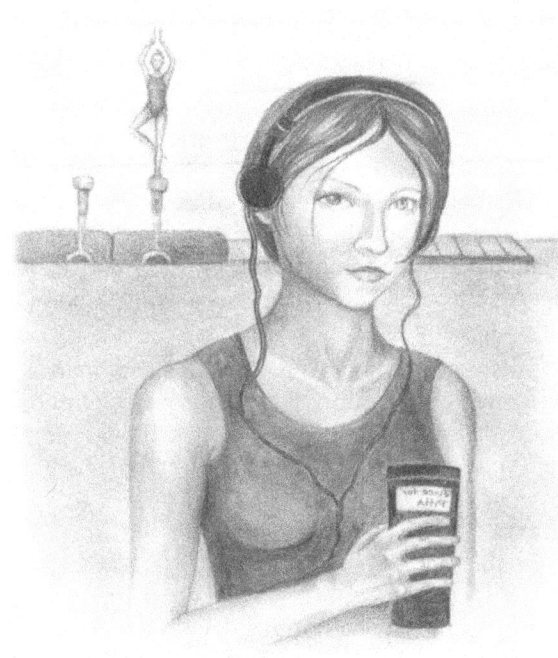

por el exceso de calor en el cuerpo (creada por los cambios hormonales) que hace que se deposite la grasa en los poros de la piel y aparezca el acné. Los aceites de semillas de linaza en forma de tableta, la vitamina E y la vitamina A y las dietas para reducir *pitta* son muy útiles y beneficiosas. En esta edad es particularmente difícil trabajar con su dieta debido a la presión del grupo y al estilo de vida "a las carreras". Algunas veces lo único que puede hacer es usar un buen programa suplementario.

A los adolescentes les gusta comer lo que quieran y cuando quieran, y les resulta difícil "escuchar" cualquier cosa relacionada con una dieta saludable. Es un momento para que los padres se conviertan en sus amigos y abran su corazón con paciencia y comprensión. Muchos adolescentes se hacen más rebeldes a las peticiones de los padres, pero pueden asumir la responsabilidad individual de crear su propia dieta y estilo de vida saludable. Déjelos ayudarle en la cocina, vayan juntos a tiendas de comida saludable y mercados de alimentos frescos y déjelos comprar lo que les gustaría comer o preparar. Una mala dieta tiene un precio y una buena una recompensa. Déjeles saber que pueden tratar su acné con un patrón de comida más saludable.

Además, sea honesto sobre sus propias experiencias como adolescente. La salud no es solo comida, sino también las relaciones, finanzas y comunicaciones saludables, entre otras cosas. Esto les permitirá ver que usted tuvo problemas similares y que se pueden superar, ser abierto y honesto sobre estos años les puede ayudar mucho. No pretenda que nunca ha experimentado con las drogas o el sexo, si ellos lo ven como humano y escuchan sus experiencias juveniles, podrán ver su humanidad. Si se pueden sentir seguros para compartirle sus experiencias, se convertirá en su confidente y asesor y no cualquier tercero, fuera del alcance y de contacto.

Muchas mujeres jóvenes experimentan culpa, pena y no se sienten ómodas con su ciclo menstrual, pero hay que aprovechar este momento para brindar apoyo y compañía. Organice una celebración o ritual especial con otras mujeres con oraciones, bendiciones y ritos en honor al ciclo menstrual destacando la fortaleza, el poder y la creatividad que posee y dele a la joven la oportunidad de saber y entender lo sagrado de la vida, infúndale una profunda reverencia y respeto a su capacidad para crear vida y darle la bienvenida a la antigua sabiduría femenina.

También puede hacer lo mismo para un joven que vaya entrando a la pubertad, el ritual de iniciación a la vida adulta. Reúnase con los amigos y celebre para que el joven entienda su enfoque y su responsabilidad por su papel en las relaciones, la familia, la sociedad y el mundo. Hay muchos libros sobre este tema.

La presión del grupo

Los adolescentes necesitan respetar ciertas normas debido a su deseo de ser aceptados e iguales, no quieren ser diferentes. Durante estos años, las mujeres en especial, se preocupan más por su peso, están más ansiosas y se saltan las comidas. Dígales que el ejercicio más las calorías dan como resultado un cambio en el peso y que para perder peso necesita ejercitarse más. Su metabolismo quema con más calor (más calorías) si se estimula con la actividad. Un vago puede ganar peso con tan solo mirar la comida y un atleta puede comer de todo porque lo quema todo. Los batidos proteínicos en polvo, las leches de proteína de soya y las leches de arroz son nutritivos y contienen pocas calorías. Algunas veces, con suerte, lo único que podrá animarlos a comer será la cena y para ser efectivo utilice todos los secretos incluidos en el capítulo anterior.

El alcohol y las drogas

Son tentaciones muy grandes teniendo en cuenta la presión del grupo. A mis adolescentes les permití desde muy jóvenes hacer fiestas en la casa con reglas muy claras sobre la bebida. No aprobé la bebida, pero sentía que si de algún modo estuvieran bebiendo, lo mejor sería que lo hicieran en la casa, en donde están seguros y supervisados. La regla era que nadie que hubiera bebido podía conducir, si era necesario podían quedarse en mi casa siempre y cuando se lo informaran a sus padres. Nunca nadie salió lesionado, algunos vomitaron y en otras ocasiones hubo una gran fiesta de piyamas. Mis hijos aprendieron su tolerancia y descubrieron la moderación. Si les crea un espacio seguro para que experimenten confiarán en usted y en ellos mismos. Entre más le atemorice su comportamiento, más actuarán fuera de control. Los problemas de drogas a menudo tienen sus raíces en las emociones guardadas y no expresadas.

Durante una encuesta a más de 100 adolescentes y jóvenes adultos muchos expresaron que les gustaría ver a sus padres "en sus zapatos" y que lograran todo lo que ellos esperan. Muchos padres quieren que sus hijos se comporten de cierta manera, pero hacen cosas que quieren que no hagan. Los adolescentes ven la hipocresía en este comportamiento, son nuestros mejores espejos. Una respuesta frecuente fue "he visto muchas veces a mis padres beber y conducir".

Los adolescentes y el sexo

Es maravilloso como mi esposo y yo encajamos en los detalles anatómicos (por ejemplo, cómo encontrar el punto G), llevarlos a través de los procesos para quitarse la culpa y las imágenes negativas y darles nuevas perspectivas sobre las experiencias espirituales que puede representar el sexo sagrado. Nos urge que los padres amplíen sus conocimientos sobre sexualidad leyendo libros, escuchando grabaciones o asistiendo a seminarios. Si se siente cómodo con su propia sexualidad podrá responder en realidad a las preguntas de sus hijos sobre este gran misterio. Los jóvenes pueden sentirse apenados con sus compañeros si no saben de estas cosas y apreciarán en verdad el tener un padre que los actualice y les brinde información iluminada desde un lugar cómodo. El embarazo no deseado, las enfermedades sexuales y las violaciones son tan solo algunos de los problemas que se pueden evitar con información y conocimiento. Hábleles sobre el regalo de estar en una relación y cómo la sexualidad puede ser una experiencia extática del amor que puede traer conciencia y curación. Concientícelos sobre su protección y seguridad.

Los adultos jóvenes y la salud

Todos venimos a esta tierra a recordar y cumplir con un propósito en la vida. Ayurveda lo llama d*harma*, que significa virtud, atributo y un curso de conducta o disposición. Se cree que si no lo descubrimos y cumplimos debemos regresar otra vez y rencarnar hasta encontrarlo. Cuando hayamos terminado todos los asuntos pendientes (*karmas*) y hayamos alcanzado la iluminación, podremos decidir no regresar a la tierra. Una forma en la que podemos descubrirlo es prestando atención a lo que disfrutamos, a lo que nos atrae y lo que nos excita o por lo que sentimos pasión. Conoceremos nuestra pasión porque nos entusiasmará hacerlo, permaneceremos trabajando hasta tarde y nos gustará hacerlo gratis porque lo disfrutamos mucho. Muchas personas de todas las edades carecen de propósito. Una buena amiga mía, Sandy Levy, trabaja con personas de todas partes del mundo ayudándolas a encontrar su propósito y siempre dice que "cuando todos en el planeta estén cumpliendo su propósito no habrán enfermedades, infelicidades, crímenes ni guerras, porque todos estarán muy ocupados haciendo lo que aman y por fin tendremos una paz verdadera en la tierra". Su taller involucra una serie de procesos interactivos a través de los que cada persona, joven o adulto mayor, descubrirá su propósito y la forma en la que exactamente lo seguirá en su vida. Cuando se está en el camino el sistema inmune repele más fácilmente cualquier enfermedad, la salud es automática.

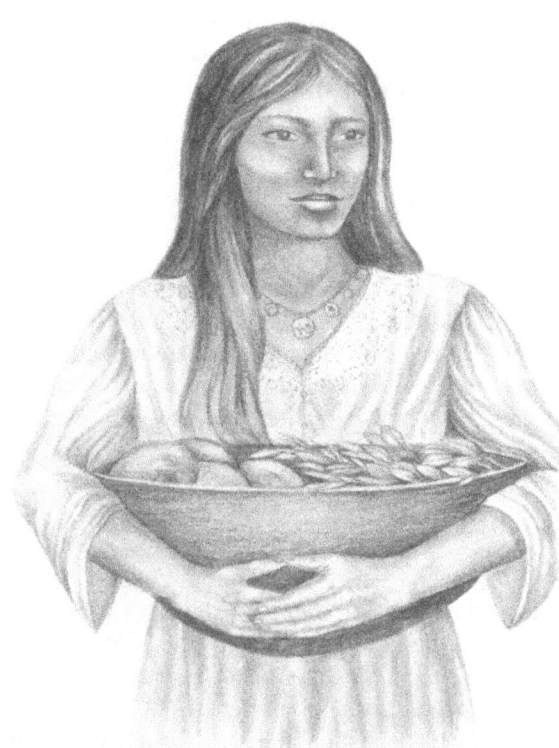

Muchos adultos jóvenes no van a la universidad, comienzan a flotar en la vida sin dirección y solo de forma eventual se podrán encontrar a sí mimos a través de las experiencias de sus vidas que los guiarán lentamente hacia sus caminos. Hemos creado una sociedad que no les ofrece a los jóvenes apoyo ni orientación real para su autodescubrimiento. En el pasado un joven adulto podía convertirse en aprendiz para experimentar un negocio o profesión y bajo la dirección de un hombre de negocios con experiencia podía descubrir si ese era su camino, ese era el momento real para ofrecerle a un joven interesado el don en que se había logrado maestría.

Antes las personas jóvenes trabajaban en los negocios familiares ayudando a sostener la unidad familiar y obteniendo experiencia laboral. "Smith and Sons" son un buen ejemplo de este concepto. ¿Cuándo fue la última vez que vio un negocio de "Smith and Sons"? la tendencia en las personas jóvenes es buscar la libertad, pero esta libertad sin responsabilidades es vacía y carece de conexión. ¿Si pudiera descubrir su propósito podría ser realmente libre para hacer cualquier cosa menos emprenderlo? El precio de la libertad es la responsabilidad (la capacidad de responder de forma apropiada). Escapar de su casa, tratar de estar muy lejos de las creencias y tradiciones familiares puede parecer libertad, pero no lo es. Las personas escapan porque la estructura familiar no les ofrece lo que están buscando, dejan la casa vacía, inseguros de ellos mismos. Comienzan a viajar buscando respuestas y trabajan por muy poca paga, atrapados en la supervivencia. Cuando usted se pierde en la supervivencia los accidentes, las lesiones y las enfermedades atacan con mayor frecuencia porque no está "conectado" (con el Yo, el propósito, la familia, la sociedad y el espíritu). La falta de conexión puede ser la única enfermedad que exista.

Durante este período de la vida de cuestionamiento y búsqueda puede ser útil contar con las hierbas adecuadas y una buena nutrición. En situaciones de estrés todos necesitamos mayor soporte nutricional. Un problema común con los jóvenes y su salud es su pensamiento "práctico", leen sobre conceptos de "salud" como materias primas, ayuno, macrobiótico, vegetarianismo estricto, frutarianismo y yoguismo e intentan comer de esa forma, pero sin entender realmente el concepto y la necesidad de una dieta de transición. A menudo van a la tienda de comidas saludables y piensan que los precios son muy raros, luego intentan ser vegetarianos con vegetales congelados o comienzan un ayuno después del día que comen en McDonalds sin antes limpiarse el colón, bebiendo agua de la llave y trabajando a la vez. Hay muchas formas de meterse en problemas intentado estar saludable y la falta de conocimiento puede ser peligrosa.

Años universitarios

La mayoría de las personas empiezan la universidad inmediatamente después de terminar el colegio y están en estado *pitta*, con mucha vitalidad y un sistema digestivo fuerte. Es fácil olvidar qué tan sagrado es el cuerpo y menospreciarlo, abusar de él y maltratarlo. El único momento en que le prestamos atención a la salud es cuando sentimos incomodidad o dolor, pero incluso después es fácil ignorar o suprimir los síntomas tomando una aspirina. Préstele atención a su cuerpo, las cosas menores se pueden tratar antes de que se agraven. El dolor es una forma natural de decir "peligro" y de la misma forma que no ignora una alarma contraincendios cuando se apaga investíguelo.

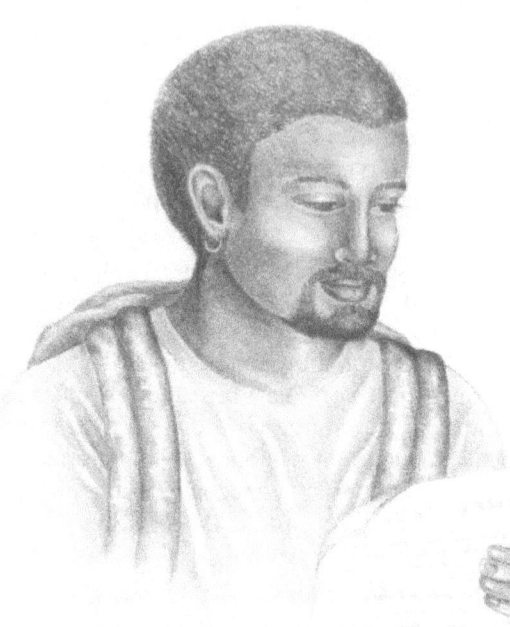

Cada persona asume de forma diferente el estar lejos de casa para ir a la universidad. Los tipos *pitta* saben que quieren y manejan mejor esta nueva experiencia. Su enfoque es claro y van a la universidad con objetivos que les ayudan a facilitar su transición. Su actitud consciente les permite seguir adelante con seguridad y emoción a cambio de quedarse atrapados en distracciones. Para la mayoría de las personas el ir a la universidad puede ser incierto, pero para las personas *pitta* la nueva energía y la emoción se los facilita más que a cualquier otro tipo.

El tipo *vata* pasa un tiempo más difícil porque a esta personalidad le gusta el cambio, pero no muchos cambios. Tanta energía nueva los desconcentra y ausenta, se pueden sentir inseguros sobre hacia dónde ir y todas las opciones disponibles les pueden causar más incertidumbre, se confunden y aíslan fácilmente, pueden cambiar sus gustos muchas veces y cuestionar constantemente su camino. Incluso después de graduarse no estarán seguros de qué hacer, pero se desempeñarán mejor en áreas en donde utilicen su creatividad.

A los *kapha* no les gusta el cambio y su hogar les brinda estabilidad y apego. Les cuesta mucho más ajustarse a la universidad y les resulta fácil enfermarse. Muchos vuelven a casa sin terminar la universidad o se cambian a una universidad local desde donde puedan estar en contacto con la casa. Los que se van a universidades lejanas se la pasan en sus dormitorios, duermen mucho y sólo salen para comer y para tomar sus clases. A menudo reciben un título y no quieren más.

Todos los tipos sienten al comienzo la emoción por la nueva vida, los nuevos amigos, las clases y exhalan un nuevo sentido de libertad, finalmente no tienen los toques de queda ni las normas de la casa y nadie les puede decir que hacer ni cómo hacerlo. Están tomando sus propias decisiones y haciendo lo que quieren, pero poco tiempo después se acaba toda esta nueva emoción, la responsabilidad de presupuestar su propio dinero, manejar una chequera, pagar las facturas y mantener sus notas para las becas y subvenciones les da qué pensar. Los campus y salones de clases grandes (de hasta 300 estudiantes) producen su propio estrés. Se dan cuenta de que no son las únicas personas en la mitad de esta pequeña ciudad escolástica y que tendrán que aplicarse, presupuestar sus finanzas y ser responsables.

Estar lejos de la casa y de su familia en donde siempre han recibido apoyo y consuelo puede ser abrumador. En algún punto empiezan a extrañar lo que no esperan conseguir lejos ¡la casa! La comida de la cafetería se hace aburrida y la comida de mamá o papá se convierte en algo con que soñar y durante sus visitas a casa realmente apreciarán a su familia.

Para que le vaya bien en la universidad el estudiante debe confiar y desarrollar un plan de acción que le ayude a estar en contacto con su Yo Superior, seguir su pasión por su propósito en la vida y buscar lo que le de alegría. Las circunstancias de la vida serán más fáciles si escucha sus necesidades interiores y se las comunica a sus compañeros y profesores. La mayoría de los problemas tienen su raíz en el entorno y la falta de comunicación. Si usted planea, programa y es constante podrá conservar un estado de bienestar durante estos tiempos de estrés. La buena nutrición, la cantidad de sueño, los buenos hábitos escolares, hacer las cosas que le apasionan y actividades que sean relajantes le pueden ayudar a pasar más fácil por estos años de universidad.

El monitoreo de su salud es importante porque ahora es responsable de sí mismo y en algunos casos puede recibir un pago por su cuidado médico. Pero en cualquier caso, la enfermedad interfiere con sus objetivos.

Con toda esta nueva libertad puede aparecer la tentación por las drogas y el alcohol. Las trasnochadas, fiestas y citas estarán intentando ocupar su poco tiempo libre. Si decide experimentar con las drogas o el alcohol pregúntese si realmente disfruta el efecto, cómo se siente al siguiente día, cómo funciona su concentración, si vale la pena, si está dispuesto a sufrir las consecuencias legales de ser descubierto y si realmente le aporta algo a su ser.

En la cafetería podrá encontrar muchas opciones no saludables, cantidades ilimitadas de gaseosas, postres, comidas fritas, helados, leche y carnes, pero deberá comer poco o nada de esto. Tendrá opciones mucho más saludables si intenta comer vegetales, frutas, cereales, pescado, legumbres (fríjoles) que se pueden consumir más seguido y en mayores cantidades. Puede retirar la lechuga romana u otros vegetales que contengan principalmente lechuga repollada (sin nutrición). Podría comprar fuera del campus algunos alimentos y refrigerios saludables y mantener en su cuarto una nevera pequeña y un medio de calentamiento para poder preparar aditivos saludables diferentes a la cafeína, llevar bolsas de tés a la cafetería y prepararlos allí. Las vitaminas y los minerales están a su alcance.

No le diría que experimente o no con algo porque todo tiene su uso... y abuso. Las personas dicen que cada cultura tiene sus propias sustancias para alterar la mente, pero históricamente se han usado para la búsqueda interior, en experiencias religiosas o para lograr vínculos sociales. ¿Está buscando "desperdiciarse" o está buscando "conectarse"?

Tenga en cuenta sus patrones de uso; ¿usted controla la bebida o la bebida lo controla a usted?

Hierbas y aceites esenciales para los estudiantes universitarios

Aloe vera (VPK=)	Fungicida, antibacteriano, antiviral. Administrado oralmente tiene propiedades laxantes y suaviza la irritación estomacal. Mejora la curación de quemaduras y heridas
Ashwagandha (VK-P+)	Tónico energizante, memoria, energía muscular, agotamiento nervioso, insomnio
Arándano	Ceguera nocturna, desórdenes visuales, ansiedad
Borraja (PK-V+)	Valentía, quita la tristeza, tónico suprarrenal, equilibrador glandular
Brahmi (aceite esencial) (VPK-)	Claridad y tranquilidad
Manzanilla (VP-Ko)	Suaviza el estrés y la ansiedad, ayuda con el insomnio y la indigestión
Clavos (KV-P+)	Para el dolor de muela, colocar una gota de aceite esencial en las encías
Equinácea (PK-V+)	Infecciones, cortaduras, heridas, mejora la digestión, regula la menstruación

Eufrasia (PK-V+)	Vista cansada, irritación menor, alergias, ojos aguados y ardorosos
Matricaria (PKV+)	Dolores de cabeza, migrañas, tensión muscular, dolor, problemas menstruales, artritis
Ajo (VK-P+)	Resfriados, gripa, cualquier enfermedad, mejora el sistema inmune, baja la presión arterial
Sello de oro (PK-V+)	Infecciones, cortaduras, heridas
Jengibre (VK-P+)	Mareo, nausea, vómito, circulación, fiebre, indigestión
Ginkgo biloba	Claridad mental, circulación, depresión, dolores de cabeza, memoria, zumbido en las orejas, asma, eczema, calambres en las piernas
Ginseng (V-KPo)	Memoria, incrementa la energía, mejora el sistema inmune, estrés, fortalece los suprarrenales
Gotu kola (VPK=)	Claridad mental, fortalece los nervios, disminuye la fatiga y la depresión, mal apetito, desórdenes del sueño
Hinojo (VPK=)	Dolor abdominal, gas, flatulencia, espasmos del tracto gastrointestinal, indigestión, abscesos, síndrome premenstrual, resaca
Hierbabuena (PK-Vo)	Tónico estimulante; digestión, dolor de cabeza
Romero (KV-P+)	Claridad mental, dolores de cabeza, calambres menstruales, presión arterial alta y baja, digestión, circulación, caspa
Hierba de San Juan (PK-V+)	Depresión, insomnio, artritis, infecciones virales, dolor nervioso (no tomar con otros antidepresivos)
Árbol de té (VPK=)	Desinfecta y cura todas las heridas y condiciones de la piel, acné, pie de atleta, abscesos, caspa, cándida, picaduras de insectos, herpes
Escutelaria (PK-Vo)	Dolor de cabeza, ansiedad, insomnio, fatiga, calambres musculares, estrés, dolor
Valeriana (VK-P+)	Insomnio, ansiedad, estrés, calma los espasmos musculares, alivia los calambres menstruales, dismenorrea, migraña, flatulencias
Té Yogui (VK-P+)	Energía, vivacidad, conexión
ImmuniTea (VP-K+) (Hierbas UniTea)	Resfriados, gripa, mantiene un sistema inmune saludable
Mental ClariTea (VP-K+) (Hierbas UniTea)	Ayuda con el estrés durante los exámenes finales
PuriTea (*Hierbas UniTea*)	Desintoxica, limpia, purifica la sangre

Mezclas de aceites esenciales para varios métodos de aplicación

(Consultar capítulo 2)

Mezcla claridad mental
Albahaca
Eucalipto
Alcanfor
Limón
Limoncillo
Naranja

Mezcla relajación
Sándalo
Geranio
Mandarina
Lavanda
Manzanilla (cualquiera)

Mezcla para el dolor de cabeza

Un producto de "Earth Essentials Florida".

Dispersión de aceites: en su habitación con el uso de un anillo de aromaterapia sobre un bombillo.

Hacer: automasaje siguiendo las instrucciones del capítulo 12.

Evitar: cafeína, té negro y gaseosas.

Contribuido por Charisma Bystrom, Suecia (15 años de edad)

"Es fácil deprimirse y sentirse confundido cuando se tiene una mente muy fantasiosa y se busca la gratificación del ego con gaseosas, cigarrillos y alcohol. Encuentre formas para canalizar estos sentimientos, practique gimnasia, ejercicio, Yoga, monte bicicleta, patines en línea, dibuje, pinte, lea, vaya a jugar bolos, practique tai chi, camine con los amigos y libérese de sus emociones con un buen amigo".

Contribuido por Sage, joven aprendiz de Light Miller

"La vida está en una transformación constante. En América solemos esperar que el "adulto joven" termine un curso universitario o alguna otra forma de entrenamiento que le garantice un buen estilo de vida financiero. A medida que iba viendo a muchos amigos entrar en este estilo de vida "común" con poca pasión real, decidí explorar más opciones en una ruta aventurera de flujo libre más conducida por mi creatividad; Aprendí rápidamente que hay muchos obstáculos en cualquier ruta que escojamos y superar los desafíos entre la libertad y la disciplina es algo muy impresionante.

La primera lección que experimenté es que la entrega a un espíritu mente-cuerpo-espíritu saludable es una opción que cambiará de manera indudable todo lo que nos rodea por algo mejor. Comer bien es una buena forma de empezar. A menudo nos preguntamos cómo encontrar una nueva forma de alimentarnos que nos guste, que sea barata y que se prepare rápido. Encontré mi información de una variedad de fuentes, de edades de 19 a 23.

La mayoría de las personas tienen varias interpretaciones equivocadas de lo significa comida saludable. Primero que todo parece difícil filtrar toda la información y definir una dieta nueva y personal, inclusive es realmente una experiencia muy iluminadora, emocionante y prolongada. Por ejemplo, comience observando los ingredientes en la mayoría de las comidas empacadas y en las tiendas de abarrotes y pregúntese usted mismo ¿qué efectos tienen estos ingredientes en mi cuerpo? Estas son algunas de las cosas que tenemos que observar: colorantes, preservativos, jarabes ricos en fructosa, bebidas carbonatadas, harinas procesadas, aceites hidrogenados, la mayoría de las gelatinas están hechas de pezuñas de vaca, con alto contenido de sal, sal yodada, MSG, cafeína, azúcar y jugos a base de jarabes (la fruta es ya bastante dulce), comidas fritas, sintéticos, pesticidas (la comida orgánica es mejor), alto contenido de grasa, químicos (no listados a menudo) y hormonas (principalmente en la carne no de granja). La carne, los productos lácteos y los huevos de animales que hayan sido alimentados con carne y con comidas peligrosas y tratados con crueldad, los quesos procesados y los aderezos, tan solo por nombrar algunos de los ingredientes destructivos que nuestra sociedad moderna consume todos los días. De forma incierta estas toxinas se incorporarán en el cuerpo creando desequilibrios y es probable que más adelante presente problemas de salud que pueden ser dolorosos y costosos.

Declare simplemente: ser seres naturales significa comer comidas saludables. Intente comer comidas que estén frescas, naturales y culturales, cocinadas en casa o en un restaurante de comida saludable. Consuma frutas frescas, jugos recién exprimidos y tónicos estimulantes naturales. Con el consumo de alimentos más naturales siento que mi mente es más clara y creativa y descubrí uno de los verdaderos significados de independencia.

Cuando tenía entre 18 y 19 estaba viviendo sola y me fue fácil sobrevivir al ayuno y a la comida conveniente, pero no conocía mis opciones. Después de cuatro años y medio de experimentación con una nueva variedad de comidas creo que nunca más comería como antes. Hay formas de comer delicioso, comidas saludables que ahorran tiempo y dinero. A continuación se encuentran algunas de las ideas que usamos mis amigos y yo:

Sabor: Invierta en un libro de cocina de comida saludable, diviértase cocinando en casa con una variedad de hierbas naturales, utilice las alternativas que ofrecen las tiendas de comidas saludable, visite barras de jugos naturales y restaurantes saludables, reúnase con personas conscientes y aprenda de ellos cómo cocinar; investigue cómo cocinan otras culturas, a menudo han logrado maestría en la preparación de comidas sabrosas y saludables. (Antes de cumplir veinte nunca había comido platos thai ni hindúes, ahora son mis favoritos).

Negocio: no se sienta tímido al ofrecer un negocio o habilidad para la comida. Por ejemplo, cante para un restaurante local de comida saludable a cambio de una buena comida y propinas. Otra forma es intercambiar con un amigo un buen plato de comida por un masaje en la espalda. Algunas veces cocinaré platos naturales para un amigo a cambio de lecciones de música.

Compras: busque una buena cooperativa de comidas o tienda de alimentos saludables naturales que ofrezca precios bajos por pedidos frecuentes al por menor. Seguro encontrará un entorno divertido, casual y rico en conocimientos de otras personas consientes de la salud. Para ahorrar un poco intente comprar al por mayor los productos alimentos básicos como arroz, mijo, cuscús, quinua, fríjoles, avena, lentejas, arvejas, papas, frutas secas, nueces y harinas. Cuando hace sus compras básicamente mire con cuidado los precios y compre lo más barato. Tengo amigos que trabajan medio tiempo o están en contacto con granjas orgánicas locales y consiguen muchos vegetales gratis. Algunas personas disfrutan trabajando en las tiendas de alimentos saludables y consiguen descuentos en todos sus abarrotes.

Coma lo que le ofrece el entorno. Por ejemplo, vivo en Florida y muchas veces recojo cítricos, papayas y mangos. Otras personas también van de pesca. No es difícil comprar algunas semillas o plantas para cultivar en materas o en un pequeño jardín. A medida que empecé a conocer personas que piensan como yo, enseguida empezamos a organizar comidas a la canasta, un tipo de comida en donde todos traen algo saludable para comer (mucha diversión y una buena fuente de nuevas ideas de comida). Además, fíjese en qué gasta su dinero. ¿Podría darle la prioridad a la salud en sus compras?

Ahorro de tiempo: comience observando en qué gasta más tiempo, por ejemplo mirando televisión, en bares o cafés, durmiendo, manteniendo conversaciones banales, etc. Sea consiente, determine las prioridades y ponga su salud primero que todo.

Cocine porciones grandes de comidas saludables que le gusten (burritos, pasta, o salsa para pasta) y refrigérelas, cuando tenga afán podrá calentarlas y disfrutar de una comida rápida y nutritiva. Yo siempre llevo mi comida en la mochila (alguno usan loncheras térmicas). Empaco toda la comida sin probar de la noche anterior y si no tengo mucho tiempo para cocinar y no he preparado nada, paro en mi restaurante saludable local y busco una comida económica para llevar. En las tiendas de comidas saludables también se pueden encontrar muchas comidas rápidas como hamburguesas vegetarianas, perros de tofu y sopas secas orgánicas (solo agregue agua). Los vegetales frescos tan solo necesitan diez minutos de cocción al vapor. Me gusta preparar sándwiches rápidos con salsas para untar de humus o mantequilla de maní fresca. Las sobras se desestiman por completo: a menudo cocino una comida deliciosa para la cena y me queda para el almuerzo del siguiente día. Para el desayuno puede usar mezclas orgánicas para crepes, avenas, quinua, o cereales. Las frutas y los vegetales frescos también son rápidos y simples.

Aun cuando la sociedad moderna vive más acelerada, es muy importante que se tome su tiempo, mastique bien y permanezca en el momento presente siempre que esté comiendo. Esto es vital para la digestión y la absorción nutricional. El tiempo no es algo que me controle, es una herramienta que utilizo para organizar lo que quiero experimentar dentro de los ciclos del universo.

Algo que he aprendido (y como aprendiz de Light lo reforcé) es que se necesita experiencia para adquirir maestría en algo, siempre hay más que aprender. Una de las cosas más útiles y bellas sobre Ayurveda es que les muestra a las personas cómo entender su tipo de cuerpo específico. Hasta ahora estoy comenzando a entender que salud no se trata solo de un tema de ir a tiendas de comida saludable, evitar las sustancias dañinas, meditar, cantar de vez en cuando, montar bicicleta y referirse de forma ocasional a los libros de hierbas. Estoy aprendiendo cómo restaurar y mantener el equilibrio dentro de cada aspecto de mi vida y esta es una forma de libertad. Puede cuestionarse de forma constante, ser cordial y conocer la verdad. Siempre he imaginado cómo sería el mundo si más personas decidieran andar por un camino que fuera más armonioso con ellas mismas, con los demás y con la naturaleza. Ahora es el momento de escoger esta conciencia. Una de las lecciones en esta canción eterna llamada vida es "¡conocerte a ti mismo!"

Capítulo 6
La madurez y el proceso de envejecimiento

La mediana y tercera edad pueden ser una de las experiencias más supremas de la vida del ser humano. En este momento ya se han vivido muchas experiencias en el mundo, se han superado muchos desafíos y ganado mucha conciencia. La sabiduría es nuestra fortaleza y nuestro don. Los indígenas a menudo piden concejo y orientación a sus ancianos. A cambio de vivir la vida en un centro de retiro se podría convertir en una fuente de sabiduría para los jóvenes. Este ciclo de vida se puede llenar con alegría y bienestar, especialmente cuando se sienten fuertes y saludables.

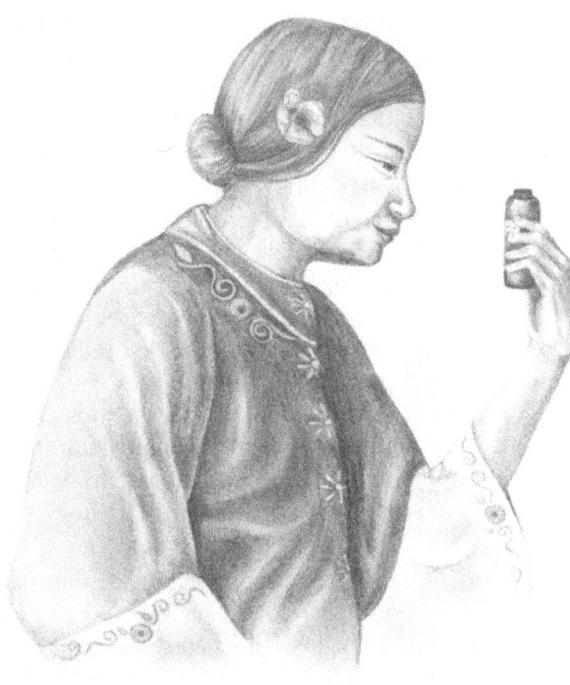

Ayurveda reconoce que este ciclo tiene las cualidades de *vata*, se empieza a perder masa ósea y nuestra piel se seca y se arruga. Ayurveda es una ciencia de sentido común que nos ofrece formas de extender y prolongar la vida y en cuanto las fuerzas de *vata* empiecen a operar más en nosotros, podremos contrarrestarlas de forma adecuada y posponer los efectos del envejecimiento. Un buen inicio sería examinar nuestros pensamientos y actitudes, porque podrían ser una de las principales causas de nuestro proceso de envejecimiento. Si sentimos miedo de envejecer la enfermedad se manifestará en nuestros cuerpos. "Nos convertimos en lo que pensamos". Nuestros pensamientos crean nuestra realidad y esto ha sido probado por los científicos. En el libro "Curación cuántica" de Deepak Chopra los científicos documentaron cómo un grupo de pensionados reversaron el proceso de envejecimiento en todos los parámetros medidos tan solo con liberar una parte de la diversión de su pasado durante dos semanas. Si comenzamos a cambiar nuestros pensamientos podremos envejecer en paz. A medida que las personas se hacen más observadoras de sus propias vidas y empiezan a cambiar su punto de vista con respecto a las situaciones y acciones que ya no les funcionan, la salud comienza a pasar. El conocimiento del universo es nuestro y si nos tomamos el tiempo para ir a la fuente del conocimiento, tendremos la oportunidad de envejecer lentamente.

Existen muchos estudios científicos que prueban que nuestros pensamientos afectan nuestros cuerpos físicos, por lo tanto, nuestros pensamientos también deben tener una respuesta en nuestro proceso de envejecimiento. Los pensamientos negativos, confusos y miedosos que usualmente no tienen nada que ver con el momento actual están presentes en este momento. El envejecimiento empieza a llegar porque el cuerpo físico ya no puede mantenerse con todo lo que está pasando. Estamos hechos de los mismos componentes que el universo y cuando envejecemos y morimos estamos perdiendo la fuerza vital que logramos a través de este proceso. A medida que nos despegamos de las creencias viejas que ya no le sirven a nuestras vidas, comenzamos a retardar nuestro proceso de envejecimiento. Nuestro proceso de pensamiento siempre está siempre interfiriendo con nuestro cuerpo físico. El sistema inmune tiene que integrar en nuestro cuerpo más de un billón de células cada vez que late el corazón, y nuestros pensamientos siempre están interfiriendo con ese proceso.

Nuestros órganos fueron creados para durar cerca de 300 años con la nutrición correcta. A medida que envejecemos se disminuye nuestra producción de hormonas y enzimas, la asimilación y el transporte de nutrientes. Los espejos que tenemos de la vejez son personas que toman medicamentos, en sillas de ruedas, hospitales, casas de retiro, con articulaciones artríticas y muchos otros problemas. Lo que uno necesita es empezar a examinar su intuición y el concepto de comer los alimentos para el ciclo de vida en el que está y los más apropiados para la composición de su cuerpo. Esto no es una cuestión de solo cuidar el cuerpo físico, sino de mirar también la calidad de vida que estamos teniendo y comenzar a tratarla como una enfermedad.

Para envejecer con agradecimiento en una hermosa madurez, uno debe comenzar haciendo las cosas paso por paso, dándole a cada respiración un sentido de conocimiento del cuerpo que está mediando entre la mente y el cuerpo, estimulando el cuerpo con vivacidad, alegría y la posibilidad de alcanzar sus máximos potenciales, siguiendo la ley de su verdadera naturaleza.

Estrés

Si permitimos que la ilusión de esta existencia se haga realidad nos convertimos en prisioneros de nuestras propias vidas. Nos sumergimos en el estrés creado por nuestra propia mente egocentrista y asumimos el sistema de creencias de la conciencia colectiva que es la principal corriente en este momento en la tierra. A medida que aceptemos la creencia de que la vida es estresante, comenzaremos a olvidar nuestra verdadera naturaleza que es divina y perdemos la visión de lo que vinimos a hacer aquí.

El estrés crea un cortocircuito en nuestro cuerpo físico causado por estar absorbidos en la realidad del día a día. Los pensamientos negativos de las personas los saca del contexto de la verdadera esencia de su ser. Cuando comenzamos a vivir en el mundo con un sentido de confianza y desapego hacia lo exterior en lugar de aferrarnos a nuestros deseos y anhelos, comenzamos a liberarnos del estrés.

Cuando pensamos mucho en nuestros deseos, anhelos, puntos de vista y en el estar en lo correcto quedamos consumidos en estos pensamientos y llega el estrés, perdemos el verdadero sentido de nuestro ser y contenemos la vivacidad de los tejidos. Esto no significa que seamos dóciles o dormidos en la vida, significa simplemente que hablamos desde un estado de conciencia de verdad y de acuerdo con los resultados, que empecemos a ver la perfección de la experiencia, a sentirnos en sintonía con la voluntad del universo y la lección. Esta forma de pensamiento es liberadora, nos libera del estrés y nos brinda un destello de paz. Si dejamos ir todo recibimos nuestros regalos.

En nuestra vida tan acelerada se nos presentan en cualquier momento tantas opciones y desafíos abrumadores como oportunidades para el estrés. Por suerte hemos incluido en este libro un amplio rango de las medidas que le pueden ayudar con la reducción y la prevención del estrés.

Menopausia

La industria farmacéutica creó una "enfermedad" del proceso de envejecimiento normal. Muchos idiomas inclusive no tienen una palabra para menopausia porque históricamente la transición producía pocos efectos o incomodidades. Era un premio, una liberación. Nos han programado para creer, y ya es parte de nuestro sistema de creencias, que sufrimos horriblemente sin una terapia de estrógenos.

La mayoría de las mujeres en esta etapa de la vida tienen hijos grandes que ya han dejado el "nido" y esto les da un nuevo sentido de libertad. Si es posible, es el momento para explorar lo que esta mujer sabía está lista para darse a sí misma y convertirse en una luz radiante que le dé su sabiduría al mundo.

Es una oportunidad para empezar a redescubrirse después de años de manejar una casa y criar a los hijos, un tiempo para que encuentre el tesoro que acumuló al crear una familia. A medida que empezamos a madurar, nuestro cuerpo ya no crece más y necesitaremos menos cantidad de comida de alta calidad. En la actualidad muchos de los alimentos están llenos de químicos que son perjudiciales para nuestra salud y a medida que envejecemos nuestro sistema de eliminación es menos efectivo, de manera que podremos estar mucho mejor si consumimos comidas orgánicas y nos liberándonos de esas cargas tóxicas.

Una mujer que entiende y observa este concepto empieza a cuidarse y a mantener su juventud y su vitalidad alimentando su cuerpo físico con los ingredientes necesarios para el nivel de estrógenos de su cuerpo. En una mujer saludable las glándulas suprarrenales realizan normalmente el trabajo de los ovarios, pero en nuestra sociedad sufrimos a menudo de insuficiencia suprarrenal debido al estrés y esta debilidad más una mala nutrición producen los síntomas de la menopausia. La Divina Madre Tierra nos ha bendecido con muchas plantas para nutrirnos y reabastecerse durante el proceso de reconstrucción de nuestras suprarrenales y suavizar la transición.

Los posibles cambios que puede experimentar una mujer durante este período turbulento pueden ser resequedad, sudoraciones, ansiedad, palpitaciones cardíacas, cambios del sueño, dolor de cabeza, falta de deseo sexual, fatiga, aumento de peso, gases y distención. Ninguno es necesario si se cuida. Empiece por educarse leyendo libros para aprender sobre el acercamiento natural a este proceso, tome tiempo para meditar, dirija cualquier ira o miedo basado en los pensamientos y participe en actividades que reduzcan el estrés. Comience con ejercicios de respiración, enfoque su mente en usted mismo y escuche su poder interior. En la medida que se cuide mejor podrá entrar más fácilmente en estos años, incluso se puede convertir en un profesor, en un ejemplo de lo que es posible durante esta maravillosa transición.

Hierbas aliadas para la menopausia

Nota: V=*vata* (aire) P=*pitta* (fuego) K=*kapha* (agua y tierra)

Abreojo (Tribulusterrestris): Incrementa la vitalidad femenina. Excelente para los problemas de riñón y vejiga. VP-Ko

Agnocasto (Vitex agnius-castus): Apoya la pituitaria; estimulante de las hormonas. (Precaución: disminuye el apetito sexual en los hombres) VPK-

Agripalma (Leonorius cardiaca): Alivia el estrés, la ansiedad y el insomnio. Regulador menstrual. PK-V+

Alfalfa (Medicago Sativa): Hierba extremadamente nutritiva. Precaución: puede incrementar las hemorragias; buena para todos los tejidos de cuerpo, rica en calcio y magnesio. PK-V+

Alholva (Trigonella fornumgracoum): Mejora la digestión y nutre las glándulas, equilibra el azúcar en la sangre. VK-P+

Alquimila (Alchemilla vulgaris): Nutre el útero, es excelente para el flujo. VPK

Ashwagandha (Withania somnifera): Tónico, rejuvenecedor. El ginseng de la medicina ayurvédica. Insomnio, debilidad sexual. Excelente para la mente. VK-P+

Avena sativa (Avena sativo): Estabiliza el azúcar en la sangre y ayuda a que los vasos sanguíneos sean más elásticos; nutre los nervios. VK-P+

Azafrán (Crocus sativus): Regula el ciclo y promueve el crecimiento y la vitalidad del tejido. VPK=

Bolsa de pastor (Capsella bursapastoris): Buena para el flujo. Astringente. PK-V+

Borraja (Borago officinallis): Ayuda a construir todos los tejidos de los órganos femeninos. Retrasa el proceso de envejecimiento. PK-V+

Canela (Canela zeylanicum): Excelente para la circulación de la sangre y buena para periodos erráticos. VK-P+

Cardo mariano (Senecio Vulgaris): Ayuda con las náuseas. (Usar solamente la tintura de las flores y hojas) PK-V+

Cimifuga negra (Cimifuga racemosa): Ayuda a regular la menstruación, es buena especialmente para aliviar los calambres. Probada clínicamente como efectiva para aliviar los problemas de la menopausia como los ataques de calor. PK-V+

Col de mofeta oriental (Syumplocarpus foetidus): Relajante nervioso, ayuda con los calambres. VPK-

Cola de caballo (Equisetum armense): Ayuda a reversar la osteoporosis; reduce la distensión y la fatiga. Alto en minerales. PK-V+

Damiana (Tunerra aphrocisiaca): Estimulante de la vitalidad sexual. K-VoP+

Dhavana: Excelente para el tratamiento de los desórdenes femeninos, prevenir el cáncer y las infecciones por levaduras. VPK-

Diente de león (Taraxacum off): Rico en hormonas, alto en minerales. En especial nutre el hígado. PK-V+

Dong Quai, Dang Gui, Tang Kuei (Angelica sinensis): Ayuda con la producción de estrógenos. Se utiliza en todo el mundo para tratar los problemas femeninos. VK-P+

Eclipta prostrata (Elicipta alba): Nombre en chino: Han Lian Cao. Previene las canas; con un alto contenido de minerales. Hierba muy astringente y rejuvenecedora. VPK=

Flores de jazmín (Jasminun glawdiforum): Limpiador uterino. Incrementa el amor y la compasión, ayuda a la mente a hacerse más receptiva. PK-V+

Flores de rosa (Rosa spp.): Tónico femenino, regulador menstrual, relajante y refrigerante. VPK=

Gel de aloe vera (Spp.): Específico para mantener la juventud de los órganos reproductivos. VPK=

Geranio rosa (Palargonium ordoran): Equilibra las hormonas. Una hierba refrescante. PK-V+

Ginseng (Pawas Quonque Folium): Equilibra las hormonas y ayuda a aliviar los problemas de la menopausia. V-PKo (excepto para los que tienen exceso de PK)

Gotu kola (Hydiocotlye asiatica): Rico en minerales. Excelente para la mente. Una hierba rejuvenecedora. (No tomar si sufre de tiroides hiperactiva) VPK=

Gutierrezia-Raiz bistord (Polygonum historia): Antiinflamatorio y astringente fuerte. Ayuda con el flujo y el manchado. PK-V+

Hierba cana (Senecio auteus): Regulador femenino. Use en pequeñas dosis durante dos semanas. VP-K+

Hoja de frambuesa roja (Rubus spp.): Equilibra las hormonas, alivia los calambres menstruales y regula el ciclo. Astringente. PK-V+

Jatamasi (Aroka Rasemosa): Equilibrador de hormonas, alto en fitoestrógenos. VK-P+

Lúpulo (Humulus Lupulus): Excelente sedante. Ayuda a producir estrógenos. PK-V+

Ortiga (Uridica Dioice, Urtica Urens): Soporte del sistema inmune; fortalece los huesos; ayuda a evitar el cáncer. Rehidrata el tejido vaginal. PK-V+

Palmito (Serenoa serrulata): Tónico, estimulante sexual y evita la atrofia de los tejidos de los ovarios, vagina y vejiga. V-PK+

Prímula (Primula vulgaris): Incrementa la producción de estrógenos y equilibra las hormonas. PK-V+

Raíz de jengibre: En forma de té calienta y nutre toda la pelvis. VK-P+

Regaliz (Glycyerhita Glabia): Equilibra las hormonas y es antiinflamatorio. VP-K+

Remania (Rehmannia glutimosa): Buena para la menstruación irregular; ayuda a lubricar el tejido; incrementa la vitalidad. PV-K+

Rosa rubiginosa (Rosa camina): Tónico, regula el ciclo. VPK+

Salvia (Salvia off): Excelente para los ataques de calor, cambios emocionales y calambres menstruales. KV-P+

Semilla de linaza (Linum usitatissium): Incrementa la producción de hormonas. Excelente laxante. V-KoP+

Semilla de loto (Nelumbo nucifera): Calma la mente y brinda comprensión espiritual. Astringente. Excelente para el flujo. Cura y evita tumores, es estimulante sexual. PV -K+

Shatavari / tian men dong (Asparagus raeemosus): Uno de los mejores tónicos femeninos. Rejuvenece todos los órganos femeninos. Excelente para la rigidez en las articulaciones. PV -K+

Trébol rojo (Trifolium pratense): Cura el cáncer, purifica la sangre, calma la ansiedad e incrementa la energía. PK-V+

Trikatu (Fórmula ayurvédica): (Jengibre, Pimienta negra, Pippallo) Fortalece y energiza los órganos femeninos. VK-P+

Uña del diablo (Oplo Nax Horridum): Útil para los ataques de calor; dolor en las articulaciones y diabetes (estabiliza el azúcar en la sangre). PK-V+

Unicornio falso (Chamaelirium luteum): Tónico profundo para los ovarios y el útero. Excelente para las mujeres que tienen fluidos durante los años de menopausia. VK-P+

Valeriana (Valeriana spp.): Ayuda con los calambres y el dolor. Excelente relajante. Mezclar bien con magnesio. VK-P+

Vetiver (Viteria zizanoid): Ayuda con el desgaste de las energías femeninas; lo mantiene en el momento presente y evita que se salga de control. Ayuda con la piel suelta y las estrías. VP-K+

Zarzaparrilla (Similax spp.): Soporta la progesterona, estimulante sexual, rejuvenece los órganos femeninos. VP-Ko

Capítulo 7
Las causas de la enfermedad

Este libro está al tope de soluciones para los problemas comunes de la salud, pero todos sabemos que la prevención es mejor que la cura. Evitamos la reparación de los motores de nuestros carros cambiando el aceite cada 5,000 km, es mucho más barato. Nuestro sistema médico está lleno de "soluciones" costosas (como cirugía de bypass coronario) cuando las simples prácticas de salud (como la buena salud) "evitarían" los ataques cardíacos. Si observamos de cerca las causas de la enfermedad podríamos revelar algunos de los misterios de "¿por qué nos enfermamos?". A continuación se encuentra una lista parcial que cubre las principales causas, aunque otras causas pueden ser factores.

Mala dieta: Los suministros alimenticios en Occidente están creciendo en un suelo que ha sido cultivado por más de 300 años. Algunas cosechas agotan el suelo en tan solo algunos años (como el tabaco). Hemos podido mantener la producción (pero no el contenido de nutrientes) usando fertilizantes que estimulan el crecimiento pero que no adicionan nutrientes.

Opción alternativa: Consuma alimentos orgánicos cultivados en granjas que hayan limpiado orgánicamente sus tierras. El incremento en la demanda aumentará la oferta y reducirá los costos.

Medioambiente: Hemos creado un medioambiente químico peligroso y apoyamos una industria química mal regulada. Se rosean cerca de 1.000.000.000 (mil millones) de kilos de pesticidas sobre nuestros alimentos y suministros de agua. Además, estamos usando millones de libras de herbicidas y fungicidas, incluso le pagamos a algunas personas para controlar las plagas, fumigar nuestros jardines y dentro de nuestras casas. Las grandes políticas monetarias mantienen la legalidad de estos venenos, permitimos muchos pesticidas que fueron prohibidos en Israel en donde los índices de cáncer de mama han bajado de forma impresionante. Aquí aún se producen químicos prohibidos (DDT) que son embarcados a México y a otros países para ser usados en cosechas que luego vuelven a entrar a Estados Unidos. Así mismo podemos decir que dos tercios del suministro de agua están contaminados.

Opciones alternativas: (a) Compre alimentos orgánicos (usted invierte su dinero en lo que más quiere en el mundo), (b) compre agua de manantial o utilice un sistema de purificación de agua, (c) no fumigue su jardín o casa, ahorre su dinero y encuentre alternativas saludables.

Sobreconsumo: La mayoría de nosotros comemos de más y consumimos de manera excesiva. Dos tercios de los estadounidenses sufren de sobrepeso y muchas enfermedades son causadas por los excesos. La hipertensión y el endurecimiento de las arterias, estos causados por los excesos de sal, la enfermedad cardíaca por el exceso de grasa, la enfermedad hepática por el exceso de alcohol y la hipoglicemia y la diabetes por el exceso de azúcar. Los animales de laboratorio alimentados con menos calorías viven más que los que se alimentan con cantidades comparables a las que consume un occidental promedio.

Opción alternativa: Coma menos y mastique más. Pare de comer antes de sentirse lleno. Coma un desayuno ligero que incluya fruta y cereales enteros. Sáltese los postres con muchas calorías y opte por más fruta.

Sobreprocesamiento de la comida: A nuestros alimentos les agregan casi quinientos millones de kilos de aditivos alimenticios al año, equivalente a 3 kilos por persona por año. Los colorantes alimenticios (tinte rojo #2), los preservativos (nitratos, BHT), los saborizantes (MSG) y muchos más químicos peligrosos se han convertido en parte de nuestra comida. La sobrecocción, la congelación, el blanqueamiento, el enlatado, el empacado, la molienda, el refinado, las comidas rápidas y la hidrogenación, todos quitan los nutrientes de la comida y contribuyen a la enfermedad. Más del 50% de todas nuestras comidas se comen en los restaurantes y no en la casa.

Opciones alternativas: Prepare la comida en casa. Evite las comidas procesadas y refinadas y consuma alimentos orgánicos frescos. Sazone sus propias comidas. Compre un libro de cocina.

Enfermedades causadas por errores médicos: Cuando visita los médicos entrenados para tratar enfermedades con medicamentos y cirugías pueden pasar varias cosas desafortunadas: cirugías mal practicadas o innecesarias, medicamentos contraindicados ordenados para condiciones incorrectas, reacciones adversas causadas por mezclas de medicamentos, reacciones alérgicas y shock anafiláctico, lesiones, enfermedades y muertes causadas por los tratamientos de radiación y quimioterapia, que suman un tercio de las razones para la admisión hospitalaria.

Opciones alternativas: Consulte para todo con profesionales alternativos a menos que sea una emergencia, incluyendo herboristas, quiroprácticos, naturistas, osteópatas, terapeutas, masajistas, entre otros. Asuma el control de su propia salud, lea libros, busque segundas opiniones y no confié en nadie solo porque tenga un título.

Falta de propósito: Cuando no estamos en contacto con nuestro ser superior y nos sentimos separados de Dios y del amor, nuestro metabolismo, sistema inmune y pensamientos operan a una frecuencia muy baja y muy lenta, y estamos más susceptibles a la enfermedad. La enfermedad puede ser una "distracción" de nuestra incomodidad. Si descubrimos nuestros talentos (las cosas que hacemos bien y que nos dan alegría) podremos ponerlos al servicio de la humanidad. La alegría y la conexión que crea un propósito incrementan la respuesta de nuestro sistema inmune, repele la enfermedad y la negatividad, y genera salud.

Opción alternativa: busque su propósito y encuentre la forma apropiada de expresarlo.

Falta de conexión mente-cuerpo: incluye el tomar malas decisiones de dieta, estilo de vida y quedarse atrapado en los pensamientos negativos. A continuación mencionamos algunas opciones alternativas de la dieta y el estilo de vida. El pensamiento negativo produce estrés, ira, pena y miedo, emociones que alteran nuestro metabolismo, la digestión, la función inmune y que nos envejecen. Los pensamientos y los sentimientos que producimos son la causa primaria de la enfermedad y las toxinas y deficiencias. Solamente avivan el fuego de los patrones de pensamiento negativo que son destructivos a nivel de los órganos, tejidos, células y química del cuerpo.

Los pensamientos de separación bloquean la sanación y la fuerza de regeneración de la inteligencia divina. En la actualidad, la enfermedad autoinmune es la que nos está asechando, nuestros cuerpos se atacan a ellos mismos y los defectos en nuestro sistema inmune causan enfermedades como la artritis, la esclerosis múltiple, el cáncer y la enfermedad cardíaca. Es un resultado de los pensamientos inconscientes que no tienen que ser autodestructivos "de forma consciente". Es una oscuridad, un bloqueo, un olvido se presentan a todos los niveles, "tanto arriba como abajo". La luz apertura, un despertar revela la verdad más profunda de nuestra divinidad y comienza el proceso de desactivación de nuestros pensamientos autodestructivos.

La curación mediante la actitud se logra cuando un pensamiento con un ritmo vibratorio más fuerte desactiva un pensamiento negativo que ha sido adoptado por la química celular y a nivel del DNA. *Tarpana* es una ceremonia ayurvédica que trasforma nuestros miedos causados por pensamientos de crueldad con el reconocimiento de la inocencia y del amor. La meditación es una práctica ayurvédica de dejar ir los pensamientos del mundo y fundirse con la mente universal. El *mantra* es la ciencia ayurvédica del uso de los sonidos primordiales para elevar la naturaleza vibratoria del cuerpo en resonancia con el cosmos.

Con estas herramientas podemos reconstruir nuestros cuerpos, curar cualquier proceso de enfermedad, rejuvenecernos y no dejarnos afectar por la falta de armonía en el mundo. Podemos "morar" en el mundo, pero no ser suyos. Debemos identificarnos con las cosas eternas, universales e invariables. La meditación y los *mantras* son como puertos en donde nuestros barcos (cuerpos) pueden regresar todos los días después de sus excursiones en la turbulencia para descansar, repararse y reabastecerse. Los pensamientos pacíficos y la resonancia armoniosa son lo que nos sostienen.

Deepak Chopra cuenta la historia de los investigadores que estaban estudiando la enfermedad cardíaca en una población de conejos alimentados con dietas altas en colesterol y encontraron que solamente un grupo no presentaba incidencia de enfermedad cardíaca coronaria. Después de analizarlo descubrieron que la única diferencia en los cuidados del grupo era que el asistente que los alimentaba pasaba un rato abrazándolos todos los días. El amor y el afecto crearon una enzima que disolvió el colesterol. Ayurveda nos da las herramientas para que nosotros mismos lo hagamos. La curación ya está en nuestro interior y solo necesitamos liberarla. Ningún veneno nos puede dañar si estamos conectados con la fuente y ninguna dieta nos puede curar si nuestra química está conectada con pensamientos autodestructivos.

Opciones alternativas: conéctese con su propósito, comparta su tiempo con personas positivas y colaboradoras y, lea libros positivos.

Conclusión

La información es poder y el conocimiento nos da la oportunidad de cambiar. Para estar libres de enfermedades debemos asumir la responsabilidad por nuestras decisiones. El bienestar es una posibilidad, pero debemos actuar. Muchas de sus decisiones le costarán dinero a corto plazo (comidas naturales, hierbas, suplementos, médicos naturistas), pero le ahorrarán más a largo plazo. Los ahorros en los costos de la salud, en el tiempo de trabajo perdido y en los precios de los medicamentos podrán causar la reducción en los costos de las primas de los seguros de salud. Ahorre dinero comiendo en casa y cultivando su propia comida, y experimente una mayor productividad al cumplir su propósito.

DESEQUILIBRIOS FÍSICOS

La enfermedad física puede ser causada por factores ambientales, la dieta, la falta de ejercicio y las enfermedades contagiosas. Como ya lo expliqué anteriormente, es importante que cada tipo de cuerpo cree una rutina que le funcione con su horario. Es muy importante hacerlo para cosechar los beneficios de la buena salud, la resistencia, la agilidad, la flexibilidad y la fortaleza.

Falta de ejercicio

La historia del ejercicio data de miles de años. En el tercer siglo antes de Cristo, los médicos brahmanes practicaban terapias naturales que eran un ingrediente importante para lograr la salud perfecta. El ejercicio diario es el acto de asumir la responsabilidad de su salud física. El Yoga se originó en la India con muchas posturas modeladas de los estiramientos de los animales, mientras que el Tai Chi en la China tuvo sus movimientos terapéuticos en las prescripciones de los sacerdotes para curar el dolor y otros achaques. Los griegos en la antigüedad tenían templos de sanación y su Dios, "Aessculapius" había construido un santuario para la sanación.

La falta de ejercicio no sólo debilita nuestros músculos y nos pone flácidos, el movimiento muscular es el que limpia nuestro sistema linfático (eliminación de residuos) y sin movimiento la linfa se estanca como un pantano seco y las células quedan rodeadas de basura y toxinas, y comienzan a sufrir.

El ejercicio nos ayuda a almacenar en los huesos el calcio y los minerales para uso futuro. Si no hacemos ejercicio estaremos propensos más adelante a la osteoporosis. Dos tercios de nuestro metabolismo se realizan, en nuestro sistema muscular después de la digestión. Si sus músculos se debilitan, esto se traducirá en un retardo del metabolismo y la supresión del sistema inmune. Todas las cosas están conectadas y el ejercicio está conectado directamente con la salud metabólica e inmune.

Medioambiente

Hoy en día existen muchas enfermedades que nunca se habían visto. Contaminamos nuestras aguas usando químicos y pesticidas de los que conocemos muy poco o nada. Nos llamamos civilizados, pero incluso muchas de las formas en las que tratamos nuestro medioambiente están creando varios tipos de enfermedades.

El *vikruti* (desequilibrio en el cuerpo) solamente puede pasar cuando se debilita el sistema inmune. Los sistemas inmunes de los humanos se deprimen más y más y las enfermedades empiezan a manifestarse. Nos envenenamos comiendo comidas alteradas químicamente, además de los contaminantes ambientales que nos rodean en el aire, el agua y el suministro de alimentos.

Nuestro medioambiente se está agobiando con tantos químicos de los cultivos con fertilizantes, pesticidas, herbicidas, plásticos, derrames de petróleo, polvos tóxicos y contaminantes industriales. Damos por hecho que el planeta nos pertenece, pero como habitantes de esta tierra debemos asumir la responsabilidad por su cuidado, respetar una vez más la tierra y convertirnos en sus protectores. Es el momento de aceptar la responsabilidad por el regalo que nos dio la Madre Tierra.

Si no escuchamos ni cooperamos se presenta un desequilibrio. Olvidamos colectivamente las leyes naturales de la naturaleza y las remplazamos con la industria y el comercio. La falta de armonía no solo afecta a algunas personas, sino que tiene un efecto sobre todos los habitantes del planeta. Si continúa aumentando el uso de pesticidas, herbicidas y químicos de todo tipo, continuaremos contaminando en cantidades mucho más grandes. Lo que ponemos en el aire, el agua y la tierra se convierte en parte de nuestra cadena alimenticia. Entre más arriba estemos en la cadena alimenticia, más alto será el nivel de toxinas concentradas. Estamos en la cima y sufriremos los primeros efectos y los más fuertes.

Cuando cada persona comienza a entender que no somos diferentes al universo, la curación comienza dentro de nosotros mismos. Después podemos empezar a curar a nuestras familias, comunidades y al mundo. Si cada uno de nosotros logra un equilibrio estaremos trabajando para sanar nuestro medioambiente. Cuando nos sentimos bien tenemos más energía y esto produce una sensación de claridad y orientación que podemos aplicar sobre las fuerzas elementales en esta tierra. El estado perfecto de nuestra salud nos ayudará a descubrir cómo comenzar a hacer lo mismo con el medioambiente.

Si estamos abiertos a recibir orientación nuestro escudo *pránico* se fortalece y podemos luchar contra las enfermedades de nuestros tiempos, muchas de las cuales son una manifestación de la condición de nuestro estado mental y de nuestros valores. Cambiemos nuestra mentalidad sobre nuestros valores, tomemos las acciones necesarias y el mundo cambiará.

Debemos comenzar a aprovechar otros recursos diferentes a los combustibles nucleares y fósiles, y encontrar mejores formas de manejar nuestras basuras. Estamos alcanzando el pico y es el momento para que le prestemos atención, establezcamos nuevas prioridades teniendo consideración por todo y asumiendo la responsabilidad.

- Todo lo que necesitamos saber nos fue dado y llegó el momento de que empecemos a aplicar las leyes.
- Coma abajo en la cadena alimenticia. Los vegetarianos viven más.
- Compre alimentos orgánicos. Apoye las granjas y comerciantes de productos orgánicos. No desperdicie su dinero, si compra comida inorgánica le estará echando más químicos a la tierra, al aire y al agua.
- Viaje menos y comparta los viajes. Compre carros, refrigeradores y calentadores de agua, etc., con sistema de ahorro. Utilice menos electricidad.
- Prepare su propia comida y así sabrá qué está comiendo.
- Recicle y utilice menos

Al igual que necesitamos limpiar nuestro entorno exterior (naturaleza), también necesitamos limpiar de forma constante nuestro entorno interior. *Pancha karma* es una limpieza estacional de la casa, de todos los sistemas del cuerpo, para deshacerse de *ama* y *vikruti* (más adelante).

Dieta

Parece que muchas personas que viven después de los 40 años experimentan una enfermedad después de otra. Puede ser diabetes, hipertensión, reumatismo, artritis, asma, enfermedad cardíaca o cáncer, pero la mayoría de las enfermedades se pueden evitar con la dieta. Desafortunadamente muy pocas personas están interesadas en prestarle atención a lo que consumen y en general solo buscan el placer de experimentar mediante sus papilas gustativas consumiendo los alimentos preparados por otros (por ejemplo Baskin Robbins 31 sabores, Heinz 57 variedades, Kentucky Fried Chicken).

Charaka, el antiguo médico dijo: "la vida de todas las cosas vivas es la comida. La contextura, la luminosidad, la voz, el crecimiento, la resistencia y la inteligencia están bien fundamentados en los alimentos".

También dice: "después de haber satisfecho el apetito o exceder los requerimientos corporales uno no debe consumir ni siquiera comidas ligeras y fácilmente digeribles. No se debe comer todos los días alimentos que sean difíciles de digerir, pero cuando se consuman, deben representar tan solo una pequeña parte de la comida. El exceso de alimentos de mala calidad es la causa de más *vikruti* (desequilibrio, enfermedad) que el medioambiente o las enfermedades contagiosas. En los últimos capítulos aprenderemos más sobre el uso correcto de los alimentos. Básicamente, ¡comemos para vivir...no vivimos para comer!

Enfermedades contagiosas

Si tomamos tiempo para fortalecer nuestros sistemas inmunes, las enfermedades contagiosas no pueden entrar porque el cuerpo está fuerte. Un sistema equilibrado resiste a la enfermedad. Tenemos tres tipos de inmunidad, pasiva, activa e innata.

La inmunidad pasiva involucra la transferencia de los mecanismos de anticuerpos (defensas) de la madre al niño cuando aún está en el vientre (a través de la placenta) o durante la lactancia. Esta es una buena razón para no nacer en un tubo de ensayo a cambio de ser alimentado con leche materna el mayor tiempo posible y por tantas mujeres como sea posible. Durante un período corto de tiempo (1950-1990) la lactancia materna fue desalentada por una combinación de arrogancia científica y la publicidad de compañías de la leche de fórmula. Podemos asumir que muchas personas criadas durante este tiempo carecen de algo de inmunidad pasiva.

La inmunidad activa o adquirida proviene de estar expuestos y sobrevivir a un virus o infección bacteriana, mediante este proceso el cuerpo desarrolla una inmunidad específica a ese organismo. Si se enferma de sarampión, paperas o varicela, pasa la enfermedad, se recupera y nunca se contagia nuevamente...inclusive si se expone. Las madres solían llevar a sus niños sanos a visitar a amigos o parientes con varicela para que se les contagiara. Dicen que los hombres de la basura nunca se enferman porque manejan los gérmenes de todos, de manera que no se aísle usted mismo. La población indoamericana sufrió pérdidas horribles (90%) por las enfermedades comunes (paperas, sarampión) que se habían cultivado debido a la insalubridad que se vivía en la Europa medieval y que luego se trasladó a 4.800 km a unas personas aisladas.

La inmunidad innata se activa cuando se expone a un organismo por el que no tiene inmunidad pasiva o adquirida. Su defensa se basa en su salud en general. La resistencia inmune, la velocidad de la reacción y las energías de reserva son todas importantes. Una persona cuya salud esté comprometida por deficiencias nutricionales, estrés emocional o mental, alergias, adicciones o exposición a los extremos elementales sufrirá más y tardará más en construir una respuesta inmune en contra de un organismo invasor que una persona con buena salud.

Los desequilibrios *dóshicos* incrementarán el estrés y retardarán su respuesta inmune. Todos nacemos con fortalezas y debilidades. Otra traducción de *dosha* es "falla" o "grieta" (como una falla geológica). Los desequilibrios *dóshicos* abren grietas (debilidades) en nuestra constitución y es allí en donde se puede depositar *ama* (desechos) o se puede arreglar la enfermedad. La enfermedad adora los desechos. Muy seguramente encontraremos más bacterias en un pantano que en un río en la montaña. Mantener el equilibrio nos ayuda a sellar esas grietas y mantener lejos los desechos y la enfermedad. Si nació con una constitución fuerte los *doshas* se pueden extender sin presentar síntomas, pero si su constitución tiene debilidades y sus *doshas* están desequilibrados muy seguramente presentará síntomas.

En conclusión, la mejor forma de mantenerse libre de enfermedades contagiosas es mantener sus *doshas* en equilibrio, comer una dieta natural y rica en nutrientes orgánicos y conservar su propósito en la vida.

DESEQUILIBRIOS EMOCIONALES

Emociones negativas

Todas las emociones negativas provienen del mismo lugar que las emociones positivas: de la mente. Nuestros pensamientos son el resultado de la interpretación de nuestras propias experiencias. Como los pensamientos positivos y negativos provienen del mismo lugar debemos entrenarnos para cancelar los pensamientos que no produzcan los resultados que deseamos. Venimos a esta tierra para sanar, crecer y expandirnos. Louise Hay en sus libros nos muestra cómo las enfermedades emocionales atacan las diferentes partes del cuerpo y que los pensamientos (afirmaciones) correctivos pueden producir resultados positivos.

Relaciones

Nosotros ponemos en acción nuestros pensamientos no olvidados, culpas y emociones no expresadas en las relaciones. Todos en el mundo estamos en alguna relación con los compañeros, amigos, intereses amorosos o la familia. Cuando la mente está en un estado de mente *rajásico* o *tamásico* se presenta una tendencia a que las relaciones causen estrés, líos o enfermedades. Para tener salud debemos tener relaciones armónicas. Cualquier cosa que no hayamos superado en nuestra niñez la continuaremos repitiendo en nuestras relaciones actuales. Nos sentiremos atraídos nuevamente por personas similares o volveremos a actuar de forma similar con las personas con las que luchamos en nuestra juventud. No es lo que pasa en la relación lo que podemos transformar, son nuestros pensamientos y sentimientos sobre los acontecimientos. Lo que pensamos que significan es lo que podemos examinar. Cuando miramos las relaciones como una experiencia de aprendizaje es más fácil dejar ir las expectativas y las emocione negativas.

Mantenga un diario de sus pensamientos más internos con respecto a sus relaciones laborales, sentimentales y de colaboración. Esto podría ser revelador y le da la oportunidad de examinar sus pensamientos para ver si son útiles o perjudiciales, si son pensamientos *rajásicos* de control y dominación, *tamásicos* de miedo, resignación y aislamiento, o *sáttvicos* de compasión.

Ayurveda dice que la forma de salir de este desorden ilusorio es retractándose de todas las proyecciones sobre usted mismo y los demás. Sea realista y cuando pueda ver la inocencia de su hermano y hermana sabiendo que están atascados en la misma ilusión, que han estado perdidos detrás de una máscara en el ciclo de culpa y ataque. Así podrá abrirse a la compasión y retractarse de los pensamientos que tiene sobre este loco espejismo. Perdonarlos le da la posibilidad de perdonarse a sí mismo y ver que son tan inocentes como usted y que al igual que usted han estado perdidos en *maya* y una verdad más profunda los conduce al camino a casa. Todos somos uno, somos la inteligencia cósmica.

ADICCIONES

Definición: cualquier sustancia, uso o comportamiento que sea perjudicial para la realización del Yo Verdadero, que requiera usualmente repetición y que le brinde una sensación, experiencia, sentimiento o emoción momentánea que tenga sus raíces en los sentidos.

Las adiciones son la causa de muchos desequilibrios que conducen a la enfermedad y a la autodestrucción. En occidente no sentimos inclinación solo por el alcohol, el tabaco y el café, sino también por la comida chatarra, las drogas, los medicamentos alopáticos y las emociones (adrenalina), porque nuestra sociedad se basa en el miedo, tenemos miedo de acércanos a nuestro yo verdadero, a expresar nuestros sentimientos y a decir la verdad. Es fácil cubrir y ocultar nuestros sentimientos detrás de un comportamiento adictivo, pero la mejor forma de salir de ello es empezar a expresarnos y a liberarnos de nuestra ansiedad y depresión.

Alcohol

El alcoholismo no es lo mismo que la embriaguez. Una persona se puede emborrachar de vez en cuando pero eso no la convierte en alcohólico. Algunas personas beben para sentirse relajados y poder sociabilizar, experimentar y presumir, pero un alcohólico bebe porque debe, a algunos inclusive no les gusta, pero son dependientes.

El alcohol es un depresor que afecta el centro de control del cerebro y por lo tanto una persona intoxicada pueda comportarse de maneras que su autocontrol no le permitiría normalmente, es probable que estén desorientados y confundidos. A largo plazo la bebida produce efectos serios como delirios, temores, confusión mental y daño hepático, entre otros. El tratamiento del alcoholismo incluye el cuidado del cuerpo físico y el de las emociones. El alcoholismo puede suscitar un aumento o pérdida de peso dependiendo del tipo de cuerpo, causa desórdenes del sueño, acelera el miedo y la ira, y activa problemas psicofisiológicos que crean más ansias por el alcohol. Todas las adiciones son perjudiciales para la salud.

Ayurveda se refiere al alcoholismo como una enfermedad de la mente y de las emociones. Es una falla del intelecto, una pérdida del camino del *dharma*. Una persona que esté cumpliendo "su propósito" no caerá en adicciones.

Los tipo *kapha* tienden a manejar mejor el alcohol, los *pitta* deben usarlo con moderación o abstenerse y los *vata* se pueden beneficiar de una pequeña copa de vino antes de comer para mejorar el apetito.

Adiciones a la comida

Cuando comemos los mismos alimentos todos los días nos podemos volver adictos, una respuesta alérgica que nuestro cuerpo tiene frente a la comida. En nuestra cultura muchas personas se han vuelto adictas a la reacción alérgica que produce su cuerpo en respuesta a la leche (o lácteos). Algunos adultos toman 4 a 8 vasos al día de un alimento formulado especialmente para criar a los terneros y dicen, "me encanta la leche, cuando me siento cansado me da energía". Una expresión más precisa podría ser: "mi cuerpo desea la sustancia a la que soy adicto, cuando se agota mi nivel de energía tomar leche estimula mi sistema inmune suprarrenal para moverme y siento una descarga de energía cuando mi cuerpo se prepara para defenderse". El cuerpo se acostumbra a los ciclos del antojo y la satisfacción, igual que un fumador o adicto al crack. Sospeche de cualquier cosa por la que sienta antojo o que coma mucho. Muchas veces los alimentos que consumimos de niños parecen ser los más deseables. Cambiar el patrón de nuestra dieta requiere tiempo y fuerza mental (determinación).

En la actualidad nuestras dietas están en manos de los comerciantes y publicistas. Los alimentos pueden ser medicinas o venenos. Si quiere una buena salud préstele atención a su dieta. Mantener un diario puede ser un punto clave para reconocer los patrones de alimentación repetitivos. El comer es algo automático y el uso diario del diario le permitirá ver con exactitud lo que está comiendo y qué tan a menudo, además de permitirle asociar con precisión los síntomas indeseables con los alimentos, por ejemplo, comí mantequilla de maní a las 3 pm y tuve dolor de cabeza a las 4 pm.

Tabaco

Es un narcótico peligroso, más adictivo que la cocaína. Los nativos americanos usaban originalmente el tabaco salvaje en sus reuniones y rituales para transportarse hacia un viaje espiritual, dado el efecto alucinógeno que produce cuando se utiliza de forma ocasional. Fumar con mucha frecuencia se consideraba un crimen en contra de la tribu porque no les permitía unirse al grupo en la experiencia alucinatoria. El uso habitual mata el efecto alucinógeno.

Muchas compañías de tabaco le han agregado nicotina adicional para hacerlo más adictivo, así como otra variedad de sustancias con diferentes efectos, por ejemplo el maro por su efecto eufórico, el mentol de la menta porque es refrigerante y nitro para hacer que el cigarrillo continúe quemándose incluso sin haber sido aspirado. El nitro se ha utilizado en la fabricación de pólvora y ha sido agregado a la comida del personal militar para disminuir la líbido (por miedo a la homosexualidad). Gracias a estos aditivos las tasas de cáncer en fumadores es mucho más alta en los Estados Unidos que en Europa en donde no los utilizan. Cada año se presentan miles de muertes debido a incendios causados por los cigarrillos que quedan prendidos cuando el fumador se queda dormido. El cigarrillo será peor para *vata* y *pitta*, *kapha* puede tolerarlo mejor.

Ayurveda no recomienda el uso regular de tabaco, pero utiliza muchas mezclas herbales para ser fumadas como tratamiento.

Café

Estados Unidos ocupa el puesto más alto en el consumo de café. Se bebe más de 500 millones de tazas de café al día. Otros países en la lista incluyen Brasil, Francia, Gran Bretaña, Italia, Japón y Alemania Occidental. Una persona promedio lo bebe por el efecto estimulante que produce, pero hay personas que toman más de 20 tazas al día.

Esta bebida causa insomnio, debilita las glándulas suprarrenales, crea problemas cardíacos, úlceras pépticas y debilita el páncreas. La cafeína restringe los vasos cerebrales.

Trate siempre de disminuir el consumo de café. Puede agregarle cardamomo y cilantro a la mezcla como un antídoto contra la cafeína. Los *kapha* son el único tipo que tolera bien pequeñas cantidades de café.

Otras adiciones en general

Los tipos *vata* son más adictos a los analgésicos, los *pitta* a las sustancias que provocan comportamientos agresivos y los *kapha* a las comidas y sustancias que los aíslan (como la marihuana y los tranquilizantes).

Capítulo 8
Comer sanamente

A lo largo del tiempo, el hombre ha utilizado especias, no sólo para condimentar sus alimentos, sino también para conservarlos (debido a la falta de refrigeración), y como un apoyo al proceso digestivo. Las especias son fuertes y pueden matar las bacterias. Cuando se añaden estas especias a los alimentos (clavos de olor, pimientas, comino y canela), la comida se conserva más tiempo.

Las especias estimulan las enzimas gástricas e intestinales para que la digestión sea más limpia y más eficiente.

En muchas partes del mundo y en distintas culturas, cada día se comen los mismos alimentos, pero se condimentan con distintas variedades de especias lo que, además de darles un sabor agradable y diferente, mejora la digestión.

Los parásitos también se ven desalentados por ciertas especias como la cebolla y el ajo, clavos de olor y pimienta. Muchos expertos consideran que los parásitos son una de las principales causas de la mala salud, incluso en los países más desarrollados. La condimentación de los alimentos no sólo produce un sabor agradable, pero también tiene un sentido más profundo. Las especias calientes se deben comer con moderación, porque cuando se abusa de ellas, pueden producir úlceras o irritación en el estómago. Esto es particularmente cierto para las constituciones dominadas por *pitta*.

Cocinar con especias frescas nos da la oportunidad de agregar más verde en nuestra dieta lo que nos brinda el beneficio de las vitaminas y los minerales adicionales.

Especias para cocinar

Vata	*Pitta*	*Kapha*
Agua de rosas	Borraja	Agua de rosas
Ajo	Cardamomo	Ajo
Albahaca	Cáscara de limón	Azafrán
Azafrán	Cebolla dulce	Albahaca
Bayas de enebro	Cilantro	Bayas de enebro
Cardamomo	Cilantro	Cilantro
Cilantro	Cúrcuma	Cúrcuma
Cúrcuma	Hinojo	Eneldo
Diente de león	Hojas de violeta (en	Jengibre

Hinojo Hojas de eneldo Laurel Mejorana Nuez moscada Orégano Pimienta negra Romero Semillas de anís Todas las especias	ensaladas) Jengibre Laurel Mejorana Orégano Perejil Pimienta negra (con moderación)	Menta Nuez moscada Pimienta negra Salvia Semilla de anís Zacate limón Todas las especias

Preparación de los alimentos

Para cocinar los alimentos de manera sana es mejor reducir el fuego de cocción y mantener la comida cubierta con el fin de mantener el valor nutricional de la comida.

No use grandes cantidades de aceite en la cocina. La comida que se cocina lentamente y que se tapa durante la cocción se digiere con mayor facilidad. Generalmente, la gente que vive en Occidente no tiene las enzimas adecuadas para digerir los alimentos crudos. Cuando la comida es cocida, el fuego digestivo actúa mejor. Aunque los alimentos crudos tienen más enzimas y mayor fuerza vital, la persona promedio no tiene el poder digestivo adecuado para descomponer los alimentos. Los alimentos crudos, debido a su ligereza, son mejor para las dietas de reducción y de limpieza.

Generalmente se recomienda consumir las frutas crudas. Sin embargo, cuando alguien presenta una condición alta de *vata*, se recomienda que las frutas también se coman cocidas. La mayoría de los cereales son mejores cocidos, incluso los germinados son fácilmente digeridos ya que se convierten en una verdura sin tener tanta concentración de almidones. En la construcción de tejido, el almidón es un factor importante.

¡Cocinar es un arte! ¡Una experiencia personal gozosa! ¡Un regalo para los que amas! Siempre inicie la cocinada eliminando los pensamientos negativos con manos limpias, un delantal y una área de trabajo ordenada. Mientras cocine y durante la cocción, nunca pelee, manifieste mal humor o pensamientos negativos. Somos seres energéticos y nuestra energía se añade a la comida que se está preparado. Repetir *mantras*, decretar, o cantar son energías positivas que podemos aportar a la preparación de los alimentos. Escuche las vibraciones de las verduras. Cuando las pueda escuchar, se verá guiado en cuanto a la forma en que quieren ser preparadas. Utilice siempre acero inoxidable u ollas de hierro fundido y sartenes de buena calidad. Nunca use ollas de aluminio o de teflón.

Equipos para tener en la cocina:

- Un buen wok
- Cesta de vapor
- Una olla a presión
- Buena sartén de hierro fundido
- Buenos cuchillos de acero inoxidable.
- Tablas para cortar de plástico para la carne (para prevenir la contaminación bacteriana)

Mantenga siempre su equipo de cocina en un lugar limpio y bien organizado, ya que esto proporciona un entorno fácil y agradable para trabajar. Para cocinar de acuerdo con los preceptos del Ayurveda, es bueno tener un libro de cocina o tomar una clase de cocina. "El libro de cocina ayurvédica" de Amanda Morningstar es una excelente guía. Su otro libro, "La cocina ayurvédica para occidentales "está lleno de recetas orientales.

Pero no todo el mundo está listo para nutrirse de alimentos de la India todo el tiempo, especialmente cuando se comienza una nueva dieta. Incluya variedad y otras formas de preparación de los alimentos, como la cocina tailandesa, China, o macrobiótica, manteniendo los principios ayurvédicos.

Somos una sociedad multicultural y el occidental promedio tiene ciertas reservas en cuanto a la comida india, ya que es una cocina ajena y siempre suelen considerar este tipo de comida como "picante". Pero, aun así, poco a poco, puede acostumbrarse a un estilo de vida ayurvédica y a la cocina de la India. El mercado está inundado de buenos libros de cocina y, una vez que entienda bien los conceptos energéticos de la comida ayurvédica, se pueden adaptar muchas recetas. Para esos momentos en los que uno se encuentra muy ocupado, es bueno crear un menú para toda la semana y para toda la familia. Haga una lista de las compras para evitar numerosas carreras a la tienda, y siempre procure comprar ciertos alimentos a granel, como los cereales y los frutos secos. Si es posible, utilice siempre los alimentos de temporada. En los trópicos, a veces los alimentos necesitarán ser almacenado en el refrigerador, incluso los cereales y las nueces.

Siempre que le sea posible, utilice agua de manantial, agua purificada o hierva el agua antes de utilizarla para la cocción a fin de eliminar el cloro.

A medida de que avance en la lectura de este capítulo, entenderá que la alimentación tiene su propio equilibrio y su propia energía. Muchas formas de energía pueden ser apreciadas conforme aprendemos a preparar debidamente nuestros alimentos. Necesitamos comida caliente para mantener la combustión de nuestro fuego digestivo viva. Cuando nuestro fuego digestivo se vuelve variable, nos enfermamos y nos empezamos a debilitar. Demasiada comida fría mata el fuego digestivo. Al comer, es importante experimentar todos los sabores y energías para que el cuerpo se sienta satisfecho.

La forma en que comemos es un reflejo de la condición en la que vivimos nuestra vida. La forma en que el alimento es presentado en la mesa y en los platos crea una vibración importante que afecta o se refleja en nuestros cuerpos.

Durante la primavera: Todas las verduras y las hierbas frescas brotan y se desarrollan. Es un buen momento para introducir las hojas verdes y las hierbas frescas y comenzar a modificar nuestra dieta. Las hojas de dientes de león o las plantitas tiernas de mostaza se pueden añadir a la sopa o se pueden saltear ligeramente. Debe procurar reducir el consumo de sal y mantenerse alejado de los alimentos fermentados o encurtidos y, conforme se acerca el verano, añada un poco de alimentos crudos (es importante conocer su condición *dóshica* del momento).

Durante el verano: En este periodo del año, disponemos de muchas frutas y una gran variedad de vegetales. Los alimentos que crecen en esta temporada tienen más energía expansiva, más *vata*. Las ensaladas se pueden servir con mayor frecuencia. Las constituciones *vata* todavía deben mantener su consumo de grasas vigente durante el verano. Empiece por cocinar comidas sencillas, preparar alimentos sabrosos, y organizar picnics en el parque o en el jardín con los amigos y la familia. Es un buen momento para fiestas al aire libre y barbacoas. La gelatina de frutas con melón sería una excelente opción como postre de verano.

Durante el otoño: Los tubérculos y las raíces vegetales están listos para la cosecha. Empezamos a bajar nuestro ritmo y nuestras energías se vuelven más hacia el interior. Vamos sintiendo los cambios de estación con la aparición de los vientos fríos y secos. El organismo comienza a prepararse para el invierno, el consumo de calabazas, manzanas, naranjas, cebollas, repollo y nabos proporcionan buena nutrición física y favorecen la fortaleza del sistema inmunológico. Muchos de estos cultivos cosechados serán destinados a ser deshidratados, enlatados, encurtidos, congelados o almacenados en una bodega de alimentos durante todo el invierno.

Durante el invierno: Los fuertes vientos empiezan a soplar y cerca de los polos, durante la temporada de invierno, la nieve empieza a cubrir los paisajes. Como es afuera es adentro y, el organismo al igual que la tierra se enfría por lo que es recomendable privilegiar los alimentos cocidos preparados con una variedad de especias. Es tiempo para una alimentación cálida, nutritiva, abundante, sopas caseras, guisos y cocidos en cazuelas. Para todas las constituciones, se puede incrementar el consumo de grasas para mantener el cuerpo caliente. Durante el periodo invernal se puede consumir un poco más de sal, más alimentos fermentados, cereales, panes de trigo, mermeladas, frutos secos tostados y mantequilla de nueces. Es hora de limpiar y quemar el exceso de nutrición acumulado durante los meses de verano. En la preparación de los alimentos, mantenga los elementos visuales en mente. El color es una forma de energía y el hecho de decorar su plato estimula el apetito.

Limas y limones: Una rebanada de cítricos puede añadir un toque amargo al plato, lo que ayuda a descomponer los alimentos, aumenta la digestión, estimula el hígado y los jugos gástricos. Es especialmente bueno para servir con pescado.

Los alimentos verdes: Acelga, col, espinacas, brócoli, cebollas verdes y cebolletas son calmantes y tienen efectos desintoxicantes.

Los alimentos amarillos: El mijo y las calabazas son buenos para el estómago y bazo.

Los alimentos rojos: Las remolachas y las bayas estimulan el corazón y la circulación sanguínea.

Los alimentos anaranjados: Las zanahorias, batatas y ñames ayudan a construir el sistema inmunológico.

Los alimentos blancos: Las papas, arroz y cebada ayudan a los pulmones y los intestinos.

Actualmente, los estadounidenses consumen un 50 a 60% de todos sus alimentos en restaurantes. Los restaurantes deberían estar reservados para las ocasiones especiales. Los hornos de microondas desvitalizan los alimentos, alterando las vibraciones moleculares. Las estufas de gas son mejores que las estufas eléctricas para cocinar. Para mis pacientes ocupados, siempre recomiendo las ollas de cocción lenta ya que una cocción lenta es más saludable y hace que los alimentos duren todo el día. La comida puede prepararse antes de ir a dormir o antes de ir a trabajar. Es una de nuestras comodidades occidentales. No se necesita mucha atención, le cabe bastante cantidad y se puede cocinar todo tipo de alimentos en ellas. Cuando se prepara la comida durante la noche en ollas de cocción lenta, está lista para el día siguiente y puede llevar los alimentos a su trabajo.

La combinación de los alimentos

Saber combinar los distintos alimentos es muy importante para una buena digestión, para reducir el peso y prevenir la celulitis. Evite consumir proteínas y almidones juntos, como carnes con papas. Las proteínas como la carne y los productos lácteos se deben comer con verduras sin almidón. Tampoco se debe de mezclar frutas con proteínas. Las frutas y verduras con almidón deben de consumirse separadamente. Los cereales se mezclan bien con todas las verduras, los frutos secos se mezclan con verduras verdes, cítricos o frutas ácidas. Las verduras con almidón como las calabazas y las papas deben consumirse con verduras verdes.

Se necesitan diferentes enzimas para digerir los diferentes tipos de alimentos. Las proteínas requieren la secreción de ácido clorhídrico y de pepsina, para la digestión de la proteína ácida (proteínas de compensación en los aminoácidos). La digestión del almidón comienza en la boca (con la ptialina de la saliva) y continúa en el estómago si no hay ácido secretado. Esta es la razón por la cual las proteínas y los almidones se digieren de manera más eficiente por separado. Esto es importante en los enfermos, personas débiles, o con fuego digestivo pobre. Las personas sanas no tienen que prestar tanta atención a "la separación de los alimentos". Los frijoles y los cereales son una combinación natural de almidones y proteínas. Para las personas sanas, se recomienda la restricción de la ingesta de líquidos con las comidas y, es generalmente adecuado, comer las frutas por separado.

Para tener una digestión más eficiente, lo mejor es seguir estas reglas:

Nunca beba con sus comidas, con la excepción de leche o, a menos que sea una bebida que forma parte de una terapia herbal que le haya sido recomendada. Esto debilita la digestión y crea fermentación (gas). Cuando se absorbe demasiado líquido a la hora de comer, se diluyen las enzimas digestivas. Por ejemplo, si coloca en su lavadora una pequeña carga con la cantidad adecuada de detergente, en un nivel de agua bajo y alguien viene y cambia el nivel de agua por uno demasiado alto, su ropa no va a salir limpia. Cuando se lava, tampoco se mezcla la ropa blanca y la de color. Algo parecido sucede con los almidones y las proteínas.

Siempre coma cuando tenga hambre. Deténgase a pensar ¿es realmente hambre o se siente vacío o ansioso? Usted podría estar compensando sus sentimientos con los alimentos.

Vata: Necesita comer más a menudo. Su azúcar en la sangre cae fácilmente y no es bueno para las personas de esta constitución pasar largos períodos sin alimentos. Comer entre comidas es importante para ellos.

Pitta: Necesita tener alimento sólido regular. Requieren de una comida fuerte al medio día y es importante que coman al menos tres comidas completas al día.

Kapha: Esta constitución puede funcionar con una o dos comidas al día. La comida más fuerte debe ser la del mediodía y una comida ligera por la noche. Merendar no es bueno para esta constitución.

Nunca haga ejercicio después de una comida pesada a menos que sea un paseo suave. Es mejor esperar un par de horas después de comer para otras formas de ejercicio. Las relaciones sexuales deben evitarse inmediatamente antes o después de una comida. Nunca mire la televisión mientras come. Fumar también altera la digestión. No vaya a dormir inmediatamente después de una comida abundante. Es mejor tomar pequeñas cantidades de vino (120 ml) antes de comer para estimular el apetito. Esto es especialmente bueno para *vata*.

Generalmente, es mejor tomar el postre como merienda, aparte de la comida regular. La mezcla entre comida y dulce} interfiere con la digestión de la proteína (causa putrefacción).

El arte de masticar

Cuando mejoramos la calidad de los alimentos que comemos, debemos también cambiar nuestros hábitos de masticación. La masticación es especialmente importante cuando se come para estar saludable, ya que esto representa el primer paso hacia la transformación interna. Nuestra manera de comer es una indicación de nuestra comprensión intuitiva.

La digestión comienza desde el momento en el cual el alimento entra en la boca. Si la comida es masticada a un estado líquido, las funciones de asimilación del cuerpo se mejoran porque el estómago no está sobrecargado de trabajo y los intestinos pueden absorber los nutrientes más eficientemente. Masticar su comida provoca una fuerte secreción de saliva, lo que disminuye la formación de moco y ayuda a prevenir el comer en exceso. Una masticación adecuada promueve una buena absorción de nutrientes y, promueve una digestión suave.

La regla más importante es llevar a cabo una buena masticación. Mastique los alimentos hasta que tengan una consistencia líquida y que prácticamente se traguen solos. Al masticar los alimentos, separe los líquidos mediante el uso de la lengua y de los músculos de las mejillas. Trague los líquidos y siga masticando los sólidos restantes. Esto es esencial para poder asimilar adecuadamente lo que comemos. La mandíbula humana es única por su capacidad de operar en todas las direcciones, especialmente de un lado a otro, para promover la masticación lateral. Veintiocho de los dientes están diseñados para actuar como "molinillos". Mejore su masticación pasando sus alimentos de lado a lado de su boca.

Masticar nos permite distinguir los alimentos refinados o "chatarra" de los alimentos vivos. Si la comida procesada se mantiene en la boca, sus aditivos crean un olor natural y un gusto desagradable perfectamente detectado por el olfato. Por lo tanto, la mayoría de las personas han desarrollado el hábito inconsciente de masticar los alimentos cerca de la parte posterior de la boca y de tragarlos, antes de que esto suceda. La comida "viva" se vuelve más dulce y más sabrosa si se mastica y, se mezcla en el fondo de la boca con saliva. Mascar relajado facilita el pleno disfrute de todo el abanico de sabores y aromas que se encuentra en los alimentos naturales. Disfrute cada bocado, saboreándolo hasta que lo trague.

Los dientes están relacionados con la columna vertebral son directamente correlacionados con el sistema nervioso central. Por lo tanto, mascar adecuadamente tiene un efecto de masaje sobre todo el cuerpo. Una masticación adecuada desarrolla los músculos faciales y estimula los fluidos cerebroespinales, mejorando así la voluntad y la memoria. No coma cuando esté cansado, enojado o preocupado. Procure no pensar o hablar de temas desagradables durante la hora de la comida. Mantenga una postura correcta al mantener la espalda erguida para comer para facilitar la digestión. Tome respiraciones profundas. Tome bocados pequeños, coma despacio y mastique con intención. Aproveche este tiempo para la meditación y para expresar su gratitud. Si usted ya hizo la transición a los alimentos integrales, mastique con voluntad consciente, esto aumentará aún más su conciencia.

Los alimentos deben consumirse lo más fresco posible o recién hechos, lo mismo aplica para los jugos. Procure comprar siempre productos orgánicos cuando estén disponibles. Lo mejor es mantenerse alejado de los alimentos cultivados con pesticidas o fertilizantes inorgánicos. Coma tanta fruta fresca y verduras como sea posible.

Comiendo en un restaurante

En Occidente mucha gente come el 50% o más de sus comidas fuera, debido a sus apretadas agendas y estilos de vida rápido. Comer en restaurante es una conveniencia, y para algunas personas, es parte de la supervivencia del día a día.

Debemos estar conscientes de que la calidad de la comida de cualquier restaurante nunca podría reemplazar a la comida cocinada en casa. Generalmente, en un restaurante la persona que está preparando la comida no es capaz de conectarse con sus comensales. Esto no quiere decir que no haya chefs conscientes. En general, los restaurantes compran grandes cantidades de alimentos y la calidad no es una prioridad, a menos que vayas a un pequeño restaurante de comida gourmet y pagues el precio. Los $50 o $100 dólares, que usted paga por una comida verdaderamente buena, pueden no estar relacionados con el hecho de que las compras se hayan realizados en una tienda de alimentos saludables. Muchas veces, los alimentos étnicos de las distintas cocinas del mundo son mejores que la cocina americana. Las comidas chinas, indias, coreanas, tailandesas, japonesas, vietnamitas, griegas suelen ser muy saludables. Las cocinas italianas y mexicanas utilizan muchas verduras frescas, especias, frijoles, arroz, guacamole, cilantro fresco y salsas recién hechas. Más y más dueños de restaurantes y chefs se están dando cuenta de la transformación que se está llevando a cabo, en relación con la conciencia de los alimentos, especialmente en esta parte del mundo. La voluntad de servir hace posible sustituir alimentos específicos que una persona no puede comer por otros "fuera del menú" y aceptar cierto tipo de solicitudes (es decir, sin glutamato monosódico o, por favor añada la albahaca extra).

Siempre manténgase alejado de los restaurantes que preparan alimentos con microondas, que utilicen manteca de cerdo o glutamato monosódico (se presenta especialmente en la cocina china).

Visite y apoye los restaurantes de comida sana. A menudo, tienen una consciencia en cuanto a alimentación sana y ofrecen alimentos orgánicos según sea posible. No se recomiendan los restaurantes de comida rápida, sin embargo, debido al ritmo de hoy, es posible que algunas veces deberá usarlos. "Wendy" tiene un sándwich para *pitta* con verduras ralladas y lechuga romana. "Subway" ofrece un sándwich vegetariano, y la carta lleva batatas y muchos platos vegetarianos. Incluso en "McDonalds" usted puede elegir una hamburguesa de pescado o un Big Mac de pollo asado. Recuerde, nosotros votamos con nuestro dinero. Lo que usted compra, garantiza que el restaurante siga produciendo este plato. Siempre manténgase alejado de los restaurantes concurridos con mucha gente. La idea de salir a cenar es tener tiempo para sí mismo, sin tener que preparar o limpiar nada. Preguntas para hacer en el restaurante:

- ¿Tiene agua purificada?
- ¿Son frescas las verduras?
- ¿Tiene lechuga romana?
- ¿Fríen, hierven o cocinan al horno los alimentos?
- ¿Utiliza manteca de cerdo o aceite vegetal?
- ¿Utiliza cereales enteros?
- ¿Tienen té de hierbas?
- ¿Hay conservantes en la barra de ensaladas?
- ¿Tiene miel de abejas?
- ¿Tiene comida vegetariana en el menú?

A *vata* le va bien con cualquier lugar que tenga sopas y verduras calientes.
Pitta se acomoda con las comidas tailandesas o chinas.
Kapha debe preferir ensaladas y todos los platos de verduras.

Químicos en nuestros alimentos

Aditivos alimenticios que se deben de evitar por inseguros o poco probados:

-Azul# 1: Colorante artificial utilizado en bebidas, dulces y productos de panadería.

-Azul# 2: Se utiliza en alimentos para mascotas, bebidas, dulces. Causa tumores cerebrales en ratas.

-Citrus rojo# 2: Se usa para colorear la piel de algunas naranjas de Florida. Provoca cáncer.

-Verde# 3: Se utiliza en dulces y bebidas. Puede causar cáncer de vejiga en ratas.

-Rojo# 3: Se usa para colorear las cerezas en el cóctel de frutas, dulces, productos de panadería. Causa tumores de tiroides en ratas.

-Amarillo# 6: Para bebidas, embutidos, productos de panadería, dulces, gelatina. Causas tumores en glándulas suprarrenales y los riñones en animales de prueba. Tinte a menudo contaminado con agentes carcinógenos.

-Bromatos emulsionantes: agentes de enturbiamiento. Se usa en bebidas dulces y aceite vegetal, se acumula en los residuos de grasa.

-Butiladas antioxidantes: Usado en cereales, goma de mascar, papas fritas.

-Hidroxianisol (BHA): En aceites, etc. Causa cáncer en ratas.

-Butilado hidroxi antioxidante: En cereales, goma de mascar.

-Hidroxi tolueno (BHT): Se usa en papas fritas, aceites, etc. Puede causar cáncer.

-Estimulante de cafeína: En café, té, cacao (natural) y refrescos (aditivo). Puede causar abortos involuntarios o defectos de nacimiento. Evite si hay embarazo. Puede desencadenar mastopatitis fibroquística, una enfermedad del pecho.

-Galato de propilo antioxidante: En aceite vegetal, productos de la carne, papas a la francesa, sopa de pollo y la goma de mascar. Provoca cáncer.

-La quinina saborizante: Se encuentra en agua tónica, agua de quinina y limón amargo. Podría causar defectos de nacimiento por lo que las mujeres embarazadas deben de evitarlo.

-La sacarina (edulcorante sintético): Productos "dietéticos" y "light". Hay evidencia repetida de que causa cáncer. Se encuentra en la mayoría de los alimentos procesados.

- Sal (sodio saborizante): Sopa, papas fritas, galletas saladas. En 1977, la FDA propuso una prohibición (aun no aceptada). El exceso del uso ha demostrado causar alta presión arterial, ataque cardíaco y accidente cerebrovascular.

-El nitrito de sodio: colorantes, aromatizantes. Conservante de tocino.

-El nitrato de sodio: Carnes jamón, salchichas, pescado ahumado, carne en conserva.

-El azúcar (sacarosa), endulzante: El azúcar de mesa, endulzante de alimentos. Parece ser la causa de muchos problemas de salud modernos.

- Dióxido de azufre: Usado en conservantes, blanqueador, frutos secos y vino.

- Bisulfito de sodio: Papas procesadas. Ha causado 12 muertes por reacciones alérgicas. Los asmáticos deben evitarlo. Destruye la vitamina B1.

Alimentos para usar con precaución por falta de información, de pruebas o uso excesivo

Colorantes artificiales:

- Rojo# 40: Se encuentra en los refrescos, dulces, postres de gelatina, pastelería, alimentos para mascotas y salchichas. No se han hecho suficientes pruebas para descartar efectos dañinos.

-Amarillo# 5: Postre de gelatina, dulces, alimentos para mascotas, productos de panadería y confitería. Puede causar reacciones alérgicas (especialmente las personas sensibles a la aspirina).

- Saborizantes artificiales: Refrescos, cereales, dulces, postres de gelatina y muchos otros. Causa hiperactividad.

- Aspartame: endulzantes artificiales, edulcorante, mezclas para bebidas, postres de gelatina y otros alimentos. Se vuelve tóxico y cancerígeno. Conlleva sustancias químicas causantes de procesos tumorales. Muchos documentos demuestran reacciones adversas, incluyendo convulsiones. Según organizaciones de aerolínea, no se recomienda en las aerolíneas ni para los pilotos debido a los incidentes que puede provocar.

- Carragenina: Espesa las sustancias, es un agente estabilizador: Helados de crema, mermelada, leche con chocolate y leche en polvo para niños. Se requiere realizar más pruebas. Puede perjudicar los intestinos.

- Jarabe de maíz: Edulcorante y espesante. Dulces, coberturas, jarabes, productos de aperitivo, imitación de productos lácteos alimenticios. No nutre, solo aporta calorías.

- Dextrosa (azúcar de maíz): Edulcorante, agente colorante. Panes dulces, caramelo, gaseosas, galletas, y muchos otros alimentos. Aportación calórica nula. Contiene mucho azúcar.

- Aceite hidrogenado de aceite vegetal: Margarina, aceites vegetales y alimentos procesados. La mayoría de los estadounidenses consumen demasiadas grasas.

- Proteínas vegetales hidrolizadas: Saborizante artificial (HVP). Sopas instantáneas, salchichas vegetales de proteínas, mezclas de salsas, estofado de carne. Contiene MSG (Glutamato monosódico).

- Azúcar invertido: Edulcorante. Golosinas, bebidas no alcohólicas y muchos otros alimentos. No contiene calorías.

- Glutamato monosódico: Potenciador del sabor (MSG). Sopa, mariscos, aves, queso, salsas, guisos y otros alimentos. Demostró causar muerte cerebral en ratas, causa sensación de hormigueo en adultos sensibles.

- Ácido fosfórico: Acidulante, agente quelante, almacenador de fosfatos, emulsionante, nutrientes, inhibidor de la decoloración. Platillos horneados, queso, alimentos en polvo, cecina, refrescos, cereales para el desayuno, patatas deshidratadas. Puede contribuir a la aparición de osteoporosis.

Esta información se obtuvo de un cartel creado por el Centro para el Interés Público.

El papel del vegetarianismo y los distintos tipos de dieta

La vida es sagrada y existen consecuencias *kármicas* (causa y efecto) por tener la vida que tenemos. Bendecimos nuestros alimentos, en agradecimiento por el intercambio de energía que consumimos de otros organismos, como animales y plantas. Generalmente se considera que mientras coma en el nivel más bajo de la cadena alimenticia, es mejor, ya que conllevan menos consecuencias comer una planta que un animal. Ciertamente, en estos tiempos en los cuales, las toxinas del medio ambiente se acumulan y forman la parte más alta de la cadena alimenticia, esto es algo que puede comprobarse fácilmente. Las plantas tienen pequeñas cantidades de plomo y mercurio. Las vacas que comen estas plantas tendrán mayor concentración de estos metales. Las personas que comen la carne de las vacas, tienen aún más.

Sin entrar en el debate de determinar si, el hombre debe ser vegetariano o no, en este libro hemos enumerado los nutrientes específicos de los alimentos procedentes de fuentes animales y vegetales. Los distintos tipos de dietas son:

Caníbal: Las personas que comen a otras personas. Condenado en la mayor parte de las civilizaciones. Fuera de la ley internacional.

Omnívora carnívora: Los que consumen todo, tanto vegetales como animales. Los que comen únicamente carne. Los esquimales en su hábitat natural entran por necesidad en esta categoría, viven en armonía con los animales que los sostienen, bendiciendo cada criatura que se tiene que sacrificar para que puedan vivir. Es posible comer animales y mantener una conexión espiritual con la naturaleza. Me pregunto, si el occidental promedio tenía que matar y descuartizar personalmente sus vacas, ovejas y pollos, ¿seguiría comiendo tanta carne? Estamos tan distanciados de la industria de la carne, que los niños son a veces conmocionados al ver que las hamburguesas están hechas de esas lindas vacas, y que una rica pierna, caminaba felizmente cuando el pollo estaba vivo.

Ovo lactó vegetarianos: Comen huevos, productos lácteos y verduras. Es posible evitar matar una vida, si se comen huevos que no hayan sido fertilizados. Esta dieta es un paso firme para evitar la parte inferior de la cadena alimenticia, sin embargo, incluye suficientes proteínas animales para la mayoría de los tipos metabólicos.

Lacto vegetarianos: Consumen productos lácteos y vegetales. Esta dieta es una elección definitiva para no tomar la vida de los animales y cultivar una existencia integra y pacífica.

Veganos: Sienten que la esclavitud de los animales y de la ganadería está mal. Consiguen su proteína exclusivamente de nueces, semillas, frijoles y cereales. Son verdaderos vegetarianos.

Frutívoros: Creen que incluso el matar plantas implica algún *karma*, por lo que, sólo se alimentan de lo que cae del árbol y cosechan las semillas para la siembra. Tanto el veganismo y frutivorismo deben ser abordados a través de una dieta de transición y la limpieza sistemática (colon, pulmones, riñones, piel, hígado). Si no has cultivado la paz dentro de ti mismo, es probable que esta dieta no te siente bien.

Respiracionismo (sun gazing): Es un método reservado a la santidad. Los seres que conocen la verdadera fuente de su subsistencia pueden existir sólo con el agua y el aire.

Cualquiera que sea la dieta que elija, deje que la decisión venga de su corazón. Lea, aprenda acerca de su dieta y escuche a su cuerpo. Confíe sin juzgar a los otros.

Comprar alimentos saludables y naturales

Hoy, muchos de los supermercados ofrecen una variedad de alimentos naturales y de productos orgánicos. Me permito sugerirle que comience a leer las etiquetas porque muchos alimentos envasados o procesados contienen sustancias químicas indeseables. Evite los alimentos irradiados, ya que no existe fuerza vital en ellos. Pruebe con un poco de fruta irradiada: colóquela en su refrigerador y, vea cuanto tiempo va a durar para que se ponga fea. ¡Pueden ser meses! Esto sugiere que contiene muy poca fuerza vital, por lo tanto, este producto no nos puede proporcionar alimento ni fuerza vital a la hora de comer.

Hoy en día, la palabra "natural" se puede utilizar en cualquier cosa, sin que esto signifique orgánico o puro. Un producto puede ser cultivado con herbicidas y pesticidas, pero si contiene una pequeña sustancia del alimento natural, puede ser etiquetado como "natural". Esta palabra ha sido abusada y mal usada. Sólo las empresas respetables de la industria de alimentos saludables, han etiquetado sus productos con colores específicos que permiten conocer y responden a las preguntas que tenemos acerca de la compra o del valor nutritivo de estos alimentos.

Muchos alimentos contienen azúcares tales como sacarosa, dextrosa, maltosa, jarabe de maíz y, no obstante son etiquetados como naturales. Estos azúcares son de mala calidad y debilitan el páncreas y el fuego digestivo.

A principios de los años 60, la industria de alimentos saludables ganó cierta popularidad con muchos alimentos a granel, cereales y hierbas. Ahora, se ha convertido en una de las industrias de mayor expansión en Estados Unidos, con cadenas de tiendas, embalajes de lujo, y etiquetas atractivas. ¡Sea consciente! Muchos de estas tiendas originales eran cooperativas de alimentos y están desapareciendo lentamente. Sin embargo, en muchas áreas metropolitanas, buscando un poco, se pueden encontrar cooperativas de alimentos cultivados sin pesticidas ni veneno.

Sugiero que apoyemos este tipo de comercio, así como cualquier negocio que proporcione alimentos a granel naturales. Las cooperativas de alimentos permiten ahorrar dinero y mantienen bajos los costos de los alimentos. Es una gran alegría experimentar la calidad alimenticia de los alimentos provenientes de establecimientos de comida de salud y de calidad. Búsquenlos en su área.

Apoye los productos naturales orgánicos y las tiendas de alimentos naturales. Recuerde utilizar variedad de frutas, verduras y cereales enteros. Al utilizar siempre los mismos alimentos, se vuelve sensible a ellos. Varíe sus comidas.

"Recupere su libertad, mi amigo", dice Tom Phiefer de UniTea Herbs en Boulder, Colorado. ¡Votamos con nuestro dinero! Cuanto más se compra, más productos obtenemos. Cuando apoyamos empresas que producen alimentos que no benefician el bienestar de la humanidad, nos volvemos parte de la opresión que pesa sobre los seres humanos. Muchos productos son el resultado del trabajo infantil barato, en países del tercer mundo. Políticamente, cuando compramos estos artículos, estamos contribuyendo a la subyugación de las mujeres y de los niños.

Durante su viaje hacia la salud, encontrará nuevas y emocionantes maneras de comer disponibles. Puede resultar ser una aventura y una experiencia, que ofrece muchas recompensas.

Sustituciones saludables sugeridas

Coca Cola, Pepsi, bebidas de cola	Refrescos naturales, refrescos de jengibre fermentados, zumos de frutas, té de hierbas
Margarina	Ghee
Sal yodada	Sal del mar
Salsa de soya	Aminoácidos Braggs
Azúcar refinado	Piloncillo o panela, stevia, miel, arce, jarabe, jarabe de arroz, pura caña de azúcar
Chocolate	Algarroba
Carne de res	Hamburguesas vegetarianas, pollo, pavo y los huevos orgánicos son las mejores carnes si usted es carnívoro
Harinas refinadas	Harinas integrales
Café	Diente de león tostado, caffix, café de semilla de ramón, infusiones.
Trigo cuando existe alergia	Quínoa, espelta, amaranto (que hace excelentes panes), arroz, cebada, centeno, brotes, pan sin levadura

Muchas personas se han vuelto intolerante a la lactosa debido a las pésimas condiciones de crecimiento de las vacas y todos los químicos que le son aplicados:

Lácteos	Productos de soya
Leche	Leche de soya, leche de arroz
Yogurt	Yogurt de soya, amazaki
Queso	Queso de soya, tofú
Helados	Helado de leche de arroz, toffutti, helado de soya

Capítulo 9
¿Por qué necesito vitaminas y minerales?

Las vitaminas son compuestos químicos orgánicos que se encuentran en pequeñas cantidades en los alimentos y que son esenciales para nuestra salud y bienestar. Su carencia puede provocar síntomas de deficiencia que pueden ser fatales. Esto se descubrió cuando se observó que los marineros que pasaban largos meses de viaje por el mar, sin comer frutas ni verduras frescas desarrollaban "escorbuto". Esta enfermedad de deficiencia es causada por la falta de vitamina C, ocasiona debilidad muscular, debilidad ósea, ulceración de la boca, enfermedad de las encías, pérdida de dientes, baja de respuesta inmune y finalmente la muerte.

Ejércitos enteros fueron arrasados y muchas batallas se perdieron debido a que los hombres de la tripulación no tenían fuerza. Los británicos descubrieron que el jugo de limón almacenado en barriles y distribuido en raciones diarias prevenía este problema (por esto se les llamaban "Limeys").

Cuando el arroz y el trigo fueron molidos para eliminar la capa externa del grano, se eliminaron también las ricas vitaminas de las capas externas, produciendo un producto blanco, que solo las personas acomodadas se podían permitir la compra de estos productos "refinados". No obstante, al comer este producto, empezaron a enfermarse de "beriberi", una enfermedad causada por una deficiencia de vitamina B, cuyos síntomas incluyen problemas de los nervios, debilidad muscular, sensación de hormigueo y entumecimiento.

Los niños alimentados con una dieta baja en vitamina D desarrollaban pie curvo debido a la debilidad de los huesos flexibles. Se trata de una enfermedad de deficiencia llamado "raquitismo". La falta de minerales también puede causar enfermedades carenciales. En las zonas en las cuales el suelo presenta deficiencias de yodo, las personas desarrollan una inflamación de la garganta (tiroides) llamado bocio.

Al principio, estas enfermedades eran misteriosas. Nadie entendía su causa. La investigación científica llevó al descubrimiento de las vitaminas individuales y, más experimentación mostró, las cantidades que una persona debe de ingerir diaria para no desarrollar síntomas de enfermedad de deficiencia. Cualquier carencia se traduce en enfermedad. Con base en esto, la Food and Drug Administración creó la MDR (requisitos mínimos diarios).

Algunos científicos se opusieron a una escala de medición tan cerca del borde de la enfermedad, por lo que la FDA, salió con las RDA (cantidad diaria recomendadas), que son un poco más altas. Muchos expertos de la salud coinciden en que, estas cantidades son todavía demasiado bajas para una salud máxima, lo que expone la población a sufrir de una multitud de síntomas autoinmunes. Por ejemplo, la dosis diaria recomendada de vitamina C es 100 mg., mientras que muchos médicos recomiendan de 1.000 a 2.000 mg. por día como prevención. El ganador del Premio Nobel, el Dr. Linus Pauling (quien descubrió la vitamina C) tomó de 10000 a 16000 mg. de vitamina C por año para demostrar que era seguro.

¿Por qué debemos tomar vitaminas y suplementos minerales?

1. Nuestro suministro de alimentos se cultiva en suelos cada vez más deficientes y carecen de la nutrición que una vez tuvieron. Por ende, desarrollamos deficiencias incluso comiendo tres veces al día.

2. Nuestro suministro de alimentos se cultiva con herbicidas, pesticidas, y fertilizantes nitrogenados que estimulan el crecimiento en suelo deficiente. Estos residuos químicos son perjudiciales para nuestro metabolismo, creando la necesidad de más vitaminas.

3. Fumar, el humo de segunda mano, y la contaminación del aire son perjudiciales y crean deficiencias nutricionales. También ocasionan la contaminación del agua.

4. El estrés mental, físico y emocional provoca deficiencias en nuestros cuerpos.

5. La sal de mesa que utilizamos ha sido despojada de sus minerales (los cuales venden de nuevo como suplementos minerales), los cereales que consumimos han sido blanqueados y este proceso, ha eliminado los minerales. El azúcar que comemos esta despojada y blanqueada de minerales. De hecho se requiere vitaminas y minerales de otras fuentes para procesar este alimento a través de nuestro metabolismo.

6. La refrigeración, la congelación y el enlatado son procesos en los cuales, se pierden algunas vitaminas y minerales. Tal vez no estemos experimentando síntomas de enfermedades como el escorbuto, la pelagra, el raquitismo o el bocio, pero los expertos en salud están de acuerdo en que muchas de las enfermedades modernas debidas a una función inmune baja son causadas por carencias vitamínicas y deficiencias de minerales.

SHD: Síntomas y enfermedades causados por, o afectados por las deficiencias incluyen

Cansancio	Enfermedades del corazón, arteriosclerosis
Alergias	Cáncer
Resfriados y la gripe	Esclerosis múltiple, MD, esclerodermia
Mal aliento	Herpes labial
Problemas de encías y de dientes	Osteoporosis
Articulaciones y los músculos adoloridos	Artritis
Problemas de visión y perdida de la visión nocturna	Venas varicosas y dolores de cabeza
Cálculos renales	Síndrome pre menstrual
Caída del cabello	Hipoglucemia
Síntomas de la menopausia	Diabetes

Tomar suplementos nunca puede sustituir la necesidad de una buena dieta. Es muy recomendable tratar de conseguir sus nutrientes de alimentos integrales.

¿Cómo obtener más vitaminas y minerales?

1. Coma algas, poseen una alta concentración minerales y oligoelementos.

2. Coma alimentos orgánicos cultivados en suelo rico en materia orgánica.

3. No coma procesados, prefiera alimentos frescos y jugos.

4. Utilice sal de mar que no haya sido despojada de sus minerales.

5. Utilice miel, jarabe de arce y azúcar sin procesar en lugar de azúcar blanco.

6. Coma cereales enteros.

7. Si usted es carnívoro, coma carnes orgánicas o carne silvestre (como venado). Los órganos que son más ricos en nutrientes son: riñón, hígado, cerebro, ovarios, testículos, intestinos, estómago y páncreas. Estos son los mejores para usted. Cocinar las articulaciones y los huesos en la sopa para obtener los minerales. Los pueblos indígenas y los animales carnívoros siempre se comen el animal entero, no sólo los filetes (músculo y carne).

8. Siembre y coseche sus propias verduras orgánicamente y fertilícelas con algas y abono.

9. Si es posible, críe sus propios animales; pollos, conejos y peces. Aliméntelos bien.

10. Mastique bien y haga una buena combinación de alimentos para sacar el máximo provecho de su comida. La mayoría de la gente sólo digiere el 20 o 30% de lo que comen debido a la mala digestión. La buena salud no sólo es una cuestión de lo que se come, sino también de la digestión y de la asimilación.

Incluso si hace todo esto, puede que todavía necesite suplementos vitamínicos ya que superar y corregir una deficiencia nutricional, puede tomar varios meses o incluso años.

Siempre tome sus suplementos con comida. Sólo unos pocos deben tomarse solos. Muchas vitaminas están hechas de alimentos. Son concentrados o derivados de los alimentos. Si se toman con la comida, las enzimas pueden descomponerlas más fácilmente. Las vitaminas que son solubles en grasa (vitaminas A, D, E, F) es mejor tomarlas con aceites o grasas. Las vitaminas solubles en agua (B, C) se absorben mejor con verduras o frutas. Erróneamente, la gente a veces considera los suplementos como fármacos y sienten miedo en tomar más de uno o dos. Sin embargo, los suplementos son nutrientes concentrados y, se deben de tomar en cantidades suficientes para reconstruir el cuerpo. Al comprar suplementos vitamínicos, elija siempre productos de calidad a pesar de que cuesten más. No todas las vitaminas son iguales. ¡Entérese!

Tabla ayurvédica de vitaminas

Vitamina A

Estrés, debilitamiento del sistema inmune.
Utilizado en el cuerpo: Para la visión nocturna, aumenta el crecimiento del cabello, fortalece los tejidos óseos y equilibra todas las capas protectoras de los tejidos.
Deficiencias: Alergias, puntas abiertas de los cabellos y vellos, pérdida del olfato, piel seca, resfriados frecuentes, caries dentales.
Funciones: Construye y fortalece el sistema inmunológico para luchar contra las infecciones. Ayuda con el proceso de envejecimiento y previene la senilidad.
Sintética: Acetato o palmitato
Toxicidad: 300.000 UI
R.D.A.: 5.000 UI sin problemas especiales de salud; dosis terapéuticas de hasta 100.000 IU en problemas específicos (como infección aguda y candidiasis).
Soluble en grasas: Fuentes: Grasas animales
Soluble en agua: Fuente: Vegetales
Disminución por: Estrés y trabajo excesivo

Vata: Pescado, hígado, huevos, leche, yogurt, zanahorias, espinacas, pimiento rojo, calabacitas, batatas, ñames, mangos, algas rehidratadas.
Pitta: Leche, requesón, peces de agua dulce (aceite de hígado), col rizada, cúrcuma, zacate limón, mangos, col, hojas de frambuesa, diente de león, menta, cilantro, espirulina, vegetales de hoja verde oscura.
Kapha: Suero de mantequilla, leche, hierba de limón, perejil, espinaca, mangos, ortiga, mentas, algas secas, paprika, salvia, pimienta de cayena, pamplina, algas, cúrcuma.
Fuentes de Beta caroteno: Se obtiene de vegetales precursores de Beta Caroteno, que debe ser convertido por el hígado en vitamina A en una proporción de 2 a 1 (es decir, 20.000 UI de beta caroteno = 10.000 UI de vitamina A).
NOTA: Las dosis de vitamina A que se han mencionado anteriormente con respecto a las enfermedades y son a menudo significativamente más alta que la dosis de mantenimiento.
No se recomiendan cantidades elevadas durante más de un mes al menos que sean prescritas por un médico. Ha habido unos pocos casos reportados de toxicidad. Con el uso a largo plazo se ha reportado muerte por comer hígado de oso polar.

Vitamina B

Las vitaminas B trabajan juntas como un complejo y, se venden a menudo juntas en cantidades variables o en equivalentes (50 mg. cada uno). Si usted toma vitamina B de forma aislada, puede crear una deficiencia de otra vitamina B, por lo que siempre se recomienda tomar una tableta de todo el complejo B (es decir, B 1000 mg. y complejo B 100 mg.)
Disminución por: fumar o humo, medicamentos y antibióticos.

Vitamina B1: Tiamina

Metabolismo

Utilizado en el cuerpo por el cerebro, las orejas, los ojos, el corazón, el tejido muscular y el hígado.
Deficiencias: Problemas gastrointestinales, ira, irritabilidad, tono muscular, entumecimiento, temblor de las manos y los pies, desestabiliza el apetito.
Funciones: Construye sangre, asiste en el fortalecimiento de todo el tejido, circulación, ayuda a la digestión, nervios y estabiliza el apetito.
Sintética: Clorhidrato de tiamina; mononitrato de tiamina
R.D.A.: 1,4 mg. dosis terapéutica hasta 240 mg.
Toxicidad: No hay toxicidad oral conocida
Soluble en agua
Disminución por: Alcohol, café, azúcar

Vata: Espárragos, shatavari (asparagus), cítricos, ajo, melaza negra, algas (nori, kelp), hierba de gato, berro, salvado de arroz.
Pitta: Coliflor, col rizada, hierba de cebada, algas, espárragos, diente de león, trébol rojo, hojas de frambuesa, hierba de gato.
Kapha: Coliflor, col rizada, cítricos, espirulina, ajo, ghee, espárragos, levadura de cerveza, diente de león, trébol rojo, hojas de frambuesa, berros, salvado de arroz, levadura.

Vitamina B2: Rivoflavina
Equilibrio emocional, sangre

Utilizado en el cuerpo por: Cerebro, sistema nervioso, tracto intestinal, tejido epitelial, bazo, hígado.
Muestra de deficiencias: Ojos rojos saltones, úlceras bucales, náuseas, digestión débil, lengua agrietada, dolor, cabello gris prematuro, arrugas.
Funciones: Metabolismo de las grasas, asistencia al funcionamiento de los anticuerpos y de los glóbulos rojos de la sangre; asistencia de los patrones respiratorios normales.
Sintética: Riboflavina
Toxicidad: No se conoce ninguna
R.D.A.: 1,6 mg. Dosis terapéutica: Hasta 900 mg.
Soluble en agua
Disminuido por: Bochorno, ataques de llanto, antibióticos, tranquilizantes.
Vata: Hojas de frambuesa, hierba de gato, lúpulo, alga rojas (Palmaria palmata), berro, rosa mosqueta, ginseng, setas, vísceras, melaza negra, perejil, alholva o fenogreco y salvado de arroz.
Pitta: Coles de Bruselas, trébol rojo, hojas de frambuesa, alfalfa, milenrama, sagú, cebollas al vapor, legumbres, diente de león, acedera y salvado de arroz.
Kapha: Ortiga, trébol rojo, menta, rosa mosqueta, frijoles, hojas de remolacha, espárragos, shatavari, legumbres, perejil, dientes de león, fenogreco, rumex crispus y levadura.

Vitamina B3: Niacina, niacinamida (ácido nicótico)
Ansiedad, depresión, colesterol, frecuencia cardiaca

Utilizado en el cuerpo por: Cerebro, el sistema gastrointestinal, sistema nervioso, hígado, piel, circulación, colesterol, dilata los vasos sanguíneos.
Deficiencias: Problemas de la piel, depresión, trastornos nerviosos, dolores de cabeza, pies y manos fríos, trastorno hepático, debilidad muscular.
Funciones: Equilibra los niveles de colesterol, metaboliza los carbohidratos; equilibra las hormonas y la producción de hormonas; dilatación de vasos

sanguíneos, aumenta el apetito, mejora el nivel de energía. Ayuda a la circulación, flujo sanguíneo y el movimiento de la linfa.
Sintetiza: Ácido nicotínico, niacina, niacinamida
R.D.A.: 6,6 mg. Dosis terapéutica: Hasta 300 mg.
Toxicidad: 200 mg. en algunas personas
Soluble en agua
Disminuido por: Fatiga, alteraciones de la digestión.
Vata: Salvado de arroz, raíz de bardana, lúpulo, olmo, espárrago, polen de abeja, regaliz, jarabe de arroz, huevos y aguacates.
Pitta: Olmo, espirulina, equinácea, col, trébol rojo, regaliz, ortigas, jarabe de arroz, leche, salvado de arroz, papas, raíz de bardana, lúpulo, hojas de frambuesa, semillas de girasol, casquerías, carne magra, huevos, aguacate, semillas de girasol y cacahuetes.
Kapha: Espirulina, polen de abeja, ortigas, perejil, papas, raíz de bardana, lúpulo, hojas de frambuesa y ciruelas.
Nota: La niacina en cantidades superiores a 100 mg. puede causar enrojecimiento de la piel (ardor y sensación de hormigueo). Esta propiedad ha sido utilizada en programas de desintoxicación en combinación con saunas largos (2 o 3 horas) a temperaturas bajas (65°C) para promover la eliminación de toxinas a través de la piel. Se deben de tomar cantidades más altas cada día para obtener esta respuesta conforme la tolerancia del cuerpo aumenta.

Vitamina B4: Colina

Utilizada en el cuerpo por: Cerebro, cabello, vesícula biliar, riñones, hígado, timo del cuerpo, producción de bilis, sistema endocrino y vías urinarias. Equilibra el colesterol.
Deficiencias: Úlceras, trastornos del corazón, hipertensión, problemas renales, úlceras estomacales, sangrado intestinal, trastornos del hígado, vesícula, mala asimilación de las grasas.
Funciones: Trabaja junto con el inositol, un constituyente básico de la lecitina, crecimiento celular, emulsiona la grasa (colesterol).
Sintética: Colina de bitartrade o biotina
Toxicidad: No se conocen.
R.D.A: Ninguno establecido.
Dosificación terapéutica: Hasta 1500mg
Soluble en agua
Disminuye por: Alcohol, alimentos fritos
Vata: Yema de huevo, salvado de trigo, germen de trigo e hígado.
Pitta: Frijoles de soya, vegetales de hoja verde, lecitina.
Kapha: Levadura de cerveza, frijoles de soya y vegetales de hojas verdes.

Vitamina B5: Ácido pantoténico

Espasmos musculares, alergias, insuficiencia suprarrenal, asiste el cuerpo en la producción de cortisona.

Utilizado en el cuerpo por: Metabolismo de la grasa, ayuda en la descomposición de las proteínas del cuerpo, apoyo glándulas suprarrenales, tejido cerebral, sistema digestivo, sistema músculo esquelético, tejido epitelial, sistema endocrino (en particular, las glándulas suprarrenales).

Deficiencias: Estreñimiento, úlceras duodenales, eczema, hipoglucemia, trastornos renales, caída de cabello, infecciones, sensibilidad al gluten, lesiones por accidentes de auto, espasmos musculares, alergias, insuficiencia suprarrenal, dolor, espasmos musculares, inflamación, vómitos, calambres menstruales, trastornos de la piel, resfriados frecuentes.

Asiste la producción de cortisona, cicatrización muscular y la producción de anticuerpos.

Funciones: Ayuda en la producción de cortisona y a la cicatrización del músculo. La producción de anticuerpos y asimilación de vitaminas. Detiene espasmos musculares.

Pantotenato de calcio sintético

Toxicidad: 10.000 a 20.000 mg.

R.D.A. 10 mg.

Dosis terapéuticas: Hasta 1.000 mg.

Soluble en agua

Disminuido por el estrés, el exceso de trabajo, falta de autocuidado, lesión muscular, accidente, choque, trauma.

Vata: Salvado de arroz, vísceras, yema de huevo, hígado, melaza, jalea real, salvado de trigo, germen de trigo.

Pitta: Verduras verdes, legumbres, soya, maní, cereales enteros, verduras

Kapha: Verdes, legumbres, soja, jalea real, levadura de cerveza, cereales enteros.

La mejor fuente es la levadura, el jarabe de arroz y de salvado.

Vitamina B6: Piridoxina

Sistema inmunológico, piel, herpes, prevención de cáncer

Utilizado en circulación, músculos, nervios, piel y el sistema inmune del cuerpo.

Deficiencias: Anemia, problemas de la piel (acné), riñón, trastornos de la vejiga, nerviosismo, náuseas, vómitos, artritis, depresión, calambres menstruales, mareos, llagas de herpes, úlceras bucales frecuentes, artritis, infecciones, ira, miedo, TDAH (trastorno por déficit de atención e hiperactividad).

Funciones: Alivia la formación de náuseas, anticuerpos, digestión (la producción de ácido clorhídrico), control de peso, ayuda en el equilibrio sodio y potasio, preventiva, aumenta la función inmune, mejora la tez y previene el cáncer.
Clorhidrato de piridoxina sintética
R.D.A: 2 a 100 mg.
Dosis terapéutica: hasta 1800 mg .
Toxicidad: No se conoce ninguno
Soluble en agua
Disminuido por: Estreñimiento, ayuno, anticonceptivos orales, radiación, problemas cardíacos.
Vata: Pescado, nabos, espinaca cocida, pimentón verde, pimienta, vísceras, melaza, germen de trigo, zanahorias, plátano y aguacate.
Pitta: Brócoli, col rizada, plátanos, legumbres de hoja verde y cacahuates.
Kapha: pescado, espinacas, pimienta verde, verduras verdes de hojas.

Vitamina B7: Biotín (también conocido como vitamina h)

Es útil para el cerebro, el cabello, la piel, el tejido muscular y óseo, y tejidos del cuerpo.
Deficiencias: Trastornos glandulares, cabello seco, piel seca, caspa, puntas abiertas del cabello, tejido débil, esclerosis múltiple, insomnio, pelo gris a temprana edad.
Funciones: Ayuda en la recuperación de la fatiga y asiste el proceso celular de oxidación. Metabolismo de las proteínas, grasas y azúcares, nervios, antiséptico, apoya la formación de anticuerpos y ayuda a la asimilación de vitaminas.
Sintética: Biotina
Toxicidad: No hay toxicidad oral
R.D.A.: 30 a 300 mg.
Dosis terapéutica: Hasta 450 mg.
Soluble en agua
Disminuido por: Choque (shock) y trauma.
Vata: Hígado, sardinas, cereales enteros, carne de res, frutas, frutos secos, huevos
Pitta: Arroz integral, legumbres, cereales enteros, frutas, leche.
Kapha: Legumbres, granos enteros, frutas, arroz Basmati.

Vitamina B8: Inositol

Es útil para el cerebro, cuerpo, corazón, riñones, hígado, músculo, pelo, piel, huesos, sistema endocrino, sistema muscular, asiste a la colina y la biotina.
Deficiencias: Hipertensión, estreñimiento, eczema, trastornos de los ojos, pérdida del cabello, trastornos de la piel, debilidad, huesos y cistitis.

Funciones: Efectos calmantes, reduce el colesterol y el eczema, promueve el crecimiento del cabello, mejora la piel, brinda claridad mental y fuerza.
Toxicidad: No se conoce ninguno
R.D.A.Ñ Desconocido.
Dosis terapéutica: 100 a 1.000 mg.
Soluble en agua
Disminuido por: alimentos fritos y el exceso de grasa.
Vata: Melaza, granos y cereales integrales, frutos secos, cítricos, carnes orgánicas, hígado, lecitina de germen de trigo.
Pitta: Leche, cereales integrales, col.
Kapha: Cítricos, cereales integrales, levadura de cerveza, uvas pasas.

Vitamina B9: Ácido fólico

Huesos sanos, calma los nervios, flexibilidad de los tejidos, insuficiencia suprarrenal.

Utilizado en: Endocrinología, tracto urinario, tejido epitelial del cuerpo (piel), sangre, cabello y aftas.
Deficiencias: Nerviosismo, ansiedad, fatiga, depresión, pelo gris a temprana edad, alergias, anemia, edema, depresión, sobrepeso, infertilidad y espasmos musculares.
Funciones: Alivia espasmos musculares, mejora la producción de ácido clorhídrico, asiste la producción de leche, mejora el apetito, asiste el metabolismo de las proteínas, la formación de las células rojas de la sangre, estimula las glándulas suprarrenales y mejora la función de la pituitaria, fortalece los huesos, calma el dolor, asiste la división de células del cuerpo, la producción de ácido clorhídrico y la producción de glóbulos rojos.
Sintético: Ácido pteroilglutámico
Toxicidad: No se conoce ninguna
R.D.A. 4 mcg.
Dosis terapéutica: Hasta 4.000 mcg.
Soluble en agua
Disminuido por: Estrés, accidentes, trabajo excesivo.
Vata: Nepeta cataria, consuelda, verduras verdes, verduras de raíz, salmón, salvia, setas, nueces, espárragos y cilantro.
Pitta: Verduras verdes, plátano, pamplina, menta, col rizada, brócoli, leche, ortigas, alfalfa, espárragos, legumbres y perejil.
Kapha: Ortigas, alfalfa, perejil, salvia, pamplina, brócoli, col rizada, remolacha, verduras verdes oscuras, ostras, tubérculos, nepeta cataria, espárragos y legumbres.

Vitamina B12: Cyanocohalamin

Utilizado por todas las células, el sistema nervioso, el cerebro y la circulación del cuerpo.
Deficiencias: Anemia, daño cerebral, falta de apetito (anorexia), neuritis, fatiga crónica, debilidad general, dificultades en el habla, irritabilidad, la tartamudez, anemia, hipoglucemia y fatiga.
Funciones: Aumenta el apetito y la formación de células sanguíneas, alivia la depresión, promueve la longevidad y la memoria, aumenta la energía, promueve el crecimiento en los niños y función pituitaria, equilibra el sistema nervioso y relaja el tejido.
Sintética: No se puede hacer sintéticamente
Toxicidad: Ninguna
R.D.A.: 6 mcg.
Dosis terapéutica: 10 a 1000 mcg.
Soluble en agua
Disminuido por: Estrés y la mala alimentación.
Vata: Cerdo, queso, cordero, plátano, consuelda, nepeta cataria, uvas pasas, queso, huevos, algas marinas (kelp, palmaria palmata), hígado y germen de trigo.
Pitta: Pescado de agua dulce, leche, plátano, alfalfa, nepeta cataria, miso, semillas de girasol y leche.
Kapha: Pescado de agua dulce, algas, cacahuetes, alfalfa y miso.

Vitamina B13: Calcio orotato

Utilizado en: Toda la producción celular del cuerpo.
Deficiencias: Cáncer, esclerosis múltiple, envejecimiento, debilidad muscular, envejecimiento prematuro y trastornos degenerativos.
Funciones: Esencial para la biosíntesis de los ácidos nucleicos, el rejuvenecimiento de las células, el embarazo y la producción hormonal.
Sintética: No se puede hacer de forma sintética
Toxicidad: No hay toxicidad conocida
R.D.A.: No establecido
Soluble en agua
Vata: Arroz, amigdalina (de semillas de manzanas), semillas de uva, frutos secos, semillas, pasto de trigo, lentejas rosadas bien cocinadas, vegetales de raíz, yogur, leche cuajada, rejuvelac y suero de leche líquida.
Pitta: Semillas de girasol, amigdalina (de semillas de manzanas), semillas de uva, legumbres, frutos secos, semillas (dieta para *dosha* específico), pasto de trigo y suero líquido.
Kapha: Levadura de cerveza, semillas de calabaza, semillas de ajonjolí, amigdalina (de semillas de manzanas), semillas de uva, lentejas, legumbres, frutos secos y semillas (dieta para *dosha* específico).

Vitamina B15: Calcio pangamete

Utilizado por: Los riñones, órganos inmunes, nervios, tracto urinario, trastornos del corazón y trastornos glandulares.
Deficiencias: Trastornos cardiacos y glandulares.
Funciones: Ayuda en la recuperación de la fatiga, la oxigenación celular, el metabolismo (grasa, proteína y azúcar), el sistema endocrino, la lubricación de las glándulas y la regeneración celular.
Sintética: Ácido pangámico
Toxicidad: 600 mg.
R.D.A.: No se han establecido; posiblemente 50 mg.
Dosis terapéutica: 100 mg
Soluble en agua
Disminuido por: Alimentos fritos y el exceso de consumo de grasas.
Vata: Semillas y mantequilla de ajonjolí (tahini), trigo, arroz integral y membrillo.
Pitta: Centeno, espelta, semillas de girasol y semilla de albaricoque.
Kapha: Semillas de calabaza, levadura de cerveza, escanda, almendras y arroz basmati.

Vitamina B17: Laetril (nitrolosida)

Prevención del cáncer

Utilizado en: Regeneración de células, cabello, piel y sistema endocrino (especialmente la tiroides).
Deficiencias: Cáncer, trastornos inmunitarios, virus, trastornos autoinmunes.
Funciones: Controla el crecimiento del cáncer, revierte el proceso de envejecimiento, previene el cáncer, fortalece los órganos, asiste el metabolismo, equilibra el sistema endocrino, asimilación de proteínas, asiste los órganos reproductivos y la regeneración celular.
Sintética: No disponible
Toxicidad más de 1.0 gr. pueden ser tóxicos.
R.D.A.: Desconocido.
Dosis terapéutica: 0,25 a 1,0 gr.
Tomar con los alimentos
Soluble en agua
Disminuido por: el estrés, la ansiedad, el miedo.
Vata: Cerdo, queso, cordero, plátano, consuelda, hierba gatera, uvas concord, queso, huevos, algas marinas (kelp), palmaria palmata, pasto de trigo, albaricoque, melocotón, almendras, arándanos, frambuesas, linaza y ciruelas.
Pitta: Pescado de agua dulce, leche, plátano, alfalfa, hierba gatera, miso, semillas de girasol, garbanzo, frijoles, frijol mungo, habas, pasto de trigo y frambuesas.

Kapha: Algas kelp, cacahuetes, alfalfa, miso, mijo, lino, moras, arándanos, frijoles mungos y almendras.

Paba: Ácido paraaminobenzoico (Complejo b)

Utilizado en el cuerpo por los glóbulos rojos
Deficiencias: Caries, pérdida de masa muscular, estreñimiento, función tiroidea baja o alta, cabello gris prematuro, envejecimiento prematuro, cabello, cansancio extremo, depresión, aborto involuntario y trastornos intestinales.
Funciones: Protección solar, pigmentación del pelo, salud de la piel, funciones intestinales, la utilización proteínica y la producción de ácido fólico.
Sintética: No aplica
Toxicidad: Las dosis altas con el tiempo pueden ser tóxicas para el hígado
R.D.A.: No se han establecido.
Dosis Terapéutica: 30 mg.
Soluble en agua
Disminuido por: las drogas de azufre, la depresión y el estreñimiento.
Vata: Vísceras, aceite germen de trigo, yogurt, melaza, salvado de arroz, trigo y vegetales de hojas verdes.
Pitta: Salvado de arroz, legumbres y cacahuetes.
Kapha: Vegetales de hoja verde, legumbres y levadura.

Vitamina C: Acerola, cítricos, ácido ascórbico, palma sago, amla

Huesos fuertes, circulación, sudores nocturnos, infecciones, fortalece sistema inmunitario, glándulas suprarrenales y menopausia.

Utilizado por: el cerebro, el corazón, la circulación, el sistema endocrino, órganos, huesos, ligamentos y vasos sanguíneos.
Deficiencias: Huesos débiles, llagas en la boca, anemia, pérdida de peso, infecciones frecuentes, resfriados, gripe, sangrado de las encías, trastornos de la tiroides, mala digestión y moretones.
Funciones: Las encías y la formación de los dientes, la piel suave, producción de colágeno, tez clara, ayuda a la digestión y la asimilación, fortalece el sistema inmunológico y previene la diarrea.
Sintético: Ácido ascórbico, ascorbato
Toxicidad: No aplica
R.D.A.: 60 mg.
Dosis Terapéutica: Hasta 10.000 mg.
Soluble en agua

Disminuido por: Aspirinas, analgésicos, café, el estrés, fumar, bicarbonato de sodio, fiebres y analgésicos.
Vata: Acerola, tamarindo, limón, azafrán, fresas, rosa mosqueta, consuelda, aceite de prímula, tomates, guayabas y camotes.
Pitta: Raíz de romaza, diente de león, frambuesas, trébol rojo, alfalfa, rosa mosqueta, pimienta verde, azafrán, col rizada, sagú, col, aceite de premula, coliflor y vegetales de hojas verdes.
Kapha: Trébol rojo, alfalfa, raíz de romaza, frambuesas, rosa mosqueta, espinaca, remolacha verde, perejil, fresas, pimienta de cayena, col, aceite de premula, guayaba, pimientos rojos y vegetales de hojas verdes.
Nota: El ácido ascórbico es mejor para *vata* y *kapha*. La forma de ascorbato es mejor para *pitta* porque es alcalina.

Vitamina D: Ergosterol

Huesos fuertes, prevención del cáncer y balance de la glucosa

Utilizado en el cuerpo por huesos, nervios, piel, dientes y tiroides.
Deficiencias: Anemia, estreñimiento, diarrea, miopía, debilidad muscular, mala absorción, caída de los dientes y huesos blandos (raquitismo).
Funciones: Asimilación de la vitamina E y calcio en el tracto intestinal y la coagulación normal de la sangre.
Sintética: Calciferol o ergosterol irradiado
Toxicidad: 25.000 IU puede ser tóxico
R.D.A.: 400 UI.
Dosis terapéutica: Hasta 1.500 UI
Soluble en grasas
Disminuido por: Aceite mineral
Mejor fuente: El sol en la piel la produce en el cuerpo.
Vata: Ghee, huevos, bacalao, hígado, camarón, atún, caballa, sardinas, semillas de girasol, mantequilla, salmón y aceites de pescado.
Pitta: Trucha, clara de huevo, manteca, mantequilla, semillas de girasol, alfalfa, ortigas, hojas de frambuesa, trébol rojo, atún de agua dulce y semillas germinadas.
Kapha: Ghee, trucha, luz del sol, alfalfa, ortigas, hojas de frambuesa, trébol rojo y semillas germinadas.

Vitamina E: Dalfa tocoferol; el acetato de tocoferol

Sudores nocturnos, cáncer, arrugas, articulaciones artríticas y el proceso de envejecimiento

Utilizado por: el corazón, hígado, pulmones, glándulas suprarrenales, la hipófisis, y todo el tejido graso.
Deficiencias: Calvicie, trastornos de la próstata y del corazón, piel seca, envejecimiento prematuro y aborto involuntario.
Funciones: Dilatador de vasos sanguíneos, reduce el colesterol, favorece la circulación y la producción de células rojas de la sangre.
Sintética: Dalfa tocoferol, tocoferol alfa acetato
Toxicidad: Cuando se toma durante largos períodos de tiempo en grandes cantidades puede producir toxicidad.
R.D.A.: 10 IU.
Dosis terapéutica: Hasta 1.000 UI
Soluble en grasas
Disminuido por: Estrés, alcohol
Vata: Arroz integral, avena, shatavari, aceites prensados en frío, dieta específica para *dosha*, orégano, carnes, melaza, camote, berros, rosa mosqueta y nueces.
Pitta: Alfalfa, rosa mosqueta, alforfón, girasol, aceite, camotes, diente de león, aceites prensados en frío, dieta para *dosha* específica y haba de soya.
Kapha: Trigo, maíz, centeno, aceite de almendras, aceites prensados en frío, dieta para *dosha* específico, berros, diente de león, soya y verduras.

Vitamina F: Linoleico

Semillas, araquidónicos, verduras y aceites de granos

Utilizado en las glándulas suprarrenales, tiroides, la producción de células, piel, corazón y las arterias del cuerpo.
Deficiencias: Alergias, piel seca, eczema, la calvicie, trastornos renales, cáncer, problemas en las uñas y varices.
Funciones: Normaliza la presión arterial, coagulación sanguínea, toda la actividad glandular y el cabello sano.
Sintética: Ninguno
Toxicidad: No se han establecido.
R.D.A.: 10% de las calorías totales. Los hombres pueden tomar 5 veces más que las mujeres.
Soluble en grasas
Disminuido por: Tratamientos de radiación
Vata: Ghee, semillas de girasol, aceites vegetales, dieta para *dosha* específico, aguacates, linaza y aceite.

Pitta: Mantequilla, ghee, semillas de girasol, aceites vegetales, dieta para *dosha* específico, cacahuetes y aceite de ricino.
Kapha: Ghee, aceites vegetales, dieta para *dosha* específico, aceite de linaza y aceite de calabaza.

Vitamina K

Alfalfa

Utilizado en el cuerpo por: la sangre, la circulación y el hígado
Deficiencias: Ictericia, úlceras sangrantes, aborto involuntario, fatiga, calambres, problemas menstruales, colitis, moretones, envejecimiento, venas varicosas y aborto involuntario.
Funciones: Coagulación de la sangre, el hígado sano y el tracto intestinal.
Sintética: Menadoine
Toxicidad: 1000 mcg.
R.D.A.: 70 mcg.
Dosis terapéutica: 250 mcg.
Soluble en grasas
Disminuido por: Alimentos congelados, grasas rancias, radiación, drogas de sulfato y sulfatos en los alimentos.
Vata: Aceite de cártamo, melaza, algas, vegetales de hoja verde, dieta para *dosha* específico, aceite de pescado, las cerezas, las salmueras, moras, yogurt, melaza y verduras fermentadas.
Pitta: Aceite de cártamo, la coliflor, la alfalfa, ortigas, vegetales de hoja verde, dieta para *dosha* específico y todas las bayas.
Kapha: Coliflor, alfalfa, ortigas, algas marinas, vegetales verde, dieta para *dosha* específico y aceite de cártamo.

Vitamina P: Citrina, rutina, bioflavonoides y hesperidina

Varices, circulación

Utilizado en el cuerpo por: Los huesos, la sangre, las encías, dientes, ligamentos, la piel y el estómago.
Deficiencias: Asma, sangrado de las encías, infecciones de las encías, trastornos hepáticos, endurecimiento de las arterias, fiebres, varices, aborto espontáneo, influenza, temblores, alzheimer y la fiebre reumática.
Funciones: Previene moretones, fortalece sistema inmune, fortalecimiento de la sangre, previene el aborto involuntario, fortalece el sistema nervioso, mejora de la memoria y la prevención de úlcera.
Sintética: Ninguna
Toxicidad: No se conoce ninguna
R.D.A. No se han establecido.
Dosis terapéutica: hasta 400 mg.

Soluble en agua
Disminuido por: Sangrado excesivo, mala alimentación, la falta de ejercicio, el embarazo, subir y bajar de peso, antibióticos, aspirina, sulfas, estrés, la inhalación de humos derivados del petróleo y la genética.
Vata: Albaricoques, melaza, cítricos, amla o amalaki, ciruela, rosa mosqueta, tomates, grosella negra, pomelo y cerezas.
Pitta: Alforfón, vegetales verdes, brócoli, papaya, algas, bolsa de pastor, perifollo, baya de sauco, cola de caballo, albaricoque, chile dulce, hojas de violeta y uvas.
Kapha: alforfón, vegetales, algas verdiazules, rosa mosqueta, pimienta, ciruelas, pippali, limón, perejil, hojas de violeta, tamarindo, cola de caballo, cítricos y dieta para *dosha* específico.

Vitamina T: Factor de semillas de ajonjolí

Utilizado en el cuerpo por: La sangre, la piel, el cabello, los huesos, las uñas
Deficiencias: Senilidad, piel seca, sangrado, estreñimiento y anemia
Funciones: Circulación, humectante para la piel, el crecimiento del cabello, calcio, piel sana, mejora la memoria y la formación de plaquetas en la sangre.
Sintético: Ninguna
Toxicidad: No se conoce ninguno
R.D.A.: No se han establecido.
Dosis terapéutica: Se obtiene de los alimentos incluidos en la dieta
Soluble en grasas
Disminuido por: Dieta deficiente
Vata: Semillas de sésamo, yema de huevo, semillas crudas, dieta para *dosha* específico y todas las semillas.
Pitta: Mantequilla, semillas crudas, dieta para *dosha* específico y semillas de girasol.
Kapha: Semillas crudas, dieta para *dosha* específico, semillas de calabaza y almendras.

Vitamina U

Utilizado en el cuerpo por: Estómago e intestinos
Deficiencias: Úlceras, colitis, peso bajo
Funciones: Asiste la digestión y la asimilación, y protege el revestimiento del estómago.
Sintética: No aplica
Toxicidad: No conocida
R.D.A.: No se han establecido.
Dosis terapéutica: Se obtiene de los alimentos en la dieta
Soluble en grasas
Disminuido por: Estrés e ira

Vata: Verduras fermentadas, Rejuvelac*, chucrut
Pitta: Repollo crudo y vegetales de hoja verde
Kapha: Col cruda, chucrut y vegetales de hojas verdes
* *Rejuvelac es el agua de los granos de trigo que han sido remojados durante la noche en preparación para la germinación.*

Tabla ayurvédica de minerales

Azufre

Utilizado en el cuerpo por: Tejido óseo (cabello, uñas, sistema esquelético) y sistema nervioso
Deficiencias por: Envejecimiento precoz
Funciones: Formación de tejido del cuerpo y producción de colágeno
Toxicidad: Posible con fuentes inorgánicas
R.D.A.: No se han establecido.
Dosis terapéutica: 500 a 1.000 mg. considerado adecuada cuando se cumplan las necesidades proteínicas
Disminuido por: No conocida
Vata: Carnes magras, dieta para *dosha* específico, huevos, pescado de mar, rábano picante, camarones, perejil, salvia, apio, berro y la cola de caballo.
Pitta: Apio, legumbres, dieta para *dosha* específico, pez de agua dulce, repollo, brócoli, brotes, castañas, ortigas, banano, col rizada, uña de caballo, gordolobo, bolsa de pastor y la familia de la col.
Kapha: Legumbres, dieta para dosha específica, apio, carne, pescados de agua dulce, repollo, brócoli, cola de caballo, rábano, camarones, perejil, col rizada, gordolobo, bolsa de pastor, todas las coles y la salvia.

Calcio

Utilizado en el cuerpo por: Los huesos, los dientes, el pelo, las uñas, la circulación sanguínea y la piel.
Deficiencias: Palpitaciones cardiacas, calambres menstruales, problemas de nerviosismo, entumecimiento, dientes, temblores y músculos.
Funciones: Reparación de los huesos, regula los latidos del corazón, calma los nervios, alivia los espasmos musculares.
Sintético: Lactato de calcio gluconato de calcio, dolomita, harina de hueso, cáscara de huevo, ostras.
Toxicidad: No hay toxicidad conocida
R.D.A.: 100 mg.
Dosis terapéutica: 400 a 1500 mg. Además de la dieta
Disminuido por: Enemas, la falta de ejercicio, el café, el azúcar, el alcohol y la cortisona.

Vata: Yema de huevo cruda, mariscos, queso, albaricoques, higos, salvado, consuelda, manzanilla, borraja, achicoria, algas, sardinas, salmón, nueces, sésamo, semillas, almendras, verduras verdes bien cocinadas y pasas.

Pitta: Leche, albaricoques, higos, col, alfalfa, trébol rojo, ortigas, bolsa de pastor, cola de caballo, llantén, manzanilla, borraja, achicoria, diente de león, algas kelp o kale, semillas de girasol, frijoles blancos, avena, pasas (mejor remojadas) y vegetales de hojas verdes.

Kapha: Vegetales de hojas verdes, albaricoques, col, salvado, alfalfa, trébol rojo, consuelda, ortiga, cola de caballo, uña de caballo, plátano, manzanilla, borraja, achicoria, palmaria palmata, col rizada, acelga, legumbres, almendras, maíz, pasas (mejor remojadas) y semillas de sésamo.

Cloro

Utilizado en el cuerpo por: Las paredes arteriales, estómago, hígado y la vesícula biliar

Deficiencias: *Agni* bajo (digestión), pérdida de cabello y edema.

Funciones: Producción de ácido clorhídrico, producción de enzimas y equilibrio de electrolitos. Contracción de los músculos.

Toxicidad: 14 a 28g se considera un exceso

R.D.A.: 500 mg.

Disminución por: Consumo de demasiados líquidos con las comidas, dieta sin sal, la sudoración excesiva.

Vata: Sal, pescado, queso, coco, remolachas, rábanos, aguacate, algas, pescado de agua salada, aceitunas, berros, apio y nabos.

Pitta: Leche de vaca y de cabra, queso crema, coco, rábanos, espárragos y apio.

Kapha: Apio, espárragos, nabos, pescado, remolachas, rábanos y aguacate.

Cobalto

Utilizado en el cuerpo por: La sangre y el sistema circulatorio

Deficiencias: Anemia y presión arterial baja

Funciones: Producción de células rojas de la sangre y enzimas

El exceso de toxicidad puede producir efectos secundarios.

R.D.A.: 6 mcg.

Dosis terapéutica: 5 a 8 mcg.

Disminuido por: Ayuno largo y enemas.

Vata: Vísceras, ostras, almejas, vegetales de hoja verde, frutas, dieta para *dosha* específico, ginseng, consuelda, berros y ashwagandha.

Pitta: Órganos de animales, aves, vegetales de hojas verdes, frutas, dieta para *dosha* específico, consuelda, ginseng, berros, algas y ashwagandha.

Kapha: Ostras, vegetales de hoja verde, frutas, dieta para *dosha* específico, ajo, espirulina, algas, chlorella y ashwagandha.

Cobre

Utilizado en el cuerpo por: El sistema circulatorio, el sistema nervioso y el cerebro.
Deficiencias: Problemas respiratorios, úlceras bucales, fatiga y sangre débil.
Funciones: Claridad mental, la coordinación de los pensamientos, desarrollo de los huesos, tejido conectivo y la formación de las células rojas de la sangre.
Sintética: El sulfato de cobre.
Toxicidad: 20 veces la dosis recomendada por la RDA a largo plazo puede ser tóxico
R.D.A.: 2 mg.
Dosis terapéutica: 2 a 10 mg.
Disminuido por: Drogas alucinógenas y antibióticos.
Vata: Vísceras, mariscos, frutos secos, melaza, berros, espinaca, acelga y almendras.
Pitta: Legumbres, pasas (mejor remojadas), espinaca, col crespa, col, pamplina, acelga y cereales integrales.
Kapha: Legumbres, berros, ajo, col rizada, col, pamplina y ciruelas.

Cromo

Utilizado en el cuerpo por: La sangre y las arterias
Deficiencias por: Diabetes, niveles bajos de azúcar en la sangre y trastornos pancreáticos
Funciones: Regula los niveles de azúcar y aumenta la vitalidad
Toxicidad: No hay toxicidad conocida
R.D.A.: 50 mcg.
Dosis terapéutica: Hasta 300 mcg.
Disminuido por: Exceso de azúcar; demasiados lácteos y demasiada carne
Vata: Aceite de maíz, almejas, cereales enteros, hierba de gato, zarzaparrilla, jugo de caña de azúcar y mariscos.
Pitta: Cereales integrales, hierba de cebada, polen de abejas, trébol rojo, hierba de gato, zarzaparrilla y pescados de agua dulce.
Kapha: Aceite de maíz, almejas, levadura de cerveza, hierba de cebada, polen de abeja, trébol rojo, hierba de gato, carne y maíz.

Flúor

Utilizado en el cuerpo por: Huesos, dientes y cabello.
Deficiencias: Uñas quebradizas, pérdida de cabello, huesos débiles, caída de dientes
Funciones: Aumenta el crecimiento del cabello, fortalece uñas y los huesos.
Toxicidad: El flúor es tóxico (veneno para ratas)
R.D.A.: 1 mg.

Dosis terapéutica: 1,5 a 4 mg
Disminuido por: El exceso de azúcar y los refrescos carbonatados
Vata: Queso, yema de huevo, zanahorias, té negro, mariscos y berros.
Pitta: Coliflor, col, leche de cabra cruda, brócoli y semillas de girasol.
Kapha: Coliflor, repollo, brócoli, mariscos, berros, espinaca, ajo y zanahorias.

Fósforo

Utilizado en cuerpo por: La circulación, sangre, corazón, tracto urinario y los nervios de los dientes.
Deficiencias: Pérdida de apetito, trastornos respiratorios, pérdida repentina de peso o subir de peso y azúcar baja en la sangre.
Funciones: Regeneración celular, la vitalidad, ayuda el corazón y las contracciones musculares. El metabolismo del calcio, ayuda a la actividad de los nervios, asiste la actividad muscular y la asimilación de vitaminas.
Sintético: El fosfato de calcio
Toxicidad: No se conoce ninguno
R.D.A.: 1000 mg.
Dosis terapéutica: 1500 mg.
Disminuido por: Azúcar, el estrés mental y una dieta rica en grasas
Vata: Quesos, carne, granos integrales, dieta para *dosha* específico, yema de huevo, lentejas, semillas de alcaravea, perejil, consuelda, berro, regaliz, frutos secos (bien remojados) y todos los frutos secos.
Pitta: Frutos secos (bien remojados), leche, pescado, aves, granos integrales, dieta para *dosha* específico, legumbres, guisantes, consuelda, ortiga, pamplina, alfalfa, caléndula, diente de león y regaliz.
Kapha: Almendras, cereales integrales, dieta para *dosha* específico, legumbres, guisantes, semillas de alcaravea, perejil, berros, ortigas, pamplina, alfalfa, caléndula y diente de león.

Germanio

Utilizado en el cuerpo por: Regenerador celular y sistema endocrino.
Deficiencias: Enfermedades autoinmunes.
Funciones: Construye el sistema inmunológico, rejuvenecedor. Prolonga la vida
Toxicidad: No se conoce ninguna
R.D.A.: No se han establecido.
Dosis terapéutica: Ninguna conocida
Disminuido por: Alimentos procesados, fumar, alcohol
Vata: Aloe vera, consuelda, berro, ashwagandha.
Pitta: Aloe vera, consuelda, chlorella, ginseng.
Kapha: Ajo, chlorella.

Hierro

Utilizado en el cuerpo por: Circulación, huesos y piel
Deficiencias: Anemia, fatiga, piel pálida, estreñimiento y mala asimilación
Funciones: Mejora el sistema inmunológico, tez clara, formación de glóbulos rojos y hemoglobina.
Sintético: Fumarato ferroso (mejor: gluconato, peor: sulfato)
Toxicidad: 1000 mg.
R.D.A.: 10 mg. para hombres 18 mg. para mujeres
Dosis terapéutica: 10 a 50 mg.
Disminuido por: Té negro, dieta alta en proteínas y sangrado (úlceras, etc.)
Vata: Vísceras, huevos, mariscos, aves, ciruelas pasas, melaza, albaricoques, consuelda, alazán, berros, hinojo, bananas y palmaria palmata.
Pitta: Lentejas, mariscos, vísceras, aves de corral, albaricoques, peladuras de patata, las ortigas, diente de león, alfalfa, muelle amarillo, consuelda, pamplina, gordolobo e hinojo.
Kapha: Lentejas, mariscos, aves, peladuras de patata, ortigas, diente de león, alfalfa, raíz de romaza, la pamplina, gordolobo, alazán, berros, hinojo e ciruelas.

Litio

Utilizado en el cuerpo por: El cerebro, sistema muscular y sistema nervioso
Deficiencias: Trastorno bipolar, nerviosismo y ansiedad
Funciones: Equilibra y transporta el metabolismo de sodio a los nervios, el cerebro y los músculos.
Toxicidad: Ninguna
R.D.A.: Ninguno disponible.
Disminuido por: Alcohol, drogas alucinógenas y trastorno bipolar
Vata: Crema, yogurt, leche, algas, palmaria palmata y mariscos.
Pitta: Kelp, palmaria palmata y mariscos.
Kapha: Suero de leche cortada, algas, palmaria palmata y mariscos.

Magnesio

Utilizado en cuerpo por: El cerebro, sistema endocrino, arterias, sistema nervioso y estómago.
Deficiencias: Huesos débiles, infecciones, confusión, irritabilidad, ira excesiva y temblores.
Funciones: Balance ácido/alcalino, regula el azúcar en la sangre, metabolismo del calcio y de la vitamina C.
Sintético: Palmatate de magnesio y sulfato de magnesio
Toxicidad: Grandes dosis durante un período de tiempo
R.D.A.: 400 mg.
Dosis terapéutica: 300 a 1800 mg.

Disminuido por: Drogas químicas y el alcohol.
Vata: Limones, melocotones, hojas de remolacha, frutos secos, higos, mariscos, melaza, maíz amarillo, berros, paja de avena, zanahorias, almendras, frambuesas, arroz y semillas de sésamo.
Pitta: Melocotones, hojas de remolacha, semillas de girasol, manzanas, alfalfa, hortalizas verdes, ortigas, bardana, cola de caballo, salvia, frambuesas y trébol.
Kapha: Limones, hojas de remolacha, manzanas, almendras, verduras, coco, manzanas, berros, alfalfa, paja de avena, las ortigas, bardana, zanahorias, cola de caballo, las almendras, salvia y trébol.

Manganeso

Utilizado en el cuerpo por: La circulación, la sangre, el cerebro y el sistema endocrino (especialmente la hipófisis y tiroides).
Deficiencias: Trastornos del estómago, sofocos, mareos y pérdida de la audición
Funciones: Producción de enzimas, funciones hormonales, sistema muscular y sistema nervioso.
Sintético: Gluconato de manganeso
Toxicidad: 5 a 7,5 mg.
R.D.A.: 4 a 6 mg.
Dosis terapéutica: 2 a 50 mg.
Disminuido por: Exceso de grasa y estreñimiento
Vata: Yemas de huevo, remolachas, cítricos, salvado de arroz, algas, todas las nueces, todas las semillas, piña y germen de trigo.
Pitta: Chícharos, salvado de arroz, vegetales verdes, semillas de girasol y arándanos.
Kapha: Guisantes, cítricos, verduras verdes, almendras y algas marinas.

Molibdeno

Utilizado en el cuerpo por: La circulación, la sangre y el estómago
Deficiencias: Mala digestión y asimilación
Funciones: Importantes para la oxidación
Toxicidad: En grandes cantidades
R.D.A.: No se han establecido.
Dosis terapéutica: 150 mcg a 500 mcg.
Disminuido por: El alcohol y las bebidas carbonatadas
Vata: Cereales enteros, cereales, dieta para *dosha* específico y el hígado.
Pitta: Legumbres, leche, hígado y vegetales de hojas verdes.
Kapha: Legumbres, cereales enteros cereales, dieta para *dosha* específico, levadura de cerveza y el mijo.

Potasio

Utilizado en cuerpo por: La sangre, el corazón, el tracto urinario, el tejido muscular, los nervios y la piel.
Deficiencias: Fatiga, estreñimiento, insomnio y debilidad de los reflejos.
Funciones: Balance del sodio, ayuda a todas las actividades del cuerpo, funciones nerviosas y crecimiento de tejido.
Sintético: Gluconato de potasio y cloruro de potasio
Toxicidad: No se conoce ninguno
R.D.A.: 2.500 mg.
Dosis terapéutica: Hasta 6.000 mg.
Disminuido por: Exceso de orina, transpiración excesiva y la sal
Vata: Patatas dulces, tomates, berros, frutas secas remojadas, verduras, granos, cereales, dieta para *dosha* específica, todas las nueces, todas las semillas, consuelda, cola de caballo, perejil, algas y palmaria palmeta.
Pitta: Patatas, patatas dulces, semillas de girasol, carnes magras, frutas secas remojadas, legumbres en caldo, dieta para *dosha* específica, verduras, grano enteros, cereales, alfalfa, consuelda, cola de caballo, borraja, achicoria, eufrasia, menta y banano.
Kapha: Patatas, carnes magras, frutas secas, verduras, cereales integrales, dieta para *dosha* específica, alfalfa, cola de caballo, berro, borraja, achicoria, eufrasia, menta, banano y perejil.

Selenio

Utilizados en el cuerpo por: Sistema reproductor masculino y la circulación sanguínea.
Deficiencias: Envejecimiento prematuro, pérdida de cabello, uñas quebradizas y fatiga.
Funciones: Retarda el proceso de envejecimiento, antioxidante, oxidación de la sangre.
Sintético: Sólo fuentes naturales.
Toxicidad: Con dosis excesivas ocurren náuseas.
R.D.A.: 50 mcg.
Dosis terapéutica: Hasta 150 mcg.
Disminuido por: Estrés, fumar y falta de vitaminas B.
Vata: Atún, arenque, levadura de cerveza, germen de trigo y salvado, cereales integrales, dieta para *dosha* específica, huevos y algas kelp.
Pitta: Leche, arenque, brócoli, granos integrales, dieta para *dosha* específica, algas y levadura de cerveza.
Kapha: Brócoli, cereales integrales, dieta para *dosha* específica y algas.

Silicio

Utilizado en el cuerpo por: Los huesos, uñas, cabello, dientes, el sistema endocrino y el sistema reproductivo.
Deficiencias: Envejecimiento prematuro (arrugas prematuras, pérdida de cabellos) y huesos débiles.
Funciones: Promueve el crecimiento del cabello, fortalece los huesos, los tejidos y las uñas, y mejora el sistema inmune.
Toxicidad: No se conoce ninguno
R.D.A.: ninguna conocida
Disminuido por: Estrés, tabaco, alcohol, miedo, la falta de vitamina B
Vata: Avena, remolacha, algas, uvas, cebollas (bien cocidas), almendras, todas las semillas, chirivías, cereales integrales, dieta para *dosha* específica, tomates, la cola de caballo, puerros, fresas y semilla de linaza.
Pitta: Cacahuetes, fresas, manzanas, dulce, cebollas, uvas, chirivías, cereales enteros, dieta para *dosha* específica, espinaca, cola de caballo, diente de león, ortigas y puerros.
Kapha: Cacahuetes, fresas, manzanas, almendras, chirivías, cereales integrales, dieta para *dosha* específica, espinaca, cola de caballo, diente de león, ortigas, puerros, fresas y semillas de linaza.

Sodio

Utilizado en el cuerpo por: Movimiento linfático, muscular y arterial. Toda actividad glandular y la sangre.
Deficiencias: Desequilibrio crónico dolor, diarrea, azúcar y problemas de vesícula biliar.
Funciones: Sistema linfático, la producción de la bilis, producción de adrenalina, enzimas pancreáticas y la transpiración.
Sintético: El cloruro de sodio (sal de mesa)
Toxicidad: El exceso causa la pérdida de potasio y sube la presión arterial
R.D.A.: 500 mg.
Dosis terapéutica: 2.000 mg.
Disminuido por: El exceso de azúcar, carne y productos lácteos
Vata: Sandía, apio, algas marinas, sal marina, espárragos, okra, cerdo, zanahorias, remolachas, vísceras.
Pitta: Lechuga romana, apio, espárragos, okra, coco, carne de cerdo, hojas de remolacha.
Kapha: Lechuga romana, apio, espárragos, zanahorias, coco, musgo irlandés, hojas de remolacha.

Vanadio

Utilizados en el cuerpo por: Sistema circulatorio y la sangre
Deficiencias: Presión arterial alta y problemas cardíacos

Funciones: Rompe el colesterol
R.D.A.: No establecido
Disminuido por: No conocida
Vata: Arenques, sardinas.
Pitta: Algas
Kapha: Algas

Yodo

Utilizado en el cuerpo por: Cabello, uñas, sistema endocrino (tiroides), cerebro y huesos.
Deficiencias: Manos y pies fríos, la ira, trastorno bipolar, obesidad y trastornos de la tiroides
Funciones: El desarrollo mental, mejora la digestión, estabiliza el metabolismo de la grasa y mejora la circulación.
Sintético: El óxido de potasio (añadido a la sal de mesa).
Fuente natural: Las algas
Toxicidad: Más de 1800 mcg. puede causar problemas
R.D.A.: 150 mcg.
Dosis terapéutica: Hasta 1.000 mcg.
Disminuido por: Exceso de proteína
Vata: Algas, marisco, zanahorias, tomates, piña, palmaria palmata, champiñones, fruta cítrica, alcachofas, nabos, berros y sal marina.
Pitta: Algas (remojadas), peras, cebollas, perejil, zarzaparrilla, palmaria palmata, champiñones, alcachofas, nabos y vegetales.
Kapha: Zanahorias, peras, cebollas, piña, perejil, zarzaparrilla y nabos.

Zinc

Utilizado en el cuerpo por: Sangre, cerebro, próstata, sistema reproductivo y la piel.
Deficiencias: Crecimiento tardío, poco apetito, pérdida de gusto, mala circulación, trastornos del hígado, trastornos de la próstata, trastornos reproductivos, infertilidad y la insuficiencia de insulina.
Funciones: Cicatrización y quemaduras. Asiste la producción de enzimas pancreáticas, funciones prostáticas, la madurez y el desarrollo de todos los órganos.
Toxicidad: Ninguna
R.D.A.: 15 mg.
Dosis terapéutica: Hasta 50 mg.
Disminuido por: La contaminación atmosférica, alcohol y embarazo.
Vata: Semillas de girasol, mariscos, vísceras, setas, berro y semillas de calabaza.
Pitta: Semillas de girasol, hongos y frijoles.
Kapha: Soya, levadura de cerveza, berros y semillas de calabaza.

Minerales de traza según Ayurveda

Arsénico

Vata: Espárragos, apio y salmón
Pitta: Apio
Kapha: Espárragos, apio

Bario

Vata: Fruta orgánica, verduras, frutos secos, verdolaga y raíz de diente de león
Pitta: Fruta orgánica, verduras, pamplina, verdolaga, ortigas, hoja de diente de león y acedera.
Kapha: Fruta orgánica, verduras, pamplina, ortigas, hoja de diente de león y acedera.

Boro

Vata: Todo lo dulce, fruta agria y verdolagas
Pitta: Diente de león, muelle amarillo, pamplina y frutas astringentes
Kapha: Pamplina y hierbas amargas

Bromo

Utilizado en el corazón y la circulación.
Deficiencias: Trastornos del corazón, riñón, vejiga y edema
Funciones: Circulación y balance hídrico
Disminuido por: El exceso de alcohol y azúcar
Vata: Melones, pepino y mariscos
Pitta: Melones, pepino y alfalfa.
Kapha: Alfalfa, nabos y mariscos.

Níquel

Utilizado en el cuerpo por: Reparación de tejidos, huesos, corazón y circulación.
Deficiencias: No se han encontrado
Funciones: Fortalece los huesos y el tejido sano
Disminuido por: No conocida
Vata: Todas las verduras, dieta para *dosha* específico, todas las verduras, todas las hierbas y la alholva.
Pitta: Todas las verduras, dieta para *dosha* específico, todas las hierbas, alfalfa, trébol rojo y paja de avena.

Kapha: Todas las verduras, dieta para *dosha* específico, todas las hierbas, alfalfa, trébol rojo, paja de avena y la alholva.

Capítulo 10
Las hierbas y sus usos

El hombre primitivo vivía cerca de la tierra y tuvo oportunidad de experimentar y de aprender sobre la interacción de las diferentes plantas que lo rodeaban. Realizó diversas observaciones sobre las propiedades de estas plantas, observando a los animales que las comían y, se dieron cuenta de que, cuando estaban enfermos comían cierto tipo de plantas. Utilizaban sólo las plantas que les eran necesarias, pues tenían respeto y reverencia por esta tierra. El hombre se dio cuenta que las hierbas tenían un don divino para sanar sus heridas y dar fuerza a sus cuerpos. Ellos cosecharon estas preciosas plantas con atención y gratitud. Nosotros somos los beneficiarios de 10.000 años de estudio de la herbolaria. Las hierbas y los derivados de hierbas fueron los principales medicamentos utilizados por los médicos en la década de 1900.

A principios de este siglo, las escuelas de medicina comenzaron a recibir dotaciones de la incipiente industria farmacéutica y pronto, "la ciencia moderna" había abandonado los viejos remedios a base de hierbas, por los nuevos compuestos químicos y drogas científicas de moda. El mercurio, ahora conocido por ser un veneno mortal, era el remedio favorito para purgar los intestinos.

Más tarde surgió la talidomida, que causó miles de defectos de nacimiento. Ahora tenemos los medicamentos de quimioterapia tan tóxicos que el cabello se cae (el mismo oncólogo no los tomaría). Un autor ha bautizado a los Estados Unidos como, "los 200 millones de conejillos de indias" porque constantemente se están probando drogas, terapias nuevas y mejoradas.

Los estadounidenses mayores de 70 años toman a menudo diez o más prescripciones diferentes para manejar síntomas que podrían ser prevenidos o tratados de forma natural y sin efectos secundarios mediante el uso de hierbas. ¿Por qué debemos de tomar sustancias químicas peligrosas, no lo entendemos?

Una vez más, nuestra Madre Tierra nos está llamando a participar de sus dones. Es hora de escuchar, volver y aprender de ella. A pesar de que hemos olvidado la naturaleza, la naturaleza no nos ha olvidado. Las hierbas han sobrevivido y nos están esperando. Las plantas todavía cubren la tierra, adornándola con esplendor verde y muchos colores. El aroma de las flores nos puede traer alegría. Las algas en los océanos nos dan sus minerales. Su producción de oxígeno sostiene la vida de todos los seres. En este gran laboratorio natural, el reino vegetal mantiene un equilibrio constante que permite la evolución de todas las criaturas. Por este regalo, nos podemos nutrir y sanarnos a nosotros mismos. No sigamos destruyendo y contaminando nuestros cuerpos y la tierra.

Las hierbas contienen ingredientes terapéuticos activos que ayudan en la prevención de malestar y producen la curación de muchas enfermedades. Estas maravillosas plantas contienen alcaloides, minerales, vitaminas, enzimas, proteínas, taninos y saponinas. Nos ayudan con la circulación, la respiración, la eliminación y nos ayudan a crear un equilibrio en todo nuestro cuerpo. La naturaleza es una farmacia.

Podemos empezar a comprender cómo utilizar estas hierbas a través de la lectura de libros. Investigue en su tienda de alimentos saludables, si se imparten clases y conocimientos sobre huertos medicinales. Comience su cosecha y recolecte hierbas para su propio uso. Muchas hierbas frescas se pueden encontrar en la tienda de comestibles pero también pueden crecer justo en su casa bajo las ventanas iluminadas, incluso en el invierno. En el verano, podrá cultivar hierbas en exterior como cilantro, el perejil, la albahaca, la menta, el romero, la mejorana, eneldo, hinojo, cenizo (Chenopodium album), borraja, violetas, equinácea, capuchina, consuelda (hojas y flores), diente de león, jengibre, cúrcuma y ortiga. Estos hacen una excelente adición a las ensaladas, verduras al vapor, sopas, o guisos. También se pueden secar para los meses de invierno. Las hierbas crecen fácilmente, necesitan poco cuidado y la mayoría son resistentes a los insectos.

Componentes herbales

Las hierbas contienen muchos ingredientes terapéuticos activos tales como enzimas, taninos, alcaloides, glucósidos, saponinas, compuestos amargos, y almidones. A continuación se presenta una breve descripción de cada uno.

Enzimas: Son catalizadores orgánicos producidos por organismos vivos (pepsina, pancreatina, renina, papaína y bromelina), y sustancias orgánicas nitrogenadas compuestas de unidades de aminoácido.

Taninos: Son ampliamente distribuidos, especialmente en cortezas y hojas. Tienen un ligero olor y sabor astringente. Los taninos son como un polvo amorfo, escamas brillantes, o masas esponjosas de color marrón claro a amarillento blancuzco.

Alcaloides: Son sustancias orgánicas principalmente derivadas de las plantas. Son sustancias básicas que contienen carbono, hidrogeno y nitrógeno. La mayoría de los alcaloides son amargos y ligeramente alcalinos. Todos los alcaloides importantes producen profundos efectos fisiológicos y farmacológicos. Muchas de ellas son las substancias más venenosas conocidas.

Glucósidos: Su propiedad distintiva es la de dividirse en glucosa (o en azúcares glutámicos blandos y algunos otras partículas que producen), cuando se calienta en la presencia de ácidos o alcalinos. Los glucósidos son también considerados como éter de azúcar.

Saponinas: Componentes de las plantas que pertenecen al grupo glucosidal (dividiéndose en presencia de ácidos o fermentos, en glucosa, azúcar de uva, y cuerpos desconocidos inactivos). Poseen la calidad característica de formar espuma cuando se agita con agua. Muchos de ellos son innocuos, sin embargo, algunos pueden ser extremadamente venenosos (sapotoxinas).

Los compuestos amargos: Son compuestos que estimulan la función glandular, particularmente la digestiva.

Almidones: Se presentan bajo forma granular en las células vegetales. Los almidones son utilizados como relleno de tabletas, aglutinantes y desintegrantes. Se hinchan en agua hirviendo para formar pastas mucilaginosas tales como el almidón de maíz.

* Información proveniente de "Sustancias de hierbas y terapias naturales", por Debra Nuzzi, MH

Propiedades terapéuticas herbales

Adaptogénica	Ayuda al cuerpo a adaptarse al estrés y a crear el equilibrio
Alterativo	Tiende a restaurar la salud, limpia y purifica la sangre, altera los procesos nutritivos y excretores existentes, restaura gradualmente las funciones normales del cuerpo
Analgésico	Elimina el dolor
Antibiótico	Destruye los organismos no deseados en el cuerpo
Anticoagulantes	Detiene la coagulación de la sangre
Antiinflamatorios	Reduce la inflamación
Antifúngico	Mata a las infecciones por hongos
Antioxidante	Evita la oxidación de los tejidos
Antipirético	Disipa el calor, el fuego y la fiebre (de la palabra griega pira = fuego)
Antiséptico	Limpia la sangre e inhibe los organismos que causan infecciones
Antiespasmódico	Alivia los espasmos de los músculos voluntarios e involuntarios
Afrodisiaco	Vigoriza el cuerpo al nutrir los órganos sexuales

Astringente	Reafirma los tejidos y órganos. Reduce las descargas y las secreciones
Tónicos amargos	Hierbas amargas que, en pequeñas cantidades, estimulan la digestión y regulan el fuego en el cuerpo
Cardiotónico	Mejora la condición cardiovascular
Carminativo	Alivia el dolor de gas intestinal y distensión. Promueve el peristaltismo
Catártico	Un purgante intestinal
Demulcente	Protege y nutre las membranas mucosas
Diaforético	Promueve la transpiración y la eliminación a través de la piel
Diurético	Promueve la actividad de los riñones y de la vejiga y aumenta la micción
Emético	Induce el vómito
Emenagogo	Ayuda a promover y regula la menstruación. Hierbas femeninas especiales para construir y apoyar los órganos reproductores
Emoliente	Suaviza, brinda tersura y protege la piel
Estimulante	Aumenta el calor interno, disipa escalofrío interno, y fortalece el metabolismo y la circulación
Estíptico	Detiene el sangrado cuando se aplica tópicamente
Estrogénico	Plantas fito-estrogénicas, estimulan los estrógenos femeninos o imitan sus moléculas en los sitios receptores de la célula
Expectorante	Promueve la secreción de flema y mucosidad de los pulmones y la garganta
Febrífugo	Reduce la fiebre y el calor de los órganos
Hemostático	Detiene el flujo de sangre. Un astringente que detiene el sangrado interno o hemorrágico
Hepático	Ayuda a la función hepática
Laxante	Promueve los movimientos intestinales
Rejuvenecedor	Previene el decaimiento, pospone el envejecimiento y revitaliza los órganos
Sedantes	Calma y tranquiliza disminuyendo la actividad funcional del órgano o la parte del cuerpo.

Tónico nervino	Tonifica la actividad funcional del sistema nervioso. Pueden ser estimulantes o sedantes
Tónico (nutritivo)	Aumenta el peso, la densidad corporal y nutre el cuerpo
Tonificar	Reafirma los tejidos del cuerpo
Vasodilatador	Dilata los vasos sanguíneos
Vermífugo	Promueve la expulsión de los gusanos
Vulnerario	Ayuda a la cicatrización de las heridas, protege contra la infección y estimula el crecimiento celular

FORMAS DE USOS DE HIERBAS

Almacenamiento de hierbas

No guarde las hierbas en trastes de plástico. Las latas son excelentes para el almacenamiento de hierbas o aún mejor los frascos de vidrio con tapa hermética. En el verano, o en climas tropicales, añadir unas pocas hojas de laurel para la prevención de insectos. Cuando se trabaja con hierbas, es muy importante no utilizar trastes de plástico, envases o utensilios de aluminio, o de teflón. Utilice esmalte, acero inoxidable, arcilla o vidrio.

Las hierbas se pueden fumar como cigarrillos o usar para hacer lavados vaginales, enemas, compresas, baños, gargarismos, jarabe, ghee medicado, jaleas, cremas, supositorios y aceites.

Preparaciones líquidas (tés)

Estas preparaciones han recibido muchos nombres, tales como mezclas de hierbas, decocciones, tisanas, mezclas de hierbas, y la más común, té.

Esta es una de mis formas favoritas de tomar la medicina, sin embargo, requiere una preparación previa. Vivimos en una sociedad que quiere todo fácil, rápido y de resultado inmediato.

Ayurveda enseña que cuando el individuo está involucrado con la preparación y su propia curación se acelera el proceso de mejoría de su salud.

Beber mezclas de hierbas en lugar de agua alimenta nuestro cuerpo y es una de las mejores maneras de asimilar y absorber la medicina herbal en el cuerpo. Beber tés añade vitaminas y minerales que el cuerpo puede utilizar para fortalecer el sistema inmune.

En la práctica me parece que las infusiones de hierbas constituyen una de las formas más eficaces de tomar hierbas. Combine todas las hierbas para la condición requerida y, en lugar de ir cargando su botella de agua, lleve una botella o un termo de té de hierbas y beba la mezcla durante todo el día.

Este libro ofrece una variedad de mezclas de hierbas, para determinadas patologías que son bastante deliciosas. Para la mayoría de la gente, cuando las cosas no tienen buen sabor, que no les gusta tomarlo, y no lo harán.

Té de hierbas secas

Me parece que este es uno de las mejores maneras de hacer un té. Las hierbas secas de té son mejores cortadas y tamizadas. La hierba no ha sido molida y todavía lleva todos los componentes volátiles. Cada vez hay más hierbas frescas disponibles, utilícenlas. Para hacer un té, de raíces o de corteza, debe dejar hervir las hierbas durante 10 a 15 minutos. Cuando haga té de hojas o de flores, lleve su agua a ebullición y luego añada la hierba. Deje reposar durante 15 minutos. Pase por un colador y refrigere para uso futuro. No haga más de 4 litros a la vez. *Pitta* puede beber a temperatura ambiente. *Vata* debe entibiar su té para consumirlo.

Té solar

Esto se realiza colocando las hierbas en un frasco, se les añade agua y, se pone el frasco en el sol durante 2 a 3 horas. Este método funciona bien con las hojas y las flores. Para 4 litros de agua, use 60 gramos de hierbas, o en cantidades menores use 1 cucharadita de hierbas por una taza de agua. Para variar, o para mejorar el sabor, añada 1 litro de jugo de frutas, como manzana, melocotón, naranja, o mango a los 4 litros de té solar. Refrigere y consuma.

Jugo de té

Haga cualquier té de su elección. Cuele y añada su jugo de fruta favorito. Esto funciona bien para los niños con una relación de 30 a 50% de zumo de frutas y 50 a 70% de té de hierbas.

Infusiones

Esto se hace para mantener los componentes volátiles de la hierba que muchas veces se pierden en el proceso de ebullición. En este tipo de procesamiento, las vitaminas y los minerales son preservados.

Para las hojas y las flores (mejor para esta forma de preparación):
• Hierva el agua y vierta sobre las hierbas secas.
• Deje reposar por 15 a 20 minutos. Colar.
• No utilice plástico o aluminio.

Decocciones

Estos son preparados de hierbas más fuertes donde se hierve la mezcla de hierbas, hasta que esté muy concentrada. Para este método, es mejor picar raíces, cortezas y semillas. La mayoría del valor nutritivo se mantiene. Tome de 1 a 3 cucharaditas por día con agua.

Digestión

Hierva 28 gramos de hierbas en medio litro de agua. Reduzca a 1 taza, cuele y guarde en el refrigerador. Utilice una de las siguientes hierbas: hinojo, jengibre, pippali, cyperus, corteza peruana, o raíz roja.

Limpiador linfático

Hierva 28 o 56 gramos de hierbas en medio litro de agua hasta obtener una octava parte de la cantidad original. Es útil para quemar grasa. Use raíz de hierba carmín, liceum (gorgi) y raíz de bardana.

Reducción de peso

Use 28 gramos de hierbas por 500 mililitros de agua. Hierva hasta 40ml. Para quemar la grasa del cuerpo utilice efedra, jengibre, guggul, milenrama, mirra y agripalma.

Pacificador de *doshas*

Hierva 28 gramos de hierbas para medio litro de agua hasta obtener 60 ml. Utilice canela, cardamomo y jengibre.

Tónico, estimulante, nutritivo

Hierva 28 gramos de hierbas en medio litro de agua hasta obtener 150 ml. Utilice ashwagandha, shatavari, angélica y katuka.

Condiciones severa de resequedad

Hierva 28 gramos de hierbas en medio litro de agua hasta obtener 30 ml. Quedará como una masa, agregar la miel. Utilice olmo y shatavari.

Problemas musculares y óseos

Hierva 28 gramos de hierbas en medio litro de agua hasta obtener ¼ de litro de té. Utilice sésamo, ortiga y consuelda.

Resequedad del cuerpo

Para 30 ml de agua añada 3 cucharaditas de hierbas molidas y 1 cucharadita de ghee. Agregue la miel y ¼ taza de azúcar de caña o panela. Mezcle bien. Use jatamamsi y jengibre fresco.

Decocción en leche

Utilice 28 gramos para 450 ml de leche, a fuego lento durante dos horas. Hierva hasta obtener 250 ml. Excelente para *pitta*.

Hierva 28 g de hierbas en medio litro de leche hasta obtener 420 ml.

Utilice cardamomo, jengibre y canela.

Tinturas

En las tinturas se extraen los ingredientes activos de la planta por medio de un disolvente. Si decide hacer una potencia normalizada, utilice una proporción de 1 parte de hierbas por 4 partes de alcohol.

Si decide hacer una tintura más fuerte que la potencia estándar, llenar el frasco con las hierbas. Al usar hierbas frescas, tome en consideración el contenido de agua de la hierba y dejar espacio para ello. Al utilizar hierbas secas, use un frasco equivalente al tamaño exacto que necesitará después de llenar con el alcohol.

Al usar hierbas frescas, asegúrese de que estén limpias, especialmente las raíces. También cerciórese de que la botella este esterilizada.

Para poner en remojo, coloque 112 gramos de hierbas secas en 448 ml (un ejemplo de 1 por 4) de alcohol. Se puede utilizar brandy, ron o vodka. Es preferible utilizar una botella oscura cuando esté disponible, o en su defecto mantener las botellas en un zona oscura. Después de remojar durante 30 días, deseche las hierbas presionadas y embotelle la tintura. Utilice un gotero lleno 3 a 4 veces al día.

Las tinturas tienen una vida útil de dos o tres años. Nunca use alcohol isopropílico o alcohol (mentol). No utilice tinturas cuando está embarazada o esté en un alto estado de *pitta* (como en casos de úlceras, inflamación o fiebre alta).

Se pueden hacer tinturas no alcohólicas con glicerina o vinagre del mismo modo que las tinturas en alcohol. Algunos prefieren utilizar mitad glicerina y mitad del agua destilada en lugar del alcohol, mezclado con las hierbas.

Jugo de hierbas frescas

Esto se puede hacer poniendo la hierba fresca en la licuadora, un extractor o en un exprimidor de hierba de trigo. Si no dispone de un exprimidor, pique la hierba y póngala en una licuadora. Añada 28 gramos de hierba a 2 tazas de agua y cuele.

Extracto en agua fría

Se prepara sumergiendo la planta fresca o seca durante 8 a 12 horas en agua fría. Este particular método, sólo extrae pequeñas cantidades de la parte amarga de la hierba y las sales minerales. Bueno como una bebida diaria. Utilice 2 cucharadas de la hierba elegida por 1 taza de agua destilada. Cubra. Deje reposar por 8 horas y refrigere.

Vinagre de hierbas

Se realiza vinagre de hierbas con hierbas culinarias como el romero, la albahaca, estragón, ajedrea, ajo, cebolla o cilantro. Remoje las hierbas en el vinagre durante 30 días. Mantenga en un lugar fresco. Cuele y vuelva a embotellar para utilizar en ensaladas, aderezos y para cocinar.

Vino herbal

Para hacer un vino herbal, procure conseguir un vino joven y hierbas frescas. La preparación es similar a la del vinagre de hierbas. Deje las hierbas remojar en el vino por treinta días y colar. Para asegurar la frescura, mantenga botella herméticamente cerrada.
Otro método: Haga una decocción fuerte, luego agregue ½ cucharadita de levadura, 1 cucharadita de miel o de piloncillo. Ponga en un frasco oscuro y colóquelo en un lugar caliente (al menos 21 grados). Deje durante tres meses. Esto altera el valor medicinal de las hierbas. Utilice un corcho para cerrar la botella.

Ghee medicado

Coloque las hierbas frescas molidas en una sartén. Añada la mantequilla, mezcle y cocine a fuego muy lento durante 15 minutos. Si utiliza hierbas cortadas o picadas, debe colarlas antes de su uso. Puede agregar miel al ghee medicado para su uso en las galletas (a los niños les va a encantar).

Aceites medicinales o medicados

Hay muchas maneras de medicar aceites. Una de las maneras de hacerlo es utilizando una caldera doble. Añada agua en la parte inferior de la olla doble y llevar a ebullición. En la parte superior de la olla, añada el aceite. Utilice 1 litro de aceite para 56 gramos de hierbas. Añada las hierbas y cocine a fuego muy bajo durante 24 horas. Cuele y ponga el aceite en un frasco de vidrio.

Otra manera más potente para producir este aceite es agregar el aceite y las hierbas en un frasco de cristal y mantenerlo en un lugar oscuro durante 30 o 60 días. Cuele y use.

Infusión fría: aceite medicinal

Para una infusión de aceite, en un litro de aceite vegetal (mi preferencia es aceite de coco derretido), agregue los pétalos y las hojas, dejando espacio para que los pétalos se expandan. Espere de 2 a 3 días. Retire los pétalos, cuele y añada pétalos frescos. Repita esto durante 30 días o hasta que adquiera una rica fragancia. Se utilizan generalmente pétalos de jazmín, de rosa o de ambos.

Cataplasmas

La preparación de un cataplasma fresco se realiza triturando las hierbas en un mortero. Luego cocine a fuego lento la hierba durante 1 a 2 minutos con un poco agua. Cuele y coloque las hierbas en una tela o una toalla, y coloque en la zona de la lesión o de la congestión. Usted puede usar una curita o mangas quirúrgicas para sostener el cataplasma en su lugar. Si se encuentra en la naturaleza y desea curar una lesión, tome la hierba, mastíquela bien mezclándola con saliva y haga un cataplasma. Colóquelo en la lesión (ejemplo: diente de león o llantén). Las hierbas, también pueden aplastarse en un prensador de hierbas. Cuando se utiliza hierba molida, use 1 cucharadita de hierba en polvo por 1 cucharada de agua. Mezcle y aplique. El cataplasma de jengibre se hace con jengibre en polvo y es excelente para los dolores de espalda.

Fórmulas herbales encapsuladas

Las hierbas son medicinales y muchas de ellas tienen un sabor amargo por lo que resulta más cómodo tomarlas encapsuladas, especialmente las hierbas picantes y las de sabor amargo (como el sello de oro, el chaparral, arrayán, y genciana). Puede usar una pequeña máquina encapsuladora de mano. En esta máquina, se pueden usar capsulas de gelatina, de celulosa o cápsulas de arroz.

Tabletas herbales

Las hierbas deben molerse en un polvo fino y mezclar en una fórmula muy concentrada con compuestos para crear tabletas duras. Son un poco más difíciles de asimilar debido a la concentración de la mezcla, especialmente cuando existe un *agni* bajo. Cuando tome tabletas, de preferencia tómelas con un té caliente o con leche caliente para facilitar, la asimilación o tómelas con las comidas.

Hierbas asadas

Estas se utilizan para cocinar. La hierba se tuesta en una sartén y luego se añade a la alimentación. Este método se realiza con hierbas digestivas tales como el cilantro, comino, hinojo, anís, ajo, cebolla y cardamomo. Son particularmente buenas para *kapha*.

Polvo o *churnas*

Cuando las hierbas acaban de ser molidas, tales como especias para cocinar, son muy buenas para mejorar la digestión. Pueden ser utilizadas en té o encapsularse. Se pueden mezclar con miel o añadirlas a la leche. Los polvos son particularmente buenos para ser asimilados por la sangre y son mejores, añadidos a la alimentación como condimento en la mesa. Se pueden preparar píldoras mezclando el polvo con ghee y agua tibia. Deje que se sequen (Ghee 25% y hierbas 75%).

Se puede hacer jaleas mediante el uso del polvo, de la pulpa o de la hierba fresca. Endulce con miel, stevia, azúcar morena o fructosa.

Gachas de avena

Como bebida: Remoje 1 taza de avena en 4 tazas de agua durante toda la noche. Añada las pasas (28 gr). Cuele el agua y añada las hierbas (hinojo y cilantro). Es una bebida excelente para el sistema digestivo *pitta* y para la diarrea.

Para comer: La avena y las uvas pasas pueden ser calentadas y servidas para comer.

Olmo rojo, delicia para el desayuno

Remoje la fruta seca durante la noche. Por la mañana, cocine a fuego lento. A continuación, agregue polvo de olmo rojo hasta que esté espeso como una colada.

Caldo herbal para sistema inmune

Esta receta ha sido recomendada por Brigitte Marte de *UniTea Hierbas*, Colorado

Pitta y *kapha*
1 cebolla
4 dientes de ajo
1 cda. de aceite de oliva

1 taza de zanahorias en rodajas
1 taza de col
1 taza de brócoli
½ de taza de setas shitaki
7.5cm de algas wakame
4 piezas de astrágalo
4 raíces dan shen
1.2cm de jengibre fresco, bien picado (no para *pitta* +)
Medio manojo de cilantro
Medio manojo de perejil
6 tazas de agua

Vata
1 cebolla
4 dientes de ajo
1 cda. de aceite de ajonjolí
1 taza de zanahorias en rodajas
1 taza de camote
1 taza de brócoli
½ taza de champiñones shitaki
7.5cm algas wakame
4 piezas de astrágalo
4 raíces dan shen
1.2cm de jengibre fresco, bien picado
Medio manojo de cilantro
Medio manojo perejil
6 tazas de agua

Instrucciones:

- Pique la cebolla y el ajo. Saltee en aceite de oliva o de ajonjolí.

- Añada todos los ingredientes al agua y cocine a fuego lento durante 1 hora.

- Saque 1 taza de caldo.

- Mezcle 6 cucharaditas de miso en 1 taza de caldo.

- Mezcle bien y añada a la olla de sopa antes de servir. No hierva de nuevo o serán destruidas las enzimas.

- No coma la raíz de astrágalo, pero déjela en la sopa para el sabor.

Agua herbal de arroz
Digestión, úlceras, acidez estomacal

Añada 1 taza de arroz a 4 tazas de agua. Lleve a ebullición, retire del fuego y cuele 2 tazas del agua. Coloque el resto de nuevo sobre el fuego, revuelva y termine de cocer el arroz.
Para el agua de arroz, añada especias al gusto:
Indigestión: cardamomo, jengibre, pimienta negra, azafrán, hinojo y cilantro.
Para úlceras y acidez estomacal: menta, hinojo, cilantro y aloe vera.
Beber antes de las comidas.

Para una buena digestión

Para la digestión, las hierbas se deben tomar, diez a quince minutos antes de las comidas, así ayudan a la condición *vata* estimulando el apetito. Cuando se toman las hierbas con los alimentos ayudan con la digestión y se asimilan mejor las hierbas. Cuando se toman después de las comidas, ayuda a *kapha* y ayuda a los pulmones (es mejor si se toman en tabletas o en gel). Las tinturas, tomadas después de las comidas con agua, pueden alentar la digestión. Cuando la tintura se toma entre las comidas es fácilmente asimilable y en particular ayuda al intestino delgado.

Para el insomnio y para pacificar el sueño, algunas hierbas se toman por la noche, especialmente cuando se toman media hora antes de acostarse.

No se deben tomar hierbas estimulantes antes de acostarse. Las infusiones calientes en ayunas ayudan con la limpieza intestinal, la eliminación, y preparan el tracto gastrointestinal para recibir la comida.

Sugerencias:
Siempre que sea posible, acostúmbrese a estudiar las hierbas. Trate de comprarlas localmente, o incluso sembrar las hierbas y cosecharlas usted mismo. Las hierbas locales son siempre mejores, para las personas que viven en esa zona. Muchas hierbas también pueden ser cultivadas en macetas sobre un balcón, especialmente las hierbas aromáticas. En el invierno, puede tenerlas en el interior.

El secado de las hierbas es un arte. Es mejor realizarlo en zonas que no estén contaminadas. A menudo, los parques públicos utilizan aerosoles tóxicos. Siempre coseche plantas que sean saludables y abundantes. No tire o corte la planta cuando la cosecha. En primer lugar, diga una oración, pida permiso y de gracias por los regalos. No coseche en exceso las áreas silvestres. Cosechar una planta de diez asegura la continuación de la hierba. Por lo tanto, busque los cortes de tallos como una señal de que alguien ya ha cosechado un área, y prefiera otra área para volver a cosechar.

Hierbas culinarias

Mejor usarlas en la cocina, en té, y como churnas (polvos, condimentos)
+ Aumento, - disminución, o equilibrio neutral o mixto

Albahaca	VK-P +	Sinusitis, espasmos musculares, trastornos nerviosos, dolores de cabeza.
Alcaravea		Digestivo, flatulencia, respiratorio
Bayas de enebro	VK-P+	Hinchazón, congestión
Cardamomo	VK-P +	Bazo, corazón, claridad, alegría, fatiga mental, nerviosismo, náusea
Clavos de olor	VK-P +	Dolor de muelas, lupus, sinusitis, sistema linfático, repelente de insectos
Canela	VK-P +	Articulaciones dolorosas, tensión, miedo, antiespasmódico
Cilantro	VPK =	Indigestión, reumatismo, asimilación, erupciones en la piel, fiebre
Comino	VPK =	Construye inmunidad, afrodisíaco
Cúrcuma	VK-Po	Piel aceitosa, circulación, sistema respiratorio, antiséptico
Eneldo	PK-Vo	Antiespasmódico, flatulencia, baja el líbido, hipo, frigidez
Estragón	VK-P +	Estimula el apetito, hipo, menstruación irregular
Hinojo	VPK =	Purificador de la sangre, desintoxicante
Jengibre	VK-P +	Obesidad, digestión lenta, fiebres, resfriados, gripe, mareos de la mañana
Laurel	VK-P +	Circulación, antiséptico, resfriados, nerviosismo, cabello, uñas
Limón	PV-Ko	Diabetes, vómito, riñones, artritis, asma, cataratas
Zacate limón	PK-Vo	Dolores de cabeza, indigestión
Lima	PV-K +	Depresión, agotamiento, antiséptico
Mejorana	VK-P +	Ataques de ansiedad, pena, tristeza, insomnio, presión arterial baja, vasodilatador (no utilizar durante el embarazo)
Nuez moscada	VK-P +	Mal aliento, reumatismo, regulador menstrual, diarrea
Naranja	VK-P +	Trastornos cardiacos, la circulación, celulitis, pérdida de peso

Orégano	VK-P +	Anti-viral para todo tipo de infecciones, apetito, hipo, edema, asma, bronquitis
Pimienta de Jamaica	VK-P +	Estimulante digestivo
Pimienta negra	VK-P +	Estimulante circulatorio, intoxicación alimenticia, resfriados, nerviosismo, cabellos y uñas
Perejil	VK-P +	Limpieza, tonificación, repara vasos capilares rotos
Menta	PK-Vo	Digestivo, antidepresivo, refrescante
Romero	VK-P +	Estreñimiento, flatulencia, cálculos biliares, dolores de cabeza
Rosa	VPK =	Circulación, corazón, piel
Anís, semillas	VK-P +	Flatulencia, periodo doloroso, tos seca
Salvia	VK-P +	Todas las condiciones reumáticas, diurético, retención de líquidos, sofocos, ulceraciones y llagas
Tomillo	VK-P +	Presión arterial baja, flatulencia, piel, virus, valor

Capítulo 11
Terapias alternativas

La terapia de quelación

La terapia de quelación es uno de los tratamientos más eficaces para las enfermedades cardiovasculares y circulatorias como la gangrena, la arteriosclerosis, las enfermedades vasculares periféricas, enfermedades vasculares cerebrales, y es un seguro alternativo a la cirugía vascular. La mayoría de los pacientes que reciben terapia de quelación intra venosa son tratados para enfermedades vasculares. Sin embargo, debido a los muchos beneficios directos e indirectos de este tratamiento, pueden ser eficaces para condiciones relacionadas como retinopatía diabética, degeneración macular, la osteoartritis y la esclerodermia.

La terapia de quelación también ha demostrado ser eficaz en la eliminación de metales tóxicos pesados y otras sustancias nocivas que han entrado al cuerpo a través de los alimentos, el agua y la contaminación del medio ambiente. Una vez que estos metales perjudiciales son eliminados, el cuerpo tiene mayor acceso a los nutrientes vitales obtenidos a través de la dieta y suplementos.

La forma más común de la terapia de quelación intravenosa es con EDTA (ácido etildiaminotetraacético), y cuando se utiliza correctamente, se ha encontrado que no es tóxica.

Esta terapia se administra por infusión intravenosa (IV) y es significativamente diferente del programa de quelación oral nutricional, terapia utilizada para las medidas preventivas generales. Al emprender la terapia de quelación IV administrada por un médico, el protocolo adecuado incluye un examen físico completo, pruebas de laboratorio y otros estudios. Un protocolo específico y seguro para el tratamiento de quelación con EDTA existe y, médicos certificados por la Junta Americana de Terapia de quelación (ABCT) siguen este protocolo.

En última instancia, los beneficios de la terapia de quelación incluyen la mejora del flujo sanguíneo en todo el cuerpo, con especial énfasis en el corazón, piernas y cerebro.

Cromoterapia (terapia de color)

Busque un buen terapeuta de cromoterapia en su área. El capítulo 12, (autocuidado) ofrece información sobre cómo utilizar la terapia del color en casa.

Homeopatía: Suave y eficaz

La homeopatía fue desarrollada hace más de 200 años en Alemania por el Dr. Samuel Hahnemann. Se basa en el hecho de que pequeñas dosis, de sustancias que normalmente causan los síntomas, son también la curación de la enfermedad. Lo que generalmente desafía la creencia científica es que, cuanto más diluido es el remedio, más fuerte y más profundo es su acción en el paciente.

La homeopatía es una práctica generalizada en todo el mundo y ha ganado muy buena aceptación debido a su eficacia y ausencia de efectos secundarios. Mahatma Gandhi creía que la homeopatía curaba a un mayor porcentaje de casos que cualquier otro método de tratamiento. También decía, que más allá de toda duda, la homeopatía era más segura, más económica y que era la ciencia médica más completa que existía.

Los remedios homeopáticos se prueban en los seres humanos, no en animales, y existe una amplia documentación para respaldar los efectos de cada remedio. Un número creciente de médicos, médicos naturistas, dentistas, veterinarios y otras personas involucradas en la curación están recurriendo a la homeopatía en vista de obtener resultados positivos y duraderos.

El tratamiento es suave y no invasivo, eliminando así la incomodidad sufrida por los pacientes en las terapias convencionales, tales como las terapias con medicamentos a largo plazo (con efectos secundarios perjudiciales), quimioterapia, radiación o cirugías. De vez en cuando con el tratamiento homeopático, surge una crisis curativa, un empeoramiento temporal de los síntomas. El paciente no debe alarmarse por este efecto, sino alentarse, porque esto es una señal de que el remedio está haciendo su trabajo correctamente.

No hay un remedio homeopático particular que cure una enfermedad específica. Por ejemplo, si un paciente es asmático, un médico homeópata no prescribirá automáticamente el remedio para el asma recomendado por el libro de texto estándar para curarlo. En lugar de ello, la historia y la naturaleza de la persona se determina cuidadosamente por una larga entrevista. A continuación, se selecciona el remedio específico para que coincida con la constitución de ese individuo. El reto de la homeopatía es seleccionar el remedio específico, que sería eficaz contra cualquier enfermedad o manifestación del paciente. Hay casos en que los remedios se prescriben para ciertas situaciones, auxilios y como primera ayuda. Por ejemplo, el árnica montana se administra rutinariamente por el trauma del tejido y los moretones, el Arsenicum álbum para algunas formas de intoxicación por alimentos, y el Apis mellifica se toma generalmente cuando alguien ha sido picado por una abeja.

Sin embargo, el recurso constitucional, que se selecciona basándose en el estudio cuidadoso del paciente, trabaja a niveles más profundos. Trabaja también en los niveles físicos, emocionales y mentales. Si la sustancia y la dilución homeopática han sido bien seleccionadas, el bienestar del paciente mejorará en todos los niveles.

Aunque la homeopatía mejore la condición de un paciente, tiene sentido para apoyarlo instaurar una buena nutrición y estilo de vida. Incluso en una enfermedad crónica o terminal donde la destrucción es severa y toda esperanza de curación se ha ido, la homeopatía puede utilizarse como paliativo. En estos casos, el paciente progresa hacia la muerte con claridad y con mayor tranquilidad que con el tratamiento alopático.

George Vithoulkas, un reconocido homeópata griego contemporáneo, presenta la estructura de la progresión de la patología. Este entendimiento ayuda al homeópata a saber si el paciente se está moviendo hacia la curación o si se sigue deteriorando aún más. Esta es un área que no es entendida del todo por los médicos convencionales, cuyos tratamientos, muy a menudo, no se enfocan a suprimir la enfermedad, sino en el alivio de los síntomas manifiestos.

Los efectos más probables de esta forma de tratamiento es la transformación en una patología mortal. La enfermedad se puede reubicar en un área diferente del cuerpo o, convertirse en algún tipo de trastorno emocional o de enfermedad mental. Se declara entonces curada la antigua patología y entonces, el proceso comienza de nuevo para suprimir la "nueva" enfermedad. Eventualmente, el paciente puede sucumbir, a menos que el sistema de defensa del paciente esté lo suficientemente fuerte como para recuperarse y superar el malestar y el tratamiento.

La homeopatía sigue evolucionando. Nuevos remedios son continuamente descubiertos, desarrollados y probados. Este trabajo emocionante está siendo realizado por un grupo de médicos homeopáticos en Bombay, India, encabezado por el Dr. Rajan Sankaran.

George Vithoulkas ha recibido recientemente un premio, denominado el "Premio Nobel Alternativo" por su trabajo en homeopatía. Los profesionales que han estudiado estos trabajos de investigación se encuentran bien preparados para proporcionar un excelente tratamiento homeopático.

La homeopatía es una ciencia compleja y requiere un amplio conocimiento, experiencia, y sensibilidad por parte del practicante. A veces incluso los mejores homeópatas no encuentran en el primer intento el remedio correcto para el paciente. La paciencia es la clave aquí. Si se le da oportunidad, la homeopatía puede realizar resultados milagrosos.

Se agradece a Linda Johnson, Molokai, Hawai por la contribución de esta sección.

Kaya kalpa: La transformación corporal

Hace diez mil años, un rey de la India tenía una problemática. Su testaruda hija se negaba a casarse con cualquiera de los príncipes elegibles que le habían presentado. Preso de la ira y de la frustración del rey decretó que se le vendarían los ojos y se le colocara en el patio del castillo, en medio de todos sus pretendientes. El hombre que tocara iba a ser su marido y sus hijos seguirían la línea real. Ese día un hombre santo anciano vagó en el patio para entregar hierbas al médico del rey y por casualidad, fue tocado primero por la princesa. A pesar de que se declaró la exención debido a su edad avanzada y los votos sagrados, la palabra del rey era ley y, se tenían que casar en tres meses. El hombre santo consultó su maestro acerca de su problema y el profesor instituyó para él un programa intensivo para rejuvenecer y dinamizarse.

Durante 90 días, el hombre santo comió una dieta especial, realizo *pranayama*, tomo baños de hierbas rituales y fue ungido con aceites sagrados.

Al final de ese periodo, su cabello había cambiado de gris a negro, un nuevo conjunto de dientes habían salido en su boca, su piel y su cuerpo eran jóvenes y fuertes. Se casó con la princesa, tuvieron muchos niños y vivieron felices para siempre.

Este fue el comienzo de *kaya kalpa* (transformación del cuerpo), una técnica de sanación secreta, utilizada en la India desde hace miles de años, por los curanderos religiosos para rejuvenecer y dar longevidad a los reyes, sabios y santos. Estos tratamientos fueron vigorosamente reprimidos por los británicos y casi se perdieron.

En la actualidad sólo quedan 18 profesionales en el mundo. Afortunadamente, existen en una forma más adecuada para los estilos de vida occidentales. Adicionalmente a sus cualidades rejuvenecedoras, *kaya kalpa* es útil en la expansión de la conciencia, la conciencia, y puede ser una ayuda en la toma de decisiones y cambios de vida.

El tratamiento

1. Comienza con una evaluación del tipo ayurvédico de la persona mediante el diagnóstico de pulso y un cuestionario. Usted pertenece a uno de 10 tipos metabólicos y se le indicará un estilo de vida, dieta, hierbas y aceites esenciales apropiados para traer de vuelta el equilibrio.

2. Deberá realizar respiración conectiva tántrica. Se aplica una pasta herbal hecha de 108 hierbas de la India a la totalidad del cuerpo. La pasta está formulada específicamente para su tipo metabólico la cual extrae las impurezas mientras que revitaliza la piel. El proceso de eliminación revela los sitios de inflamación y concentra la estimulación a estas áreas mientras se quita la piel vieja lo que completa la estimulación y la limpieza.

Se aplica y se formula un aceite de hierbas especiales para nutrir la piel. También se vierte un flujo de aceite tibio sobre el área del tercer ojo para crear sensaciones de éxtasis y de expansión de conciencia.

3. Para crear un estado de intensidad que permite liberar las emociones sin expresar y los temores se aplica un baño caliente con extractos de hierbas y aromaterapia, acompañado por un ejercicio de respiración de fuego (*kundalini*) y sonidos primarios, promoviendo el establecimiento de una receptividad equilibrada. Para crear una apertura hacia una nueva percepción se hacen rituales de perdón que le eximen de proyecciones pasadas. Finalmente, una ducha fría regresa a la persona a su cuerpo para iniciar una conexión divina.

4. El paciente se envuelve en sábanas y mantas, los *chakras* (centros de energía) son ungidos con el más poderoso y espiritual de los aceites esenciales, y se mantiene una profunda respiración meditativa. Se consigue un estado de descanso y de felicidad que puede durar los próximos días, semanas o incluso meses. Después del tratamiento, uno debe descansar de 2 a 5 horas.

Originalmente y tradicionalmente este tratamiento se llevaba a cabo de manera periódica durante 3 meses de aislamiento en el que el paciente comía una dieta especial, practicando meditaciones prescritas y vivía solo en una choza especial.

Hoy en día, la transformación se produce mediante la recepción de una serie de 1 a 10 tratamientos. El propósito de este tratamiento es llevarlo a su centro, dentro de sí mismo, al cual se podrá regresar en cualquier momento a través del uso de la respiración, los aceites esenciales, los baños y la meditación.

Este tratamiento está destinado para aquellos que se están preparados para la transformación y es ideal para los que mantienen una práctica espiritual o un entendimiento espiritual.

Masaje

El masaje es la aplicación reconfortante y relajante de las manos sobre el cuerpo. Muchas formas de masaje han sido practicadas por los pueblos antiguos de todo el mundo, basándose en el desarrollo de gestos intuitivos, constituyendo un conocimiento interno, que resultaba ser agradable o terapéutico. Hoy se han demostrado los efectos terapéuticos del masaje. La imposición de las manos se utiliza para la salud, la curación, la relajación y la reducción de peso. El masaje es uno de las profesiones más interesantes de nuestro tiempo.

¿Cómo encontrar un terapeuta de masaje? Pregunte a sus amigos, consulte con su médico naturista, llame a un quiropráctico o póngase en contacto con una asociación de masaje. El masaje es una experiencia muy personal, así que asegúrese de encontrar a alguien con quien se sienta cómodo.

Hay muchos tipos y técnicas de masaje diferentes. Algunos utilizan presión, otros son muy largos y otros se dan con tacto suave. A pesar de los muchos diferentes tipos de masaje, todos tienen cualidades terapéuticas.

Cuando recibe un masaje por primera vez, puede experimentar algo de dolor. Esto es causado por la liberación de ácido láctico de los músculos. No tema, esto ayuda a aliviar el estrés acumulado y los masajes posteriores no serán dolorosos.

Efectos beneficiosos del masaje

1. El masaje dilata los vasos sanguíneos, mejora la circulación y alivia la congestión en todo el cuerpo.

2. El masaje aumenta el número de células rojas de la sangre, especialmente en casos de anemia.

3. El masaje actúa como un "limpiador mecánico," estimula la circulación de la linfa y acelera la eliminación de desechos y toxinas.

4. El masaje relaja los espasmos musculares y alivia la tensión.

5. El masaje aumenta el suministro de sangre y la nutrición de los músculos, sin aumentar su carga de ácido láctico tóxico, producido a través de la contracción muscular voluntaria. El masaje ayuda a evitar la acumulación de productos nocivos de "fatiga" resultantes del ejercicio vigoroso o lesiones.

6. El masaje mejora el tono muscular y ayuda a prevenir o retrasar la atrofia muscular resultante de la inactividad forzada.

7. El masaje ayuda a devolver la sangre venosa al corazón. Esto facilita la presión sobre este órgano vital cuando hay inactividad debido a la falta de ejercicio y evita las contracciones musculares en las personas que tienen lesiones, enfermedades o vejez.

8. El masaje puede tener una acción sedante, estimulante o incluso un efecto agotador sobre el sistema nervioso, dependiendo del tipo y de la duración del tratamiento y el tipo de masaje aplicado.

9. Según algunas autoridades, el masaje puede explotar las cápsulas de grasa del tejido subcutáneo para ser reabsorbidas por el organismo. De esta manera, el masaje combinado con una buena nutrición y una aportación calórica adecuada, puede ser una ayuda en la reducción de peso.

10. El masaje mejora la circulación en general, aumentando así el metabolismo de los tejidos (intercambio de sustancias entre las células de sangre y tejidos).

11. El masaje aumenta la excreción renal de los líquidos, favoreciendo la eliminación del metabolismo de las proteínas, el fósforo inorgánico y la sal en los individuos.

12. El masaje estimula la retención de nitrógeno, fósforo y azufres necesarios para la reparación de tejidos en personas convalecientes de fracturas óseas.

13. El masaje estira los tejidos conectivos y mejora su circulación y la nutrición, que a su vez se rompe o impide la formación de adherencias y reduce el peligro de fibrosis.

14. El masaje ayuda a disminuir la inflamación y la hinchazón en las articulaciones, por lo que alivia el dolor. Lo hace mediante la mejoría de la circulación de las articulaciones, lo que aumenta la nutrición de las articulaciones y acelera la eliminación de depósitos dañinos lejos de las articulaciones.

15. El masaje ayuda a reducir el edema (o hidropesía) de las extremidades.

16. Después de una lesión, el masaje dispersa el edema a los ligamentos y los tendones, disminuye el dolor y facilita el movimiento.

17. Aumenta la respiración cuando es moderadamente fuerte.

18. El masaje en el abdomen aumenta el peristaltismo y la eliminación de residuos y desechos intestinales.

19. Como un subproducto del aumento de la eliminación intestinal el masaje reduce el dolor.

20. El masaje lo hace sentir muy bien y relajado.

Contraindicaciones para el masaje

1. Infecciones y ulceraciones de la piel

2. Procesos inflamatorios agudos locales.

3. Inflamaciones profundas o viscerales agudas.

4. La flebitis, trombosis, embolia y otras enfermedades vasculares.

5. Cuando existe una tendencia a la hemorragia, tales como varices o úlceras pépticas.

6. Osteomielitis aguda, articulaciones tuberculosas o cualquier infección ósea o enfermedad de las articulaciones.

7. Neoplasias malignas.

8. Presión arterial alta.

9. Después de una cirugía reciente.

10. Tumores malignos.

Recetas de aceite de masaje para cada tipo

Todas las recetas se hacen en 120 ml de aceite vegetal:

Piel *vata*: Sésamo

Piel *pitta*: Girasol, de oliva o coco

Piel *kapha*: Canola

- Jojoba es bueno para para todo tipo de piel.

Mezclas para *vata*

Mañana divina
• Sándalo: 15 gotas
• Cyperus: 10 gotas
• Palo de rosa: 10 gotas
• Lavanda: 15 gotas
• 120 ml de sésamo (sin tostar)

Presencia de la tierra
• Jatamamsi: 5 gotas
• Palo de rosa: 15 gotas
• Vetiver: 5 gotas
• Jengibre: 10 gotas
• Limón: 10 gotas
• 120 ml de sésamo

Apertura y canalización
• Salvia romana: 10 gotas
• Naranja: 15 gotas
• Canela: 5 gotas
• Vainilla: 5 gotas
• Angélica: 5 gotas
• 120 ml de sésamo

Estilo oriental
• Cardamomo: 5 gotas
• Arrayan: 2 gotas
• Clavo: 2 gotas
• Jengibre: 10 gotas

- Incienso: 5 gotas
- Sándalo: 10 gotas
- Jatamamsi: 3 gotas
- Triphala: 10 gotas
- 120 ml de sésamo

Mezclas para *pitta*

Sintonización
- Lavanda: 10 gotas
- Sándalo: 15 gotas
- Vetiver: 5 gotas
- Champa (flor de mayo): 10 gotas
- Geranio rosa: 5 gotas
- 120 ml de aceite de girasol

Claridad
- Hina: 5 gotas
- Brahmi: 10 gotas
- Geranio rosa: 15 gotas
- Sándalo: 10 gotas
- 120 ml de aceite de girasol

Pura dicha
- Manzanilla azul: 5 gotas
- Lavanda: 10 gotas
- Jazmín: 10 gotas
- Vetiver: 3 gotas
- Azafrán: 2 gotas
- Champa: 5 gotas
- Limón: 2 gotas
- 120 ml de aceite de girasol

Armonía
- Rosa: 5 gotas
- Manzanilla romana: 5 gotas
- Lavanda: 10 gotas
- Geranio: 15 gotas
- Champa: 10 gotas
- 120 ml de aceite de girasol

Visión
- Salvia romana: 5 gotas
- Menta: 5 gotas

- Lavanda: 10 gotas
- Jazmín: 10 gotas
- Sándalo: 10 gotas
- 120 ml de aceite de girasol

Serenidad
- Manzanilla azul: 5 gotas
- Vetiver: 5 gotas
- Cilantro: 5 gotas
- Sándalo: 10 gotas
- Hinojo: 5 gotas
- Mirra dulce: 5 gotas
- Benjuí: 5 gotas
- 120 ml de aceite de girasol

Mezclas para *kapha*

Movimiento
- Bayas de enebro: 10 gotas
- Lavanda: 15 gotas
- Ciprés: 5 gotas
- Naranja: 5 gotas
- Jengibre: 5 gotas
- 120 ml de aceite de canola

Visión
- Triphala: 5 gotas
- Naranja: 15 gotas
- Champa: 10 gotas
- Lavanda: 10 gotas
- Salvia romana: 10 gotas
- 120 ml de aceite de girasol

Despertar
- Bergamota: 15 gotas
- Neroli: 5 gotas
- Limón: 10 gotas
- Jengibre: 10 gotas
- Angélica: 5 gotas
- 120 ml. de aceite de almendra

Vitalidad
- Bayas de enebro: 5 gotas
- Zacate limón: 3 gotas

- Champa: 10 gotas
- Sándalo: 5 gotas
- Jengibre: 5 gotas
- Mirra: 10 gotas
- Incienso: 5 gotas
- 4 onzas de aceite de girasol

Eternidad
- Jazmín: 15 gotas
- Limón: 10 gotas
- Naranja: 5 gotas
- Salvia romana: 5 gotas
- Dharma: 5 gotas
- Lavanda: 5 gotas
- 120 ml de aceite de girasol

Jubilo
- Canela: 5 a 10 gotas
- Ylang Ylang: 10 gotas
- Palo de rosa: 10 a 15 gotas
- Clavos de olor: 2 a 5 gotas
- Jengibre: 5 a 10 gotas
- Cardamomo: 3 a10 gotas
- 120 ml de aceite de girasol o de canola.

Mezclas medicinales

Circulación
- Canela: 5 gotas
- Naranja: 10 gotas
- Bayas de enebro: 5 gotas
- Geranio rosa: 10 gotas
- Lavanda: 10 gotas
- 120 ml de sésamo o aceite de canola

Incrementar la respiración
- Mirra: 10 gotas
- Romero: 10 gotas
- Eucalipto: 10 gotas
- Menta: 5 gotas
- Alcanfor: 5 gotas
- 120 ml de aceite de sésamo

Dolor
- Abedul: 5 gotas
- Eucalipto: 5 gotas
- Bayas de enebro: 5 gotas
- Jengibre: 5 gotas
- Lavanda: 10 gotas
- Romero: 10 gotas
- 120 ml de aceite de girasol

Reductor de abdomen
- Manzanilla: 5 gotas
- Hinojo: 10 gotas
- Cilantro: 5 gotas
- Lavanda: 15 gotas
- Menta: 5 gotas
- 120 ml de aceite de girasol

Incrementar el apetito
- Jengibre: 15 gotas
- Pimienta negra: 5 gotas
- Naranja: 10 gotas
- Albahaca: 5 gotas
- Canela: 5 gotas
- Cardamomo: 5 gotas
- 120 ml de aceite de sésamo

Aerosol de rescate (para choques emocionales)
- Limón: 5 gotas
- Lavanda: 10 gotas
- Menta: 5 gotas
- Mirra: 10 gotas
- Brahmi: 10 gotas
- Albahaca: 5 gotas
- 60 ml de agua

Para controlar rasquiña o picazón
- Lavanda: 10 gotas
- Eucalipto: 5 gotas
- Limón: 5 gotas
- Manzanilla dorada: 5 gotas
- Bayas de enebro: 5 gotas
- Mirra: 5 gotas
- Árbol de té: 5 gotas
- 120 ml de agua, alcohol o aceite vegetal puro

Para despertar
- Ciprés: 5 gotas
- Cedro: 5 gotas
- Cardamomo: 5 gotas
- Bergamota: 10 gotas
- Mandarina: 15 gotas
- Naranja amarga: 10 gotas

Atomizador fresco para la casa
- Pino: 15 gotas
- Limón: 10 gotas
- Naranja: 15 gotas
- Árbol de té: 10 gotas
- Menta: 5 gotas
- Palo de rosa: 10 gotas
- 240 ml de agua o aceite vegetal puro

Antiséptico
- Árbol de té: 10 gotas
- Cajaput: 10 gotas
- Tomillo: 5 gotas
- Lavanda: 15 gotas
- Eucalipto: 10 gotas
- Limón: 10 gotas
- Palo de rosa: 15 gotas
- 240 ml de agua o aceite vegetal

Linimento
- Eucalipto: 5 gotas
- Laurel: 10 gotas
- Bayas de enebro: 10 gotas
- Lavanda: 15 gotas
- Abedul: 5 gotas
- Ciprés: 5 gotas
- 120 ml de alcohol o aceite vegetal

Atomizador contra los bochornos
- Salvia romana: 10 gotas
- Geranio: 10 gotas
- Lavanda: 10 gotas
- Salvia: 5 gotas
- Manzanilla: 5 gotas
- 120 ml de agua, de aceite de coco o de girasol

Atomizador contra los bochornos # 2
- Menta: 5 gotas
- Lavanda: 15 gotas
- Jazmín: 10 gotas
- Mandarina: 15 gotas
- 120 ml. aceite de girasol

Sistema inmune
- Comino: 10 gotas
- Limón: 10 gotas
- Arrayan: 10 gotas
- Azafrán: 5 gotas
- Mirra: 5 gotas
- Incienso: 5 gotas
- 120 ml de aceite de sésamo

Fiebre
- Manzanilla dorada: 5 gotas
- Lavanda: 10 gotas
- Menta: 10 gotas
- Árbol de té: 5 gotas
- Manzanilla azul: 10 gotas
- 120 ml de aceite de girasol o de coco

Pérdida de peso
- Toronja: 10 gotas
- Naranja: 10 gotas
- Bayas de enebro: 10 gotas
- Abedul: 5 gotas
- Pimienta negra: 5 gotas
- Jengibre: 10 gotas
- 120 ml de aceite de almendra o de canola

Infección
- Tomillo: 5 gotas
- Orégano: 5 gotas
- Limón: 15 gotas
- Árbol de té: 10 gotas
- Eucalipto: 10 gotas
- Lavanda: 15 gotas
- Romero: 10 gotas
- Comino: 5 gotas
- Cúrcuma: 5 gotas
- 240 ml de aceite de oliva

Tranquilizante
- Lavanda: 15 gotas
- Sándalo: 10 gotas
- Manzanilla dorada: 5 gotas
- Geranio rosa: 5 gotas
- Naranja amarga: 10 gotas
- Palo de rosa: 10 gotas
- 120 ml de aceite de girasol

Mezcla elevadora de espíritu
- Zacate limón: 5 gotas
- Angélica: 5 gotas
- Bergamota: 10 gotas
- Arrayán: 5 gotas
- Limón: 5 gotas
- Naranja: 5 gotas
- 120 ml de aceite de sésamo

Moretones
- Lavanda: 10 gotas
- Limón: 5 gotas
- Cardamomo: 5 gotas
- Bergamota: 10 gotas
- Lima: 10 gotas
- 120 ml de aceite de almendras o de canola

Quemaduras
- Manzanilla azul: 10 gotas
- Lavanda: 10 gotas
- Zacate limón: 10 gotas
- Cilantro: 15 gotas
- 120 ml de aceite de coco o de una mezcla que incluya gel de aloe vera

Quemaduras # 2
- Sándalo: 10 gotas
- Arrayán: 10 gotas
- Brahmi: 20 gotas
- Azafrán: 5 gotas
- Comino: 5 gotas
- Limón: 5 gotas
- Palo de rosa: 10 gotas
- 240 ml de aceite de sésamo

Gota
- Bayas de enebro: 5 gotas
- Tomillo: 5 gotas
- Ciprés: 5 gotas
- Limón: 5 gotas
- Arrayán: 10 gotas
- Albahaca: 5 gotas
- 120 ml de aceite de coco o aceite de girasol

Hígado
- Cilantro: 10 gotas
- Hinojo: 15 gotas
- Jengibre: 5 gotas
- Romero: 5 gotas
- Pachulí: 5 gotas
- 120 ml de aceite de girasol

Fibromas
- Dhavana: 10 gotas
- Incienso: 5 gotas
- Ciprés: 10 gotas
- Lavanda: 15 gotas
- Árbol de té: 5 gotas
- Bergamota: 10 gotas
- 120 ml de aceite de ricino o de canola.

Música y terapia de sonido

Busque un buen terapeuta en su área. Consulte el capítulo 12 (música y terapia de sonido) que le indicara las prácticas que usted puede hacer en casa.

Panchakarma: Desintoxicación estacional del cuerpo

Los primeros registros revelan que los pueblos antiguos entendían los diferentes sistemas del cuerpo y habían desarrollado métodos eficaces de purificación y de limpieza. El *panchakarma* es una técnica para rejuvenecer y, abrir los canales bloqueados del cuerpo. Se practicaba ya desde el año 300. Basado en la creencia de que el cuerpo es el templo o el vehículo del alma, *panchakarma* se utiliza para devolver la mente a su estado *sáttvico* o armonioso. *Panchakarma* fue tradicionalmente realizado para preparar el cuerpo para los cambios internos que se relacionan con el medio ambiente. Los cambios que se producen, con el cambio de las estaciones.

Hoy, el *panchakarma* se lleva a cabo cuando se tiene una enfermedad crónica, originada por las toxinas ambientales o por un estilo de vida erróneo que produce síntomas de dolor o disfunciones orgánicas. Las enfermedades o los malestares son a menudo una forma que tiene nuestro cuerpo para exigir un cambio. Las técnicas de *panchakarma* utilizadas para desbloquear los canales producen un despertar de la conexión del Ser, hacia los demás y con todo lo que existe. El rejuvenecimiento que ocasiona el *panchakarma*, nos lleva a la sanación interna y crea en nosotros un deseo de servicio y de regresar a la vida lo que nos ha sido dado.

Las cinco técnicas básicas de purificación incluyen oleación (*snehana*), purgación (*virechana*), sudoración (*swedhana*), enema (*basti*), y terapia nasal (*nasya*). Debido a que cada limpieza es específicamente adaptada para un tipo de cuerpo (*dosha*) y tiene en cuenta las condiciones individuales, algunas purificaciones pueden incluir emesis (vómitos), sangría (*rakta moksha*), *shirodhara* (equilibrando el tercer ojo) y *tarpana* (sanación de las relaciones).

Oleación (*snehana*)

En este proceso, el aceite se ingiere para preparar y limpiar el tracto digestivo, para suavizar los tejidos del cuerpo para que las toxinas (*ama*) puedan ser eliminadas libremente. Se toma de dos a cuatro cucharadas de aceite de ricino, ghee o aceites medicinales durante varios días. Puesto que los aceites medicinales no están fácilmente disponibles en Estados Unidos, la adición de aceites esenciales a algunos aceites vegetales pueden crear un sustituto de curación aceptable.

Para los tipos de cuerpo *vata*, añada una gota de angélica, dhavana, jengibre, jatamansi, sándalo o tríphala (tumru) a media taza de aceite de ricino, sésamo o ghee.

Para los tipos de cuerpo *pitta*, utilice media taza de ghee y añada una gota de manzanilla, cilantro, lavanda, menta, sándalo o cúrcuma. Los aceites medicinales de sábila fresca u oliva también son excelentes opciones para *pitta*. Añada una cucharada a la mezcla de aceites esenciales.

Los cuerpos de tipo *kapha* responden a cualquier aceite como almendra, canola, ricino o aceite de mostaza. Utilice media taza mezclada con una gota de cualquiera de estos aceites esenciales: albahaca, jengibre, bayas de enebro, limón, naranja, o cúrcuma.

Los aceites también se pueden aplicar externamente para ayudar en la preparación externa de los poros, capilares, glándulas sebáceas y linfáticas para una limpieza a través del sudor. Utilice una concentración de treinta hasta cien (30 a 100) gotas de un aceite esencial adecuado a cada tipo de cuerpo para 120 ml de aceite base. Aplique sobre la superficie de la piel y deje absorber. (Nota: Los tipos *kapha* necesitan utilizar menos aceite base y una mayor concentración de aceites esenciales).

Purificación (*virechana*)

Esta es una técnica para limpiar el intestino delgado y reducir el exceso de fuego mediante el uso de hierbas laxantes.

Los tipos *vata* responden bien a una purgación leve hecha de aceite de ricino con aloe.

Los tipos *pitta* requieren el uso de purgantes fuertes como aloe, genciana, y ruibarbo mientras que los tipos *kapha* responden al aloe, ruibarbo y senna.

Para evitar la disminución rápida del fuego digestivo y de las fuerzas vitales, la purgación debe ser practicada por sólo dos días.

También para estimular la eliminación, se aplica un masaje abdominal en sentido de las agujas del reloj usando dos cucharadas de aceite vegetal y treinta gotas de cualquier de estos aceites esenciales: angélica, madera de cedro, manzanilla, hinojo, geranio, jengibre, lavanda, limón, mandarina, pachulí, menta, romero, mandarina o tomillo.

Terapia de sudoración (*swedana*)

Para *swedana*, el calor y el vapor se utilizan para abrir los canales exteriores y ayudar a la eliminación de toxinas a través de la piel (una cuarta parte de todos los desechos del cuerpo sale a través de la piel). El calor es beneficioso para estimular el metabolismo, aumentar la eliminación de toxinas y estimular el sistema inmunológico.

El mejor tipo de vapor proviene de gabinetes de vapor utilizando vapor fresco.

La cabeza está fuera mientras que los genitales y el corazón están protegidos, cubriéndolos con toallas frescas y húmedas. Los aceites esenciales pueden utilizarse con el vapor para estimular y energizar la piel y estimular la fuerza vital.

Algunas fuentes recomiendan el uso de calor seco durante la eliminación temprana y luego cuando los canales han sido despejados, cambiar a un sauna húmedo. Con el fin de permitir que la temperatura del cuerpo vuelva a la normalidad, es importante envolverse en una sábana después del sauna. Tome una ducha y frótese con un jabón de PH equilibrado leve o, champú para eliminar el exceso de aceite y desechos del cuerpo. Siga con una frotada de toalla vigorosa y luego, aplique harina de garbanzos. Después de que el aceite haya sido absorbido, el polvo debe ser eliminado.

Vata debe beber más agua para reemplazar el líquido perdido y evitar la sudoración excesiva. Los aceites beneficiosos para las constituciones *vata* incluyen cardamomo, canela, manzanilla, eucalipto, jengibre, jatamasi y valeriana.

Las constituciones *pitta* deben utilizar temperaturas más bajas y menos tiempo que las otras *doshas*. Elija entre anís, manzanilla, cilantro, comino, hinojo, lavanda, lima, menta y milenrama.

Para las personas de constitución *kapha* la terapia de *swedhana* es particularmente beneficiosa y necesitan temperaturas más altas y tiempos más largos. Los aceites beneficiosos incluyen laurel, pimienta negra, ciprés, eucalipto, bayas de enebro, naranja, romero, milenrama.

Enema (*basti*)

Esta terapia se utiliza para limpiar, construir y nutrir el tracto intestinal. En lugar de un enema de agua simple, generalmente utilizados por la medicina occidental tradicional, Ayurveda utiliza no solamente decocciones de hierbas, sino también aceites vegetales medicadas, leche y yogur.

Los tipos *vata* suelen presentar mayor resequedad en el intestino grueso, por lo que el enema requiere de aceite de linaza o de sésamo, yogur natural o tés emolientes como gordolobo, regaliz, raíz de consuelda, semilla de lino, olmo, gel fresco de aloe y hierbas calientes, como el cardamomo, la canela y el jengibre. A cualquier aceite preparado para reducir *vata*, se le puede añadir, diez gotas de aceite esencial por 4 litros.

Para los tipos *pitta* utilizar decocciones de hierbas refrescantes como guduchi, katuka o brahmi, y leche mezclada con diez gotas de aceites esenciales por galón mismos que permiten reducir *pitta*.

Generalmente *kapha* presenta un exceso de moco, por lo que el aceite, la leche, u otros productos lácteos deben ser evitados. Se recomienda utilizar tés hechos con una combinación de aloe, amalaki, anís, bala, canela, eucalipto, hinojo, jengibre, haritaki, bayas de enebro, manjishta, aralia spinosa, o romero. El café es otro aditivo beneficioso mezclado con un máximo de diez (10) gotas de ajwan, anís, laurel, cardamomo, eucalipto, jengibre, zacate limón, mirra, naranja o salvia.

Históricamente, para administrar basti se utilizaban calabazas ahuecadas o vasijas de arcilla unidos a una caña. Hoy en día es tradicional utilizar una bolsa de enemas si bien, el sistema de colónicos (desarrollado por el Dr. Bernard Jensen, DC) permite al paciente recibir y liberar hasta 20 litros de mezcla *basti* mientras se relaja en el inodoro. Durante administración de la mezcla, es beneficioso masajear el estómago en el sentido contrario a las agujas del reloj para que la mezcla se vaya al colon. Masajear el abdomen en sentido horario, ayuda a liberar la mezcla. La mezcla debe estar tibia. El tratamiento debe ser detenido inmediatamente si, el paciente experimenta espasmos, presión o cualquier otro malestar. El flujo se puede reanudar después del masaje abdominal y el uso de la respiración profunda para liberar el espasmo.

Terapia nasal (*nasya*)

El *nasya* se utiliza para estimular el sistema límbico y limpiar la cabeza y los senos paranasales de impurezas. La relajación que acompaña la reducción del dolor puede afectar beneficiosamente nuestros estados de ánimo, emociones, deseos, apetitos y recuerdos. El sistema límbico puede ser tratado a través del uso de polvos, aceites, tés, o humo y también mediante la aplicación de aceites medicinales en los oídos. Vea "Cuidados de belleza ayurvédicos" de Melanie Sachs para una receta de *nasya* con jengibre muy efectiva. Se puede consultar "Guía de plantas medicinales" para conocer la lista de hierbas que se pueden fumar e inhalar. El *nasya* más tradicional se realiza con de aceites medicados. Se puede mezclar desde, una gota de un aceite esencial para 120 ml de aceite vegetal.

Para *vata*, utilice aceite de cálamo, jatamamsi o vetiver.

Pitta responde mejor a los aceites de cilantro, lavanda, menta, rosa o milenrama.

Kapha debe utilizar albahaca, eucalipto o naranja. Los aceites de romero y de sándalo pueden ser utilizados por los tres *doshas*.

Se recomienda administrar el *nasya* después de un buen masaje corporal o, al menos, un masaje facial y de cuello. Apoye el cuello sobre una toalla enrollada de 10 o 12 centímetros. La mezcla de aceite debe estar entre 39 a 40 grados C. Cierre suavemente una fosa nasal y utilice un gotero para colocar cinco gotas de la mezcla en la fosa nasal abierta, inhalar por lo menos tres veces. Esto enviará el aceite profundamente en el conducto nasal. Masajee suavemente la frente, alrededor de las cuencas de los ojos, alrededor de la nariz y en los pómulos. A continuación, repita en el otro orificio nasal.

Para administrar aceite medicado en las orejas, el paciente debe acostarse de lado mientras se aplican de diez a quince gotas de aceite caliente en el canal auditivo. Se debe dar masaje en el pabellón auricular y el lóbulo de la oreja, con movimientos suaves hacia la derecha y hacia la izquierda. Después de diez a veinte minutos, se repite la operación en el oído del lado opuesto permitiendo que la mezcla inicial se drene en un paño.

Aplicar *nasya* periódicamente permite eliminar la hinchazón de los ojos, las ojeras y mejorar el olfato y el gusto. A menudo, los pacientes experimentan ardor leve, calor, luz interior, aumento de la conciencia, liberación emocional y paz.

El *nasya* es útil en el tratamiento de la picazón del oído, dolor, zumbido, o pérdida de la audición.

Otras terapias relacionadas

Estas incluyen vómito, extracción de sangre, *tarpana* y *shirodhara*. La emesis o vómito, se utiliza a menudo de manera efectiva en la terapia de *panchakarma*, particularmente en casos de desequilibrio de *kapha*. Los vómitos libran el cuerpo del exceso de mucosidad del estómago (resultante del drenaje del pulmón y de los senos paranasales) y permite una digestión más eficiente y una mejor absorción de nutrientes.

La emesis debe ser supervisada por un profesional ayurvédico entrenado para evitar daños en el tracto intestinal superior y en el sistema nervioso.

La sangría o *rakta moksha* fue utilizada desde la antigüedad hasta la década de 1800 para curar diversas enfermedades. Donar sangre es una forma moderna de extracción de sangre, además de ayudar a salvar la vida de alguien. Una donación de sangre puede ayudar al cuerpo a eliminar toxinas y estimula el sistema circulatorio e inmunológico para la producción de sangre fresca. Los aceites esenciales pueden ser beneficiosos durante la donación de sangre. Añadir una gota de angélica a una taza de té o en la lengua para evitar el nerviosismo antes de la donación o tomar anís o hinojo para tranquilizar un estómago nervioso. Después, los aceites de lavanda y de cajeput pueden ser utilizados en una curita para desinfectar la herida y para promover la curación.

Para ayudar a reconstruir la sangre, pruebe manzanilla, limón y tomillo.

Tarpana (sanación de las relaciones)

Es una ceremonia de curación utilizada para liberar los pensamientos limitantes, acerca de nuestras relaciones con los demás y para empoderarnos como un cocreador activo de nuestras vidas.

Mientras que las prácticas ayurvédicas utilizan el alimento, las hierbas, los aceites y el estilo de vida como modalidades de curación cruciales, también reconoce que nuestro sentido de la conexión con todas las cosas puede ser el factor más poderoso en nuestro bienestar. Liberándonos de los pensamientos negativos que tenemos sobre nuestras relaciones con los demás, *tarpana* es una manera de experimentar nuestra verdadera conexión con toda la creación. La ceremonia nos ayuda a comprender que es posible cambiar nuestra forma de ver el mundo y cómo nos sentimos acerca de nosotros mismos y de nuestra conexión con otros en el universo.

Comience la ceremonia solo, en un espacio tranquilo y con poca luz. Se prenden velas e incienso y se empieza una forma de respiración llamada el "renacimiento" o "conexión" inhalando por la nariz y hacia fuera a través de la boca. Deje que la inhalación y la exhalación se conecten y, procure no controlar la exhalación, deje que se escape a su propio ritmo como un largo suspiro. Cuando logre un estado relajado de la mente, comenzará el proceso de desbloqueo y, podrá empezar a convocar a sus antepasados, luego a cualquier persona que haya estado alguna vez en una relación con usted.

Comience con su madre o su padre, y luego continúe con sus antepasados y otras personas significativas. Visualice la persona de pie, mirándolo a los ojos. Recuerde como era, como se veía, por medio de su propia memoria o de imágenes y fotografías. Recuerde sus experiencias con esta persona o historias que han oído contar sobre ella.

Visualice a esa persona receptiva a lo que le quiere decir. Comience por decir "Lo que quiero que sepa es que _____." Entonces dígale lo que sentía por ella. ¿Está agradecido por los regalos o las tendencias genéticas que heredó? ¿Se siente de alguna manera victimizado por ellos?

Discuta con esta persona acerca del papel que usted tuvo en la relación que llevaban. Aproveche esta oportunidad para perdonarse y también a sus antepasados. Si de verdad logra perdonar, entonces podrá superar esta experiencia y no cargarla más con usted. Con el perdón viene la capacidad de convertir la adversidad en un catalizador para el crecimiento y un nuevo sentido de gratitud por los regalos que ha recibido.

Concluya su ceremonia sirviendo simbólicamente a su antepasado su comida o bebida favorita, algo que habría disfrutado. Visualícelo mentalmente tomando su ofrenda, consumirla, y sonreír. Entonces mírelo directamente a los ojos y visualícelo dándole una bendición. La bendición puede ser la que desee, tener éxito en la vida, bendecirlo para que encuentre su camino, liberándolo de las obligaciones hacia ellos, o dándole la libertad de seguir su propia pasión y propósito. Acepte su bendición y visualícelos caminando en la luz de su propio camino. Bendiga su camino conforme se retiren. Concluya la sesión de *tarpana* sintiéndose centrado y repita estas afirmaciones positivas: "Yo soy el amor, soy uno con todas las cosas, soy paz, soy alegría, soy prosperidad, soy perdón, soy confianza, soy plenitud". Así es, hecho está.

Shirodhara (equilibrando el tercer ojo)

En esta técnica, se administra una corriente de aceite caliente sobre el área del tercer ojo en la frente.

El *shirodhara* es más eficaz cuando se administra después de un masaje o de una ceremonia de *tarpana* cuando el paciente está relajado y tranquilo.

Shirodhara estimula el sistema nervioso mediante la liberación de neuro hormonas y la creación de sentimientos extáticos de relajación y placer. El paciente debe ser advertido de planificar pocas o ninguna actividad durante varias horas después del tratamiento.

Coloque al paciente en su espalda con el cuello apoyado sobre una toalla enrollada. La cabeza debe estar inclinada hacia atrás y extendida fuera de la mesa. Cubra al paciente con una sábana o una manta y coloque una almohada debajo de las rodillas. Coloque un recipiente grande en el piso debajo de la cabeza del paciente para recabar el aceite que chorrea de la frente. Tradicionalmente se utiliza aceite de sésamo, pero también es efectivo utilizar otros aceites con los aceites esenciales apropiados para el desequilibrio *dóshico*. El equipo elaborado que se utiliza en India puede ser aproximado en otros países mediante la compra de un embudo con soporte en una tienda de química. El tratamiento suele tardar de treinta a cuarenta y cinco minutos. Sin embargo es posible administrar un tratamiento rápido de cinco a diez minutos, mediante una jarra o una botella de plástico con tapa de chorro.

Comience por la aplicación de una pequeña corriente de aceite en el centro de la frente. Se siente muy agradable mover la corriente sobre toda la frente y la parte superior de la cabeza. El enfoque del tratamiento debe ser el tercer ojo, en una posición de 3 cm por encima y entre las cejas. Proteja los ojos de cualquier salpicadura accidental. Cuando el tratamiento ha terminado, retire el exceso de aceite de la frente y la cabeza con una pequeña toalla. El paciente debe permanecer en un estado de relajación por lo menos durante cinco a treinta minutos.

Reflexología

A veces llamado terapia zonal, es una forma de acupresión de Egipto que se remonta a unos 4.500 años. La reflexología, como la acupresión, sostiene reflejos que enlazan cada órgano del cuerpo con cierta área de las manos y de los pies. El sistema nervioso sirve de conexión. Siempre que un órgano no funciona correctamente, al aplicar presión, los reflejos correspondientes serán notorios o incluso dolorosos. El estímulo ayuda a descomponer el ácido láctico que forma pequeños cristales. Estos cortocircuitos son resultados de un aumento del flujo energético del sistema nervioso en el área de las indicaciones.

Técnicas para equilibrar los órganos

Puntos reflejo de la mano

Los puntos de la mano pueden estimular reflexivamente nuestros órganos debido a las conexiones nerviosas.

Aplique el aceite elegido sobre los puntos reflejos de la mano. Presione profundamente con el pulgar o los nudillos y aplique un movimiento de balanceo circular por 30 segundos. Si el punto reacciona con dolor o con la sensación de una pequeña descarga eléctrica, hay un desequilibrio. Puede ser estimulado tantas veces como sea necesario.

Puntos reflejo del pie

Estos puntos son parte de las 72.000 terminaciones nerviosas que corresponden al cuerpo. Aplique aceite, frote con el pulgar o los nudillos y aplique un movimiento de balanceo durante 30 segundos. Estos puntos pueden ser estimulados las veces que sea necesario.

Puntos del sistema linfático

Estimula energéticamente y libera el flujo bloqueado de vasos linfáticos asociados.

Aplique una gota de aceite esencial apropiado para cada punto linfático. Usando los cojines de los dedos delanteros y, el pulgar en la parte trasera, frote con brío cada punto usando un movimiento de rotación durante 15 segundos. El dolor o la reacción indican la gravedad de la obstrucción. Se puede aplicar una segunda estimulación después de un intervalo de recuperación de dos minutos. No se deben sobre estimular estos puntos.

Estimulación del músculo

Cada músculo comparte un meridiano de acupuntura con un órgano. Al estimular reflexivamente los músculos, se puede energizar los órganos. Aplique una pequeña cantidad de aceite vegetal, con unas pocas gotas del aceite esencial apropiado. Aplique vigorosamente con la yema del dedo realizando movimiento circular, a partir de músculo de origen, hacia la inserción del músculo, y viceversa.

Meridianos

Los meridianos son corrientes de energía que conectan nuestro cuerpo con los músculos y órganos. Ponga unas gotas de aceite esencial en la yemas de sus dedos y rastree el meridiano ligeramente varias veces para estimularlo, fluya en la dirección indicada del meridiano.

Agradecemos a James Minckler por su amorosa contribución a la técnica de equilibrio de los órganos.

Reiki

El reiki es una práctica de curación suave en el que, una persona impone sus manos sobre el cuerpo de otro (o su mismo cuerpo). El reiki también puede ser practicado a distancia sobre alguien. La curación a través del tacto, se remonta probablemente a los orígenes de la familia, cuando una persona primero se acercó a tocar a otro para aliviar su dolor.

Durante una sesión de reiki, se da una canalización o un enfoque de la energía a través de las manos del practicante. El receptor puede sentir calor cuando las manos se colocan, aunque la identificación de la sensación, no es necesaria para que el reiki sea eficaz. Estos beneficios son con frecuencia notados:

- Reducción del estrés
- Liberación de dolor o malestar
- Calma emocional
- Relajación profunda
- Conciencia espiritual ampliada
- Estado de meditación
- Aumento de la intuición
- Mayor bienestar.

Reiki significa "energía vital universal". El "ki" en reiki es lo mismo que el "qi" chino (o chi) y se refiere a la fuerza de la vida interna, que anima a todos los seres. Dr. Mikao Usui, un ministro japonés (1865-1926), redescubrió los métodos curativos de antiguos maestros espirituales. Estos incluyen una secuencia para la colocación de las manos, así como el uso de símbolos de gran alcance. Estas enseñanzas se desarrollan y se volvieron reiki. El reiki estimula los procesos naturales de curación del cuerpo y ayuda a crear un espacio interno para la curación. Según Deepak Chopra, "un nivel de total relajación profunda es la condición previa más importante para curar cualquier enfermedad". Reiki es una excelente modalidad para lograr la relajación profunda.

La energía sigue el enfoque de la atención. Cuando se toca el cuerpo, ki se despierta y fluye más fácilmente. El movimiento de ki es esencial para la salud y la felicidad. Reiki es una forma fácil de promover y aumentar la circulación de esta energía invisible.

Los practicantes de reiki están asociados ya sea, con el sistema tradicional, Usui Shiki Ryoho, o con variaciones más recientes. Diferente niveles de certificación están relacionados con las "iniciaciones" recibidas. Las iniciaciones son prácticas formales utilizados por un maestro de reiki o, para abrir un canal de energía reiki en el practicante estudiante.

El procedimiento de la sintonía en sí mismo puede ser un evento espiritual transformador. Ciertos símbolos mentales se enseñan y se utilizan para aumentar la potencia de una sesión y para la curación a distancia.

Mientras que las sesiones pueden variar en estilo, los símbolos utilizados o la colocación de las manos, la curación es siempre influenciada por la interacción sutil del terapeuta, del destinatario y de la energía universal, que tiene su propia inteligencia. Algunos practicantes de reiki combinan con masajes o equilibrio de los *chakras*, con la guía espiritual o emocional, con el uso de cristales, de sonidos, aceites esenciales o de otras técnicas de curación.

Las intenciones del sanador y el destinatario contribuyen en gran medida, al poder de curación. La adhesión a los principios de reiki, promueve la atención y dirige consciente y éticamente la práctica y la vivencia del reiki.

Los principios del reiki:
Sólo por hoy, daré gracias por todas mis bendiciones.
Sólo por hoy, voy a dejar de lado la preocupación.
Sólo por hoy, voy a dejar de lado la ira.
Sólo por hoy, voy a hacer mi trabajo con honestidad.
Sólo por hoy, voy a honrar a mis padres y maestros.
Sólo por hoy, seré amable con mis vecinos y con todo ser viviente.

El reiki es la curación, tanto para el profesional como para el destinatario. Si encuentra resonancia con los principios y el formato reiki, puede considerar no sólo experimentar sesiones como paciente, sino también recibir una formación de practicante de reiki, recibir iniciaciones y dar sesiones a los demás.

Se agradece a Diana Daffner por la información sobre el reiki.

Toque terapéutico

Este es un método en el cual se utilizan las manos para dirigir y transferir el flujo de las energías eléctricas con el fin de mejorar la circulación y restaurar el equilibrio. Estimula la renovación del flujo de la fuerza vital en todo el cuerpo, lo que permite la canalización de la energía para el bienestar de otro. Se puede transferir *Prana* de un individuo a otro. Fluye como un río.

Este texto fue tomado de "Equilibrio de Energía por medio de la salud natural". Agradecemos infinitamente al autor James Minckler.

Capítulo 12
Auto cuidado

Auto masaje *abhyanga*

Abyangha es una antigua técnica ayurvédica de automasaje que se debe practicar diariamente. Sella y protege la piel, calma y tonifica los músculos, centra la mente y proporciona una barrera a la influencia exterior.

La piel es un mecanismo de defensa muy elaborado para protegernos de la invasión de bacterias, virus y la pérdida de humedad. Las glándulas sebáceas dentro de la piel secretan un manto ácido y aceitoso llamada sebo, que forma una capa protectora. Esta capa se puede eliminar si utiliza jabón común, el cual es alcalino. *Abyangha* agrega aceites vegetales y aceites esenciales al manto de la piel sin interrumpir la protección.

Además, este manto es parte de nuestro campo de energía etérico. Mantenerlo fuerte puede protegernos de ser indebidamente influenciados por las emociones externas como la negatividad o el control. Fortalece los centros energéticos e impide ser distraído de su propósito.

Es tradicional practicar el auto*abhyanga* en la mañana antes de ducharse o bañarse. También puede ser útil para el insomnio o la piel muy seca, realizarlo en la noche. Sin embargo, si acostumbra bañarse con agua caliente, es mejor practicar *abhyanga* después del baño.

Mezcla: Es importante preparar o conseguir un aceite medicado adecuado para su tipo de cuerpo y aceites esenciales elegidos para sus problemas de salud específicos. En 250 ml de aceite vegetal utilice de 100 a 150 gotas de diversos aceites esenciales.

El tratamiento

Comience por frotarse la piel con un cepillo de cerdas naturales o con una esponja vegetal seca durante 2 a 4 minutos. Esto eliminará toda la piel y las células muertas en la superficie. Tome su baño o su ducha. Después seque bien su cuerpo. Comience por aplicar su mezcla de aceites en el pie izquierdo, tobillo y pierna. Trabajar con aceite entre los dedos, alrededor del pie, girando alrededor del tobillo, de la pantorrilla, por encima y alrededor de la rodilla. Aplique suficiente aceite para que la piel absorba la mayor parte de ella y, que solo se quede un poco en la superficie. Cuando termine de masajear todo su cuerpo, este exceso será probablemente absorbido.

Trabaje alrededor de su muslo izquierdo y de sus glúteos. Masajee el estómago en sentido horario, alrededor de su cuerpo y su espalda baja. Sus movimientos deben ser fluidos, rítmicos y suficientes para estimular los músculos profundos. Trabaje con el aceite en su pecho y alrededor de los pechos, hacia arriba, sobre los hombros. Siga con los brazos hacia abajo en el antebrazo y masajee las manos y los dedos. Volviendo hasta el cuello puede cambiar de mezcla (existen mezclas especiales para el rostro como "Earth Essentials Florida"). Realice círculos delicados en la cara, pase suavemente sobre la delicada piel debajo de los ojos. Masajee el cuero cabelludo sin aceite, así es más estimulante y vigorizante. Pase bajo el brazo derecho, el pecho y el hombro derecho, el abdomen y la espalda baja, glúteo derecho, muslo y, finalmente, la pierna derecha y el pie. Termine su autotratamiento con trazos largos desde sus pies, cruzando el pecho, el brazo opuesto, terminando con una sacudida vigorosa de los dedos, como si arrojara agua de las puntas de los dedos. Todo este tratamiento debe tomar 5 a 10 minutos. Utilice una toalla para retirar cualquier resto de aceite.

Baño

Una forma favorita para relajarse, renovarse y rejuvenecer es tomar un baño con aceites esenciales o una decocción de hierbas. No use agua caliente, ya que tiende a secar la piel. Mientras que el agua del baño tibia se está llenando, tómese unos momentos para cepillar la piel seca, esto estimula su circulación (que se describe más adelante en este libro). Realice movimientos enérgicos y circulares por todo el cuerpo para eliminar las células muertas y para destapar los poros. Justo antes de entrar en la bañera, añada 15 a 30 gotas de aceites esenciales al agua del baño. De esta manera se puede disfrutar de todos los beneficios de los aceites, antes de que se evaporen. Los baños pueden ser refrescantes, estimulantes, fragantes, curativos e induce al sueño. Pueden ser mejorados con música suave, velas, cristales, y meditación. Tómese el tiempo para crear el ambiente que desee. Disfrute su baño.

Respiración

La respiración es vida. Sin ella no hay vida. Un aporte de oxígeno adecuado es la esencia de la fuerza vital llamada *Prana*.

La respiración es el acto de la inhalación y la exhalación, que se traduce en un intercambio de gases entre la sangre y el aire. Con cada inhalación, el pecho se expande, y el diafragma baja, provocando que los pulmones se llenen de aire. Durante la exhalación se contrae el pecho y el diafragma se retrae, expulsando el aire fuera de los pulmones. El consumo máximo de oxígeno y la explosión de carbono dióxido se lleva a cabo por las costillas y el diafragma. Cada persona tiene su propio ritmo de respiración, de acuerdo a su capacidad pulmonar. Normalmente un adulto realiza entre 14 a 20 respiraciones por minuto. El ritmo de la respiración se ajusta automáticamente a nuestra tasa de consumo de oxígeno y acumulación de CO_2. Cuando estamos bajo tensión la respiración se vuelve superficial y el cuerpo almacena la tensión en sus tejidos y órganos. El proceso de la respiración interconecta la mente consciente con el subconsciente. Si empezamos a centrarnos en nuestra respiración, podemos alterar nuestro estado consciente y relajar nuestros tejidos. La respiración puede dar lugar a la regeneración celular, la vitalidad y la salud. El trabajo de la respiración abre las puertas a nuevas experiencias. Cualquier bloqueo y circuito de retención comienzan a desaparecer. La ciencia de la respiración ha sido utilizada por los yoguis, *rishis*, y santos para lograr un estado de felicidad de la conciencia. La respiración reforma nuestros sistemas de creencias, patrones y comportamientos. Comience por tratar de ser consciente de su respiración durante el día. Utilice su respiración cuando se encuentre en estados de ira, ansiedad, o cualquier forma exagerada de emoción que lo aleja de la paz. El cáncer no puede vivir en un cuerpo lleno de oxígeno.

¡Diez buenas razones que demuestran lo importante que es la respiración consciente!

1. Mantiene un buen control sobre nuestras emociones.
2. Hace buenos cambios en nuestros patrones mentales.
3. Aclara los pensamientos negativos.
4. Fortalece el cuerpo entero.
5. Relaja la mente.
6. Ayuda con el sueño y la tensión.
7. Ayuda a la circulación.
8. Asiste al proceso de envejecimiento, el mantenimiento de un cuerpo joven.
9. Para tener más energía.
10. Para tomar la responsabilidad de su vida.

Diferentes técnicas de respiración

Respiración conectada: Respirar por la nariz y exhalar a través la boca. Al exhalar, imagine que usted está dejando de lado cualquier emoción que no sea amor. Esta respiración se utiliza para integrar el cuerpo-mente y para crear conexión espiritual. Usted puede respirar lentamente o poderosamente, sin ejercitar ningún control sobre la exhalación. No fuerce la exhalación, solo déjala ir.

Respiración alternada: Coloque el índice derecho y el dedo medio en su frente. Coloque el pulgar derecho sobre su fosa nasal derecha dedo anular derecho en su fosa nasal izquierda, para que pueda abrir y cerrar las fosas nasales de forma alternada. Luego, utilizando el pulgar derecho, cierre la fosa nasal derecha. Tome una respiración lenta y profunda a través de la fosa nasal izquierda. Guarde una pausa. Abra la fosa nasal derecha, cierre la fosa nasal izquierda con el dedo anular, y exhale lentamente. Luego inhale lentamente por la fosa nasal derecha. Haga una pausa. Abra la fosa nasal izquierda, cierre la fosa nasal derecha y exhale lentamente. Continúe respirando de manera alternada por las fosas nasales durante cinco minutos. Esta respiración aporta equilibrio a los hemisferios derecho e izquierdo del cerebro. Es bueno realizar esta práctica antes de iniciar su meditación.

La respiración diafragmática o respiración de fuego: Esta técnica se realiza sentado en posición de loto con las piernas cruzadas o, en medio loto o en una silla, en función de lo que usted sienta más cómodo. Coloque las manos en su regazo con las palmas mirando hacia fuera. Exhale con fuerza por la boca haciendo el sonido "SAT" (grande), mientras inhale produzca el sonido del "NAM" (verdad).

Haga esto durante 108 respiraciones. Termine con una inhalación profunda, que dure el mayor tiempo posible. Esta respiración estimula la energía Kundalini.

El ejercicio de la estrella: De pie, con las piernas abiertas y aparte, con los brazos en línea recta desde los hombros con ambas manos hacia abajo. Extienda la cabeza hacia atrás hasta que vea las estrellas. Escoja una y concentrese en ella. Empiece a inhalar y exhalar por la nariz en una respiración diafragmática rápido.

Haga estas respiraciones 108 veces. En el último aliento, tome una respiración profunda, apriete los músculos del suelo pélvico y visualizar la energía subiendo por su frente. Exhale libremente. Este ejercicio fortalece el sistema nervioso, brinda resistencia y reconstruye los tejidos.

Respirar los elementos

Es preferible hacer este ejercicio al aire libre.

Tierra: Cuando le sea posible, siéntese en el suelo con las piernas cruzadas, la columna recta, como si un hilo lo estuviera jalando hacia arriba. Ponga su mano izquierda en el suelo y la mano derecha hacia arriba. Respire y sienta la energía de la tierra entrar por nuestra mano izquierda y en todo nuestro cuerpo. Con la exhalación, sienta la energía de la tierra a través de su mano derecha. Pida a esta energía, que le permita ser consciente y constante. Repita por 7 respiraciones.

Aire: Respire lentamente y tranquilamente por la nariz. Enfoque su atención en el centro de su corazón. Incline la cabeza hacia atrás mirando hacia el cielo sin centrarse. Permítase fusionar con el aire y el éter.

Agua: Párese en el mar o en el agua, o bien siéntese cerca de un cuerpo de agua como el mar, un lago o río o coloque un recipiente con agua, en frente de usted. Pídale al agua que lo limpie. Inhale la energía del agua para todo el cuerpo y exhale. Concéntrese en su respiración.

Fuego: Enciende una vela. Siéntese con la palma de su mano izquierda hacia arriba, relaje sus rodillas y mantenga la vela con la mano derecha. Inhale y lleve el aire hacia su ingle, dé siete vueltas con la vela, en sentido horario. Exhale. Lleve la vela a unos 8 centímetros por debajo del ombligo. Inhale, sin sacar el aire, rote la vela siete veces en sentido horario. Exhale. Repita de nuevo a nivel del diafragma, del corazón y de la garganta. A continuación, mantenga la vela al nivel del centro de la frente a unos 25 centímetros de sus ojos. Tome una respiración. Mire la llama de la vela, primero con el ojo izquierdo durante 3 respiraciones, luego con el ojo derecho durante 3 respiraciones. Por último, mire la llama con los dos ojos durante 3 respiraciones. Apague la vela. Cierre los ojos y medite.

Cromoterapia

La luz es la máscara del Creador. Toda la vida en la Tierra depende de la luz del sol, que es fuente de luz y de energía. El color representa las diferentes cualidades de la luz. Es la fuerza masculina o positiva en la naturaleza; el color es la fuerza femenina o negativa.

El alma siempre vive en color. Para el alma, el color es tan necesario como el aire lo es para el cuerpo. Cuando eliminamos el movimiento de la luz o del color, no se puede detectar la materia. Recibimos todo el conocimiento del universo a través de esta radiación electromagnética. La luz blanca contiene las energías de todos los elementos y productos químicos que existen en el sol. El cuerpo físico absorbe la luz blanca del sol de la atmósfera y las energías se dividen en componentes de colores, que a su vez fluyen a través de las diferentes partes del cuerpo para vitalizarlo. La luz es una fuerza que estimula el crecimiento. Todo ser viviente depende de ella para crecer y mantener su forma. En la naturaleza, la luz produce cambios químicos. Al cambiar las cualidades de la luz, podemos provocar cambios químicos en el cuerpo. Por lo tanto la luz, cuya fuente es la energía solar, es una de las mayores fuerzas curativas de la naturaleza.

En 1665, Isaac Newton centró la luz solar a través de un prisma y encontró la presencia de siete colores básicos. Nuestro cuerpo es también un prisma que refleja esta luz blanca. La terapia del color o cromoterapia es la ciencia del uso de diferentes colores para cambiar o mantener las vibraciones del cuerpo a una frecuencia que promueva una buena salud y una plena armonía. La curación por medio del color fue el primer tipo de terapia utilizada por los seres humanos. Es un método propio de la naturaleza para mantener el cuerpo en equilibrio, con los ritmos de la vida. El color expresa la forma en que pensamos. Nuestras emociones y acciones afectan el campo electromagnético que nos rodea y, se reflejan en nuestra aura. El color puede ayudar a restablecer el equilibrio, los bloqueos o desequilibrios de esta energía pueden dar lugar a la enfermedad. El uso del color puede ayudar a restaurar la vitalidad del cuerpo etérico, a través de la proyección de rayos de colores específicos, que luego son absorbidos por los *chakras*. Las hipófisis transforman estos colores para revitalizar las energías y, reconstruir los centros que son bajos en energía. La sanación por cromoterapia nos enseña a trabajar con la luz. El uso del color es una de las muchas herramientas naturales disponibles para ayudarnos a caminar en equilibrio con el universo.

La vida es color y cada órgano tiene un color específico. Cada color tiene una inteligencia y una polaridad, conozca su papel funcional y, trabaja selectivamente. El color es un vibrador energético que puede activar un órgano, glándula o cualquier sistema en el cuerpo. La aplicación de frecuencias y del campo de fuerza electromagnético correcto, va a cambiar la función alterada del cuerpo y, ayudarlo a regresar a sus patrones originales. Esta energía, es el resultado de la aplicación de color y, es muy importante en el proceso de curación. Este método de curación va a crear una armonía en el equilibrio de la mente y del cuerpo. La terapia del color es muy eficaz, ya que ayuda a mantenerse en equilibrio.

La curación por el color no es sólo física, sino también espiritual, por lo tanto constituye un vínculo entre nuestro cuerpo físico niveles más finos y vibraciones espirituales de conciencia de niveles superiores. El color es el puente entre el cuerpo interior y el exterior. Las vibraciones de color son la energía de la propia fuerza vital y, están aquí para ayudarnos en nuestro crecimiento y nuestra determinación hacia lo Único, que es nuestro objetivo final. Mientras más íntimas sean nuestras experiencias con los colores, más en sintonía estaremos con el universo.

Tenemos un mínimo de luz ultravioleta que la mayoría de nosotros no cumple, ya que muchos productos modernos cortan la porción del espectro y porque no pasamos suficiente tiempo al aire libre. Podemos aumentar nuestra exposición a la luz de espectro completo estando simplemente más en el sol. La luz reemplaza automáticamente la oscuridad.

Colores primarios: Rojo, azul y amarillo

Colores opuestos:

Rojo- azul
Naranja- índigo
Amarillo- violeta
Verde es neutral

Colores cálidos:

Aumentan la actividad y la circulación. Estimulan las funciones.

Rojo: El color más cálido y tiene la longitud de onda más larga visible en el espectro.

Naranja: Asiento del alma.

Amarillo: Brinda una sensación de bienestar

Colores fríos:

Disminuyen la actividad y la circulación. Alientan las funciones.

Azul: Un sedativo, suprime e inhibe.

Índigo: El color más fresco y el más difícil de visualizar.

Violeta: Posee la longitud de onda más corta en el espectro visible. Es el color de la transformación.

Colores tonificantes:

Ayudan a promover las funciones.
Verde: Es un regulador y equilibrador.

Cuando el cuerpo se siente demasiado frío, la aplicación o la visualización del color verde traerá una sensación de calentamiento. Cuando el cuerpo se siente demasiado caliente, la aplicación o la visualización de verde traerá una sensación de frescura.

PH del color

Rayo ácido: Rayo azul, añil, violeta.

Rayo alcalino: Rayo rojo, naranja, amarillo

Rayo neutro: Verde

Proyección

La aplicación de color puede subir o bajar la temperatura del cuerpo. El color es una vibración eléctrica específica muy poderosa. Estas terapias deben usarse con discernimiento y prudencia. Siempre se debe añadir color al cuerpo, nunca disminuirlo. Cuando se utilizan luces, se recomienda una frecuencia de 25 vatios. Cuanto mayor sea la potencia, más corto deberá ser el tiempo de exposición. Utilice la terapia de colores para iniciar cualquier terapia física y mental.

Procedimiento

En la naturaleza, todo tiene una cierta frecuencia vibratoria. Cuando una persona está sujeta a un color determinado cambia su salud mental y su actividad muscular. Se puede realizar un monitoreo muscular para determinar qué frecuencia de color es necesaria para mantener el equilibrio.

1. Realice pruebas para determinar el color más importante requerido para mantener el equilibrio.

2. Realice pruebas para determinar el tiempo de exposición requerido.

Modificador de conducta

El color nos permite darnos cuenta de que el universo no está en desorden. El color puede ser utilizado para ayudarnos a caminar en equilibrio y armonía.

La bioluminiscencia

El cuerpo crea su propia energía. Producimos nuestro propio mundo. El cambio debe venir desde dentro.

Equilibrando la respiración

Para equilibrar los *chakras*, durante la respiración, visualice que inhala un arco iris por la nariz. La visualización debe ser suficientemente fuerte para cambiar el color del aire, a medida de que entra al cuerpo. Un arco iris muestra la calidad de la espiritualidad absoluta. Trasciende la distinción entre las dimensiones físicas y no físicas. Es importante inhalar arco iris ya que somos lo que pensamos. Una respiración apropiada y profunda ampliará el campo del aura y traerá energía a todo el cuerpo.

Poder del pensamiento

Lo físico da vida al cuerpo etérico. Sin emociones, los pensamientos son de poco valor. La actividad es el resultado de pensamientos emocionalmente cargados. Si las acciones se sienten bien, la motivación interna es satisfecha. Se requiere respirar colores, enfocando directamente a la zona requerida utilizando la visualización creativa.

Violeta: Para convertirse en maestros de nuestra imaginación y alcanzar el control de nuestros pensamientos.

Índigo: Para tener una visión del futuro que es tan poderosa que se vuelve realidad.

Azul: Cuando la devoción trasciende los pensamientos, conceptos y suposiciones.

Verde: Para disminuir el impulso de poseer y sentirse seguros. Ayuda a confiar en el Universo para que podamos darnos cuenta de nuestra unidad.

Amarillo: Para descubrir el sentido propio que incluye todos los demás auto sentidos, así como, experimentar la disolución de la separación entre nosotros y los demás.

Naranja: Para poder compartir lo que somos y ser capaces de reflejarnos e identificarnos con los demás.

Rojo: Máxima expresión para alcanzar nuestro pleno potencial.

Alimentos

• La comida puede ser utilizada como terapia de color ya que, el cuerpo convierte los alimentos en luz. El color es un alimento natural para el cuerpo. La comida es un método de introducción de color al cuerpo. El alimento físico es el más lento y menos eficaz. Tenemos menos control sobre nuestra comida emocional. El alimento mental es mejor y más eficaz. El apetito es una afirmación del ser.
• El agua es un medio de almacenamiento de la luz solar. Cargue agua potable en vidrio de color durante 24 horas.
• Cuando la comida se seca al sol, el color se vuelve más fresco.

Alimentos y color

La comida es un excelente medio de aplicar color en el cuerpo.

Violeta: Brócoli púrpura, uvas, moras, remolacha y vino. Cualquier cosa que cambia de color cuando se cocina.

Índigo: Igual que el violeta y el azul.

Azul: Ciruelas, arándanos, uvas y papas.

Verde: Espinaca verde, guisantes, judías verdes, col, jugo de pasto de trigo y lechuga.

Amarillo: Pomelo, mango, bananos, limones, duraznos, calabaza, melón, frijoles y nueces.

Naranja: Zanahorias, calabaza, naranjas, albaricoques, maíz dulce, mandarinas, camotes y cereales.

Rojo: Cerezas rojas, pimientos, rábanos, cebollas, tomates, queso de soya y todas las proteínas.

El color y los sistemas del cuerpo

El color representa potencias químicas en altas octavas vibracionales. Hay un color particular para estimular cada órgano del cuerpo. Al conocer la cromoterapia, la acción de los colores permitirá equilibrar y diferir en los diferentes sistemas y órganos del cuerpo. La aplicación del color correcto ayudará a equilibrar las acciones de cualquier sistema que se encuentre fuera de equilibrio en su función o condición.

Violeta: Diurético. Purifica la sangre. Promueve el crecimiento óseo. Detiene el crecimiento de tumores. Controla el exceso de hambre. Ayuda a mantener el equilibrio de sodio y de potasio. Deprime el sistema nervioso motor y el sistema linfático. Promueve el pensamiento. Promueve la meditación profunda.

Ayuda en las siguientes condiciones: Problemas de vejiga, condiciones de la piel, trastornos mentales, dolor del nervio ciático, tumores y calambres.

Índigo: Refrescante y astringente. Reduce o incluso detiene el sangrado. Deprime la respiración y es bueno para la tonificación muscular. Es un purificador que alivia la inflamación. Ayuda a filtrar la radiación. También afecta a los niveles emocionales y espirituales. Mejora el olor.

Ayuda en las siguientes condiciones: Convulsiones, temblores, locura, problemas nasales, inflamación del apéndice, ojos y oídos.

Azul: De los mejores antisépticos. Ayuda a sanar quemaduras rápidamente. Suprime la fiebre. Promueve el crecimiento. Aumenta el metabolismo. Bueno para la impaciencia y la hiperactividad.

Ayuda las siguientes condiciones: Problemas de picazón, histeria, quemaduras, con exceso de peso, fiebre, vómitos, garganta.

Verde: Desinfectante. Alivia la tensión. Dilata los capilares y produce una sensación de calor. Color curativo maestro que regula el cuerpo etérico.

Ayuda en las siguientes condiciones: Enfermedades del corazón, fiebre del heno, problemas respiratorios y estomacales.

Amarillo: Estimulante digestivo. Activa los nervios motores y genera energía en los músculos. Funciona favorablemente la digestión. Afloja los depósitos de calcio y estimula el flujo de la bilis.

Ayuda en las siguientes condiciones: Inflamación de las articulaciones, indigestión, enfermedades de la piel, problemas de la sangre y de energía, estreñimiento y trastornos nerviosos.

Anaranjado: Antiespasmódico. Aumenta la circulación linfática. Favorece la ingesta de calcio. Aumenta la frecuencia del pulso, pero no eleva la presión sanguínea. Da vida a las emociones y crea una sensación general de bienestar.

Ayuda en las siguientes condiciones: calambres y espasmos musculares, hipoactividad de la tiroides, resfriados, cálculos biliares, enfermedades pulmonares y alteraciones metabólicas.

Rojo: Energizante. Estimula los nervios y el sistema sanguíneo. Produce adrenalina. Excita el nervio cefalorraquídeo y el sistema nervioso simpático.

Ayuda en las siguientes condiciones: Bajo conteo de glóbulos rojos, congestión pulmonar, parálisis, y envenenamiento de la sangre.

Los pasajes anteriores son del libro de James Minckler, "Equilibrio de energía para la salud natural". Agradecemos su generosa contribución.

Compresas

Las compresas son eficaces y representan un perfecto tratamiento inmediato debido a que el agua caliente abre los poros de la piel por los cuales, los aceites esenciales penetran la piel doscientas veces más rápido que el agua sola. Para hacer una compresa, mezcle de 5 a 10 gotas de aceites esenciales en un litro de agua caliente. Sumerja una toalla pequeña, exprima la mayor parte del agua y aplique caliente a la superficie. Puede añadir una botella de agua caliente o una almohadilla térmica para mantener la compresa caliente durante un período de tiempo más largo, lo que promueve la penetración de los aceites esenciales.

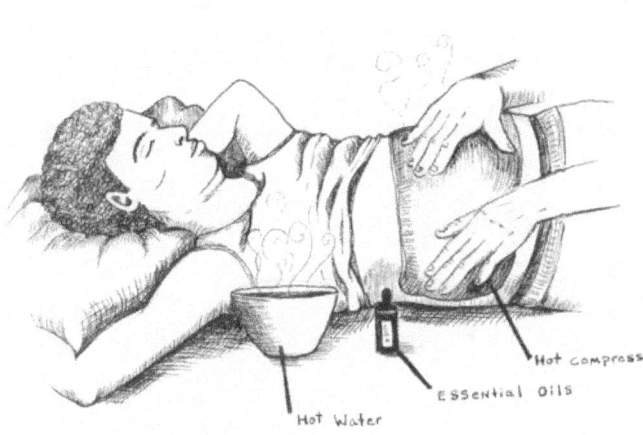

Las compresas son utilizadas para condiciones específicas, por lo tanto, es importante ser consciente del tipo de constitución del cuerpo que se está tratando. Recuerde que el dolor suele ser una indicación de desequilibrio *vata*. Debido a que *vata* es frío, se tendrá que usar una compresa tibia. Las condiciones *pitta* se caracterizan por enrojecimiento, inflamación y calor. En áreas de desequilibrio *pitta*, es mejor utilizar compresas frías o tibias. Las condiciones *kapha* se caracterizan por una falta del movimiento de los fluidos, por la hinchazón y la congestión. Una vez más, en este caso las compresas tibias o calientes son las mejores. Si se coloca una compresa en un órgano, use preferentemente una compresa fría para un órgano que es hiperactivo, y use una compresa tibia o caliente en un órgano que es poco activo. Elija los aceites esenciales adecuados para el tipo de cuerpo específico a tratar.

Las contraindicaciones para las compresas frías son:

1. Ya sea local o general, el frío no debe ser aplicado a individuos debilitados, de la tercera edad, la infancia, la caquexia, enfermedades cardiovascular avanzada, entre otros.

2. No aplique cuando el paciente está frío y temblando.

Reglas generales de aplicación de frío local

1. Evite la aplicación prolongada y, por lo tanto, posible congelación.

2. Coloque un paño húmedo frío entre la compresa fría y la piel. Nunca aplique directamente.

3. Aplique calor simultáneamente a otras partes del cuerpo para evitar generalizar la sensación escalofriante, particularmente sobre el corazón y la cabeza, donde el exceso de vasoconstricción puede ser contraindicado.

4. Caliente al paciente después del tratamiento si se presentan escalofríos.

Efectos fisiológicos del calor local

Local

1. La dilatación de los vasos sanguíneos y linfáticos

2. Aumenta la actividad de glóbulos blancos

3. Aumento de la transpiración

4. Alivia los espasmos musculares y por lo tanto el dolor. Sedante del sistema nervioso.

6. Induce a la dilatación de los vasos sanguíneos y linfáticos en los tejidos más profundos, dependiendo del sitio de aplicación en la piel.

General

1. Aumenta la transpiración
2. Aumenta la velocidad de circulación y el corazón
3. Reduce la presión arterial
4. Aumenta la respiración
5. Aumenta la formación de orina con la pérdida de agua, sales, urea y sustancias nitrogenadas
6. Aumenta levemente la alcalinidad

Las contraindicaciones de calor local

1. Proceso inflamatorio agudo en especial, cuando se acompaña de fiebre o supuración.
2. En condiciones con tendencia a la hemorragia.
3. En tumor maligno.
4. Durante el embarazo.
5. Durante hinchazones encapsulados donde haya una condición de vasodilatación que puede causar dispersión o ruptura.
6. Cuando hay una deficiencia de la reacción nerviosa térmica.
7. Tuberculosis aguda.
8. Gangrena diabética.

Reglamento general de aplicación de calor local

1. Verifique su temperatura, antes de realizar una aplicación de calor.

2. Cuando se aumenta el calor, como con una lámpara infrarroja o almohadillas eléctricas, disminuya o interrumpa el proceso cuando se produce el exceso de calor.

3. En fomentos u otro tipo de aplicación de calor por contacto directo, asegúrese que la piel este seca. Debido a la humedad, la generación de vapor puede causar ardor.

4. Proteja las prominencias óseas y áreas sensibles del contacto directo con el calor, cubriéndolas con almohadillas o toallitas.

5. Cuando hay congestión cerebral, y en casos de fiebre, aplique compresas frías sobre la cabeza.

6. Nunca aplique calor durante un período prolongado de tiempo para evitar la congestión prolongada del tejido.

Cepillado en seco

La fricción suave del cepillo seco sobre la piel es una técnica altamente efectiva para la limpieza del sistema linfático y para estimular la circulación. El cepillado diario promueve la eliminación rápida de toxinas y ayuda a tonificar y a tensar la piel. Un típico cepillo de baño con cerdas naturales funciona mejor. Se debe mantener seco y no deberá ser usado para bañarse. El cepillado se puede realizar en cualquier parte del cuerpo excepto en la cara. La piel debe estar seca. Cepíllese en un solo sentido dirigiendo su movimiento hacia el área del abdomen inferior. Cepíllese el cuello y el tronco. Cepille los brazos, las piernas y los glúteos. Lleve a cabo esta terapia altamente estimulante y vigorizante diario durante 5 minutos. Realizarla dos veces al día es lo ideal.

Ayuno

Ayunar es tomar un descanso del consumo de alimentos. Permite a los órganos vitales descansar, limpiarse y reconstruirse. Algunas personas ayunan por cuestiones espirituales, otras para limpiar su cuerpo, y otras para adquirir mayor claridad mental. Mahatma Gandhi ayunó para reivindicar la libertad de su país, para liberarlo de la opresión y, para obtener que los musulmanes y los hindús dejaran de pelear entre sí. El ayuno es una manera de mejorar su salud. El ayuno promueve la desintoxicación del organismo pues permite eliminar el exceso de toxinas. También libera una gran cantidad de energía utilizada en el proceso digestivo para reconstruirse a sí mismo o para curar cualquier enfermedad. Cuando usted observa los animales en la naturaleza o incluso sus propias mascotas, van a dejar de comer cuando no se sienten bien. Cuando nos enfermamos con un virus o una gripe, a menudo perdemos todo deseo de comer.

Cuando *ama* (toxicidad) se ha acumulado en el cuerpo, es un buen momento para ayunar. Algunos signos de la presencia de *ama* incluyen fatiga, mal aliento, fuerte olor corporal, lengua sucia, indigestión, gases fétidos o heces malolientes.

Las personas que se encuentran en buen estado de salud no tienen necesidad de ayunar. Sin embargo, es posible que desee ayunar estacionalmente, con el fin de preservar su salud y prevenir la enfermedad. Cuando alguien está involucrado en un nivel de enfermedad grave y es demasiado débil o demacrado, el ayuno no se recomienda hasta que la fuerza haya regresado.

El mejor momento para ayunar o hacer limpieza en el cuerpo es cuando la energía es alta y la mente está lista para asumir temporalmente su vida sin comida.

Cuando alguien lleva una dieta "chatarra" de carne, azúcar refinado, alimentos procesados y fritos, lo mejor es seguir una dieta de limpieza antes de intentar ayunar. Después de seguir esta dieta, entonces podrá hacer más fácilmente un ayuno.

Dieta de eliminación o de limpieza

Este programa se puede utilizar para la preparar un ayuno de agua o de jugos, especialmente si usted ha estado llevando una dieta de comida "chatarra".

1. Elimine todas las carnes de su dieta. Coma huevos, lácteos, frutos secos, cereales, hierbas, legumbres, verduras y frutas durante una semana.

2. A continuación, elimine todos los productos lácteos y los huevos. Coma cereales, hierbas, frijoles, verduras, nueces, semillas y frutas durante una semana.

3. A continuación, elimine todos los frutos secos, semillas, frijoles y cereales. Coma verduras, hierbas y frutas durante una semana.

4. A continuación, elimine todos los vegetales. Coma sólo frutas, hierbas y tés de hierbas durante una semana.

Nota: Asegúrese de beber mucha agua.

Ahora ya está listo para un ayuno de agua. Durante esta limpieza, elija alimentos que son mejores para su tipo de cuerpo (orgánicos si es posible).

Es posible que esta dieta de eliminación no sea adecuada para algunos problemas de salud. Si es el caso, consulte previamente a un profesional.

Combinar ayuno con un retiro es lo ideal. Tómese el tiempo fuera del trabajo, pasee en la naturaleza y centrarse en sí mismo. El trabajo, el ruido, los disturbios, las personalidades desagradables, gente comiendo o preparando alimentos, todo esto hace el ayuno más difícil. Es bueno estar en un lugar calientico o estar preparado para vestir cómodamente. Permítase largas horas para dormir, descansar y leer libros inspiradores.

Existen muchos diferentes tipos de ayunos, algunos son a base de jugos, de frutas, a base de hierbas, o de agua.

Cual sea el tipo de ayuno, es importante crear un ambiente tranquilo y agradable para nosotros mismos. No intente ayunar mientras está trabajando. Si nunca ha ayunado, comience con un día a la semana, luego, la semana siguiente haga dos días de ayuno, luego tres días, hasta lograr la semana de ayuno. Beba muchos líquidos o agua, la selección de los jugos debe hacerse de acuerdo a su tipo de cuerpo. Para *vata*, el ayuno debe ser limitado, pero si es necesario, ayune con jugos o agua de manantial.

El cepillado de la piel es muy importante para estimular y limpiar la piel. La limpieza del colon debe hacerse cada día de ayuno para eliminar las toxinas que están siendo evacuadas. Para la limpieza del colon, los tés de hierbas son mucho mejores que el agua. Los colónicos deben ser realizados por un profesional. Un botiquín de casa para enemas puede ser útil. El ejercicio ligero (caminar, nadar), sudar, tomar un saunas y respirar; todo esto ayuda a la eliminación de toxinas.

Después de unos días de ayuno puede experimentar la lengua cargada, mal aliento, dolor de cabeza o dolores. Estos síntomas son pasajeros. Beba más líquidos. En los ayunos largos, es posible experimentar una recurrencia de enfermedades antiguas que los profesionales de la naturopatía llaman una "crisis curativa". Esto pasará también. Si usted hace la limpieza recomendada en la página anterior, es menos probable que ocurra.

Cuando ayuna para combatir una enfermedad, asegúrese de que usted esté bajo supervisión de un profesional de salud.

Los programas ayurvédicos de *panchakarma* están especialmente diseñados para las desintoxicaciones estacionales. Ha sido demostrado a través el tiempo que limpian y reconstruyen todos los órganos de una manera sistémica.

Saliendo del ayuno

Romper el ayuno correctamente es tan importante como la forma de iniciarlo. El ayuno y la fiesta es una combinación que puede ser peligrosa para su salud. Es necesario observar una progresión gradual para volver a los alimentos sólidos. Cuando el ayuno es sólo de 3 días de duración, se puede romper con jugos de frutas y frutas en el cuarto día. En el quinto día, beba jugos de verduras y coma verduras al vapor. En el sexto día, coma ensaladas, caldos, y cereales integrales. Luego, en el séptimo día, empezar a comer una dieta completa de alimentos integrales sanos, vigilando comer cantidades moderadas y observe buenas combinaciones de alimentos.

Recuerde que su estómago no es más grande que sus dos manos unidas formando una bola. El estómago es musculoso y se puede estirar más, pero es mejor cuando no tiene que hacerlo.

El ayuno puede ser una experiencia muy gratificante. Podemos comprobar que nuestra fuerza no proviene de los alimentos, sino de nuestras conexiones internas. Si nos permitimos dejar de lado nuestras preocupaciones diarias y confiamos en nuestra fuerza interior y nuestra determinación, podemos experimentar un proceso de sanación interna. Un proceso que, una vez terminado, trae un sentido de paz interior y de serenidad.

Parches de aceites esenciales

Los parches de aceites esenciales son muy fáciles de preparar y de usar. El método más conveniente es colocar aceite esencial sobre una compresa o una curita y colocarla en el lugar del cuerpo indicado. Son muy poco visibles, sobre todo cuando se usa debajo de la ropa. Otro método consiste en colocar 10 gotas de aceite de semilla de linaza o aceite de prímula en una gasa o una bolita de algodón. A continuación, añada hasta tres gotas de cada uno de los aceites esenciales de su elección. Estos son particularmente útiles cuando se pegan sobre el área de los ovarios, detrás de la oreja, o cualquier otra área. Durante el día, refresque sus parches con aceite esencial o aplique nuevos parches. (Vea la sección "Reflexología" en el capítulo 11 para las áreas en las que se pueden usar estos parches.)

Baño de pies

Un baño de pies es muy beneficioso cuando el cuerpo está bajo estrés o se pasan largas horas de pie. La parte inferior de los pies, así como las manos, tienen numerosas terminaciones nerviosas que corresponden a diferentes órganos en el cuerpo. Es bueno tomarse un baño de pies antes de ir a la cama, mientras lea un buen libro o vea algún programa en la televisión.

También se puede hacer antes de la meditación haciendo un ejercicio de concentración mientras se remojan los pies. Encienda una vela frente a una foto de su gurú, maestro, o una imagen hermosa. Siéntense cómodamente en una silla con las manos sobre su regazo, con las palmas hacia arriba. Coloque sus pies dentro de un balde o de un recipiente de agua. Añada 30 a 40 gotas de aceite esencial (esto varía según la condición que se desea tratar) y, un puñado de sal de mar en el agua. Siéntese en meditación con una imagen y una vela en alineación con los ojos durante 15 minutos. Seque y aplique aceite esencial en sus pies. Elimine el agua, lávese las manos y medite durante 10 minutes. Esta una terapia ideal para el sueño inquieto.

Terapia de inhalación

La inhalación es una gran manera de experimentar beneficios inmediatos de los aceites esenciales, para traer alivio rápido a cualquier congestión, dolor de cabeza sinusal, mejorar el estado de ánimo o varios otros síntomas. Tal vez el método más conveniente y eficaz es la compra de un pequeño inhalador expresamente reservado para este propósito.

Otro método consiste en hervir agua, verterla en un tazón o en el lavabo del baño, y añadir 3 a 5 gotas de aceites esenciales. Coloque una toalla sobre su cabeza para hacer una "tienda". Agáchese sobre el tazón humeante, cierre los ojos y tome largas y profundas respiraciones relajadas. Evite acercarse demasiado del vapor ya que este, puede quemar. Después de tres minutos, la fragancia habrá disminuido, momento en el que usted puede agregar más aceites esenciales o terminar el tratamiento.

Mantra

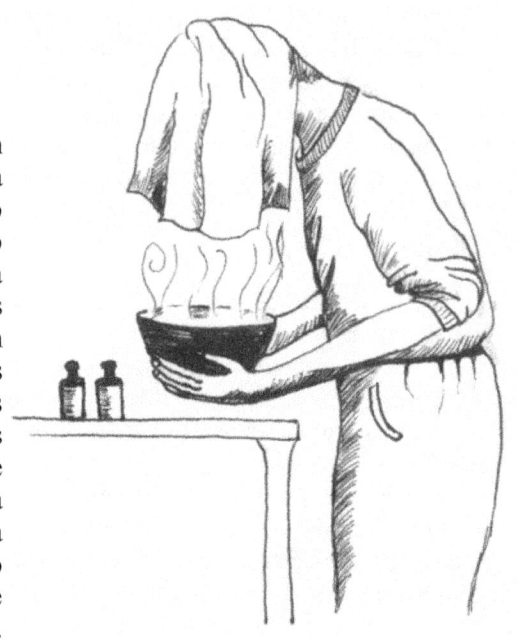

Mantra es una palabra en sánscrito que significa "consejo, repetición o sugerencia". Es un sonido sagrado que se manifiesta como poder espiritual. Los *mantras* son también conocidos como "sonidos primordiales" porque según las antiguas escrituras védicas fueron la causa primordial de la formación del universo. La ciencia también moderna habla de la creación y del principio del universo en términos de sonido, ("la gran explosión"). Cuando producimos los sonidos del *mantra*, nos alineamos con las fuerzas universales.

Hay muchos usos diferentes para los *mantra*. El objetivo principal es abrir los canales de energía del cuerpo y llevarlos a una frecuencia vibratoria más alta. Al producir un sonido que desde la garganta se puede abrir la comunicación y autoexpresión. Las ondas sonoras incrementan la tasa vibratoria en los órganos vitales, provocando el despertar del Espíritu puro y quitando emociones negativas.

El grupo de meditación trascendental (y maestros entrenados por el Dr. Deepak Chopra) dan *mantras* creados a partir de las fechas de nacimiento "individuales". Su fecha de nacimiento numérica contiene dentro de sí el recuerdo de su encarnación. También es posible simplemente sentarse en el espacio de quietud, y escuchar la voz dentro de sí. Vendrán sonidos armónicos conforme se conecta con las corrientes universales. El universo está dentro de uno.

Cantar *mantras*, me lleva a un estado de felicidad y armonía. Si me siento separado o solo o, si creo realidades que no son propicias para mi camino o, no sirven mi propósito, puedo cantar un *mantra* y al instante se calma mi mente y llega la paz interior. En lugar de sentirse constreñido por las experiencias negativas, el *mantra* comienza a resonar el centro del Ser, creando sentimientos y pensamientos de paz. Los sonidos relajan todo el cuerpo y una transformación se produce en su experiencia de vida. Un estado positivo de alegría despierta. En este momento puedo volver a conectarme con mi propósito de servicio y de amor.

Uno no necesita conocer sánscrito o ser hindú, budista, o sufí para cantar un *mantra*. Cualquier sonido que vibra y trae emociones positivas funcionará. Los cantos gregorianos, por ejemplo, son hermosos y armoniosos. Desde el momento que sienta mi cuerpo tenso, empiezo a cantar. Cuando me detiene el tráfico, empiezo a cantar y fluir con la energía divina. Los días que recojo a mi nieto de dos años de la guardería, cantamos juntos de modo que empieza a resonar el *mantra*, y disfrutamos de los sonidos. Nos vinculamos mientras sonríe y, el paseo en el coche pasa rápidamente y de forma pacífica.

Mientras pueda recibir su *mantra* personal, los siguientes sonidos son maravillosos y fáciles de cantar:

En una respiración:

AHHHH UUUUOH MMMM (Aum)

Este es el sonido de la creación; el sonido universal. Soy uno con la fuerza universal.

OM SHANTI

Paz, paz en este universo. La paz en mí. Orden Divino.

RAM

El Dios de la luz, Él que se lleva la oscuridad. Soy uno con la luz.

KLIM (Kleem)

Espíritu de la naturaleza, fuerzas de la naturaleza, estoy en armonía con la naturaleza.

SHYAM (Sham)

Éter, espacio, la esencia, toda creación es espacio. Soy uno con el espíritu que reina sobre todo el espacio.

HUM (Sham)

La dicha desplaza los pensamientos y las energías negativas. Yo soy la dicha.

SHREEM

La creatividad, la prosperidad y la abundancia es mi verdadera naturaleza.

AIM (Aymn)

Concentración, enfoque, centrado soy.

Meditación

La meditación nos permite llegar a un mayor potencial, afinando nuestras mentes. Nos coloca en el camino del descubrimiento de nuestro verdadero Ser. La meditación nos induce a vivir una vida libre de temores, culpas, apegos, juicios, estrés, negatividad e ilusiones. Es el proceso del comenzar a entender, la magia de estar, permitiendo que la belleza aflore desde el interior y la experiencia de nosotros mismos, como la apertura de la flor de loto, abra su magnífico esplendor al mundo.

Para comenzar a meditar es importante estar quietos y saber que no hay nada que hacer, sino simplemente ser. Con la práctica regular, nuestros pensamientos se aquietaran y luego cesaran. En última instancia, se irán al espacio... el vacío... el paso inicial para liberarnos.

Dentro de este espacio de autorrealización, uno puede ir más allá de la realidad convencional y de los apegos, para establecer una conexión con el absoluto; la única verdad real que existe y convertimos en pura Luz.

La práctica de la meditación se convierte en una parte cotidiana de nuestra vida. Podemos aceptar que estamos en este mundo, pero a la vez, entender que no venimos de él y, posteriormente, liberarnos de los apegos, liberándonos del "yo", del "ego". Nuestro cuerpo físico seguirá funcionando en el mundo, pero con más conocimiento y conciencia de la verdad absoluta. Sin preguntamos, cómo es que somos una flor que se convierte en fruta. Todo ya está dentro de nosotros, pero a través de la meditación se abre el espacio hacia lo Divino.

En occidente, la palabra meditación tiene varias aplicaciones. La meditación guiada con imágenes inducidas y la visualización son dos de maneras de inducir un estado meditativo. Usted no tiene que renunciar a todas las posesiones mundanas, o sentarse a los pies de un gurú para conseguir las respuestas. No es necesario buscar sabiduría en libros, en la música o a través del control del pensamiento con técnicas especiales tales como la bioretroalimentación.

La meditación es la quietud de uno mismo. Es el espacio donde usted se convierte en el observador, el conocedor y lo conocido. A través de la meditación, lo Divino despierta dentro de uno. Este ser que siempre está allí, irradiando pura alegría y felicidad eterna, volviendo una y otra vez a través de muchas existencias; un ser físico queriendo dar expresión a lo Divino en forma corporal. El Ser que hemos olvidado en medio de nuestros pensamientos locos despierta y recuerda el único y verdadero propósito de esta existencia. El recuerdo de lo que somos, el descubrimiento del espacio que somos, y siempre será. A través de la meditación, la mente-ego se llena de este espacio y finalmente se rinde. Con la entrega, nos convertimos en compasión y poder absoluto. Las palabras, pensamientos e interrupciones se detienen. Llegamos a realizar nuestro potencial Divino, sintiendo la unidad con todo lo que es. Cuando llegamos a este punto, ya no existe la preocupación por estar solos. No hay necesidad de estar cerca de alguien. Estamos solos, sin embargo estamos conectados a todos los seres a la vez. Solamente a través de esta experiencia, logramos disfrutar la divinidad en los demás.

Cómo meditar para la serenidad y la dicha

- Siéntese en un lugar cómodo en posición de loto o, si le es más cómodo, en postura de medio loto. Si no es posible, siéntese en una silla con los pies apoyados en el suelo y la columna vertebral erguida. En realidad podría adoptar cualquier posición que le sea cómoda.
- Cierre los ojos y deje que los párpados se relajen completamente. Puede centrar su atención en la zona superior entre las cejas conocida como "el tercer ojo".
- Comience a observar su respiración. Relaje su diafragma y los músculos respiratorios. Deje que su abdomen se expanda a medida que inhala.
- Permita que los pensamientos sean. No trate de detenerlos. Sólo déjelos pasar como los pájaros que pasan. No les ponga atención.
- Relájese y no preste atención a su cuerpo. Elimine gradualmente la conciencia del cuerpo físico.
- Sienta la experiencia del momento más allá de las palabras, de los pensamientos y de los sentimientos.
- Al inspirar, repite las palabras, Amaram Hum Madhuran Hum (soy felicidad, soy eterno). Siga repitiendo este *mantra* una y otra vez sin pensar y permita que el sonido lo transporte. Conforme usted repite el sonido, muévase en ese espacio donde nada puede tocarlo.
- Permanezca consciente de su respiración, mientras repite el sonido y, permanezca en ese lugar donde nada le puede afectar.
- Respire en ese espacio donde no hay viento que pueda secarlo.

- El cuerpo comenzará a llamar la atención, pero mantenga su atención en el sonido.
- Respire en ese espacio donde ninguna agua pueda mojarlo.
- Repita el sonido, Amaram Hum Madhuran Hum.
- Permítase ser consciente del espacio y seguir deslizándose más y más en ese espacio. No preste atención a los segundos o los minutos que pasan. Siga repitiendo, Amaram Hum Hum Madharan y antes de que se dé cuenta, el tiempo ya no tendrá ningún significado.
- Ahora se encuentra en un espacio de Paz, de Amor y de Verdad.

Para dominar y vivir en este espacio, se recomienda practicar su meditación cada día durante siete a veinte minutos. Todo lo que hacemos se aprende con la práctica. Cuando éramos niños, no podíamos leer ni escribir. Comenzamos imprimiendo cada letra del alfabeto numerosas veces y entonces, aprendimos a escribir. Después de muchos años, la escritura se convierte en automático, sin necesidad de pensar. La misma regla se aplica al aprender a andar en bicicleta, conducir un coche, utilizar una computadora o meditar.

Muchas personas sienten que su vida está demasiado ocupada, "no tengo tiempo para la meditación, tengo demasiadas cosas que hacer". Mi gurú o maestro dice que si todo el mundo tomara cinco minutos, de cada hora de vigilia y, cerrara sus ojos repitiendo el *mantra*, estarían meditando durante una hora todos los días. Trate de combinar su hora del baño con la meditación.

Pruebe con la meditación y experimente la sensación de sentirse más vivo, tranquilo y pleno. Úsela para transformar su vida. Es sencillo, basta con cerrar los ojos y, unirse con la energía divina que te dio la vida. Esta energía vive en ti, está en todas partes del universo que hemos creado.

AMARAM HUM HUM MADHARAN

¿Es importante buscar un gurú?

Se dice que cuando el alumno está listo, el maestro aparece. En un principio, es bueno encontrar alguien que nos pueda enseñar a meditar ya que es algo que probablemente nunca ha hecho en esta vida. Debe haber centros de meditación o maestros en su área. Compruebe, investigue, vea las opciones que puede encontrar en su área y, sienta por cuales se siente atraído. Pregunte para orientarse y el camino se abrirá, confíe en que se le mostrará el camino. Aprenda a escuchar su voz interior, será guiado paso a paso y encontrará su gurú. Puede aparecer en muchas formas.

Haga el trabajo y el gurú lo encontrará. Sólo tiene que recordar todo el conocimiento está dentro de usted.

Mi más profundo y sincero agradecimiento a mi gran maestro, Swami Shyam (Kulu, India).

La músicoterapia y los sonidos

El sonido es una forma condensada de energía. La música es claramente la expresión humana de lo espiritual. Todo el cuerpo responde al sonido. A nivel celular, este estímulo es entendido y asimilado. El sonido trabaja directamente sobre el sistema nervioso, que irradia energía, que crea efectos específicos de acuerdo a la frecuencia y la intensidad recibida. Cada sonido emite un determinado color. Los sonidos y colores son sólo diferentes vibraciones. La curación vibratoria nos ayudará a cumplir nuestro potencial evolutivo.

La existencia está llena de vibraciones. Están en todas partes. El viento que pasa a través de los pinos es música, el agua que desciende de las montañas es música, las aves y los animales son música. Toda la existencia es una especie de gran orquesta. La vida es una sinfonía.

Hemos nacido para ser una canción de felicidad. La humanidad es música oculta, y la música está tratando de explotar, pero hemos creado una corteza tan dura (ego) en torno a nosotros mismos que ni la música de la existencia logra entrar en nosotros, ni nuestra música puede vibrar con la música de afuera. Hemos creado una pared entre el afuera y el adentro: la pared es el ego. Esa pared es la idea de separación, el que nos sintamos separados del universo. No lo estamos. Todos somos uno.

La única ilusión que la humanidad tiene que abandonar es la ilusión de la separación. Entonces, de repente la canción interior estallará y, se reunirá con la música exterior. Se convertirán en uno, una pulsación y un ritmo. Esa experiencia de fusión entre lo interno y lo externo se convierte en un pico de alegría, de éxtasis, de vida, y en gloriosa belleza del Todo.

La idea de separación tiene que ser administrada lentamente. Vea y busque momentos en los cuales, se siente más en sintonía con la existencia para que la capa de separación se haga más y más delgada. Escuche música, durante la meditación, al ver una hermosa puesta de sol, admirando la noche estrellada, o simplemente siéntese en silencio sin hacer nada, emergiendo, fusionando y desapareciendo. Permítase más y más momentos privilegiados. Estamos tan preocupados que nunca nos permitimos esos momentos, o si a veces ocurren, estamos tan apurados que ni siquiera nos percatamos de ellos.

Comience a observar esos bellos momentos que son las ventanas del Creador.

Tónica

| Si | Violeta | 493 ciclos | 385 Hertz |
| La | Índigo | 440 | 427 |

Sol	Azul	392.0	385
Fa	Verde	349.2	342
Mi	Amarillo	329.1	322
Re	Naranja	292.0	289
Do	Rojo	261.2	259

Color

Violeta	Trascendental, romántico, música espacial, free jazz
Índigo	Clásica
Azul	Country occidental
Verde	Música suave
Amarillo	Jazz clásico
Naranja	Folk, reggae
Rojo	Rock 'n Roll

Instrumentos

Instrumento	Color	Escala
Instrumentos de viento	Violeta	Si
Instrumentos de cañas dobles (Doble lengüeta):	Índigo	La
Guitarra fina de Cuerdas	Azul	Sol
Piano	Verde	Fa
Arpa	Amarillo	Mi
Cuerdas gruesas bajas	Anaranjado	Re
Tonos base	Rojo	Do

Mantra

Un *mantra* es una secuencia de palabras de gran alcance o sonidos utilizados para lograr un resultado. El sonido es una vibración que crea la materia y la forma. Cantar *mantras* cambia la frecuencia del cuerpo. OM (pronunciado AUM) es el sonido de la tierra.

Cantando *mantras*

La vibración del tono. Muy eficaz para abrir el cuerpo para recibir nueva información.

Sincero agradecimiento a la información de la terapia de sonido a James Minckler. Un verdadero regalo de amor.

Música para sanar

El sonido es la base de la salud y del equilibrio de las energías del cuerpo. Algunos tipos de música afectan las respuestas en el oyente más allá de un "ajuste de estado de ánimo".

Instrumentos musicales y sus vibraciones

Percusiones: Problemas lumbares. Muy energizante, estimula la sangre y el sistema nervioso. Las percusiones no son el instrumento para relajarse a menos que se toquen muy lentamente.

Violín: Bazo, hígado y vesícula biliar. Estimula los órganos vitales, también debe tocarse suavemente. No todo el mundo está listo para este instrumento. Una persona muy estresada se empeora con este sonido.

Arpa: Funciona para abrir los *chakras* y ayuda a tomar consciencia de las distintas dimensiones de sí mismo. Abre la psique y limpia la mente. Se dice que la gente que toca el arpa escucha las voces de los ángeles. Para el estrés mental: Abre las puertas a nuevos entendimientos.

Guitarra clásica: Puede ser energizante y estimulante para el sistema digestivo y el colon.

Piano: Es relajante y mejora todo el cuerpo. La mayoría de los instrumentos de cuerdas tienen efecto sobre el sistema nervioso. La teoría básica es que la música, como energía, puede trabajar en la energía corporal de un individuo y producir las vibraciones de la lengua madre, a los diferentes órganos y sistemas, para realizar la alineación física del cuerpo y sintonizarlo con su propio patrón de perfección.

La comida no puede ser digerida correctamente en un ambiente tenso. En Tíbet, Marruecos, África y muchas otras culturas, se utiliza la música para expulsar a los espíritus malignos.

La música rítmica es necesaria para el descanso para permitir que el cuerpo encuentre su propio ritmo. La música rock es demasiado estimulante para el cuerpo físico, y escuchar esta música en un momento de confusión, puede ser muy perturbador para la mente. La música rock puede ser muy inquietante en un momento de enfermedad también.

El arpa y el piano juntos hablan al espíritu y proporcionan una dirección para esas energías. El arpa también es excelente para sanar el medio ambiente.

Noni: Morinda citrifolia "El milagro del paraíso"

La fruta noni, debido a su valor médico y nutricional se considera la "reina" de las otras 80 familias del Viejo Mundo de Rubiaceae.

Nombres comunes: Mora india (India), noni (Samoa y Tonga), nono (Tahití y Raratonga), Polinesia arbusto de frutas, árbol analgésico (isla del Caribe), lada (Guam), mengkudo (Malasia), nhau (sudeste asiático), gran morinda (Vietnam), fruta queso (Australia), kuru (Fiji), bumbo (África). Es un hermoso árbol con hojas grandes en forma de corazón, que van desde un arbusto hasta un árbol en Tahití que produce 1.000 kilos de fruta por mes. Cuando una fruta se recoge otra crece en su lugar, listo para la cosecha, tres meses después. El fruto se ve como una especie de papa con una superficie grumosa. Varía en tamaño, desde pequeño a grande, de color verde tira a amarillo, blanco y a medida que madura, casi negro. Debido a su fuerte olor, no es una fruta que se pueda encontrar en un plato de frutas tropicales. El árbol necesita suelo volcánico rico en calcio y un clima tropical para prosperar. La fuente más abundante de esta fruta está en Tahití y las islas de la Polinesia Francesa, donde en todos valles se ven plantaciones de noni, hasta donde el ojo alcanza ver.

Los curanderos polinesios tradicionales (kahunas) emplean cada parte de la planta de noni, raíz, hojas, flores, corteza, frutos y semilla, para tratar problemas de salud que van desde la candidiasis hasta las reumas. En un reciente viaje a una de las islas de Polinesia, mi guía comentó: "Así que usted conocen los nonis?"Le dije:" Sí, me encanta el noni!" Luego me contó que el noni no se comía solo, sino con una oración.

El noni está recibiendo cada vez más atención por parte de los herbolarios modernos, médicos y bioquímicos de alta tecnología.

Dentro de las últimas décadas, varios científicos apoyan los conocimientos de la Polinesia sobre su poder curativo inusual. Estos estudios han demostrado que el zumo de esta fruta contiene varios atributos de curación incluyendo: antibacteriano, antiinflamatorio, analgésico, anticongestivo, hipotensor y anticanceroso. Las semillas tienen una acción purgante, las hojas se utilizan para tratar la inflamación externa y aliviar el dolor, la corteza tiene fuertes propiedades astringentes y puede tratar la malaria. Se extrae la raíz para la presión arterial, con la esencia de la flor se trata la inflamación de los ojos y el fruto tiene una serie de acciones diferentes en el organismo.

El Dr. Ralph Heiniche, Ph.D. anteriormente en la Universidad de Hawai, ha señalado que el jugo de la fruta contiene una proenzima, llamado proxeronina, que estimula el cuerpo humano para producir xeronina, un elemento vital para la proteína del cuerpo moléculas. Una gran parte de los compuestos del noni relacionados con la salud se han aislado. Estos son compuestos terpénicos, Morindone, Morindin, Acubin, I. Asperuloside, varios antroquinones, alizarina, ácido caproico, ácido caprílico, damnacanthal, y alcaloides. Es la capacidad del compuesto de proxeronina, abundantemente en el noni, que inicia el aumento de la producción de xeronina que según el Dr. Heinicke, distingue la fruta de noni de todos los demás recursos. La xeronina es un alcaloide natural usado por el cuerpo para fortalecer y revitalizar las células.

El Dr. Mona Harrison, MD ha tenido grandes resultados con sus pacientes que utilizan el jugo de noni. Ella reconoce que el noni mejora las actividades de la glándula pineal, donde se produce la serotonina, desde que la melatonina se sintetiza. Al equilibrarse, la glándula se activa y equilibra la glándula siguiente que se encuentra debajo de ella. El noni también equilibra el pH del cuerpo, el cual afecta la capacidad para absorber minerales y vitaminas. En el equilibrio del sistema endocrino, el cuerpo puede recuperar su equilibrio. La palabra enfermedad puede ser comparada a un desequilibrio. El jugo de noni realmente funciona a nivel celular.

El Dr. Neil Solomon, M. D., Ph.D. fue el primero en publicar un artículo sobre la morinda citrifolia en una publicación médica después de dos años de investigación de pruebas científicas y no científicas. Se convirtió y quedo fascinado, por los estudios de caso reportados por otros médicos y otros expertos, así como ensayos clínicos con el jugo de la fruta de la morinda citrifolia.

El Dr. Salomón escribió un libro, "Noni: increíble sanador natural", publicado por Woodland Publishing.

Al entrevistar a más de cuarenta médicos y a más de 8.000 personas que habían utilizado o estaban usando noni, sus conclusiones indican que el 78% fueron ayudados de alguna manera. Un punto interesante que se encontró fue que, estos médicos también usaban el jugo de noni para sí mismos, su familia y sus amigos. Se encontró que disminuye la presión arterial alta, combate el cáncer, reduce síntomas de artritis y dolor, mejora la función inmunológica, mejora la salud celular, y promueve la salud.

La Morinda citrifolia funciona como un adaptógeno y se absorbe en el cuerpo como un alimento completo. Ayuda al cuerpo a repararse a sí mismo.

El noni es *tridóshico*, por lo tanto, puede ser tomado por todos los tipos de cuerpo. El noni se utiliza ampliamente en Ayurveda y se toma internamente o se aplica externamente como cataplasma.

Escondido de la mayoría de las civilizaciones durante miles de años, esta fruta asombrosa por fin está disponible en forma de jugo. La fruta de la Morinda citrifolia se ha utilizado tradicionalmente en la Polinesia, China y la India y ha sido un alimento básico en muchos climas tropicales. Gracias al medio ambiente prístino de la Polinesia francesa y, a las personas que han dado sus vidas para la producción del zumo de noni y la investigación de la Morinda citrifolia, somos capaces de experimentar este jugo en su forma potente, prístino y original.

I- Noni (Morinda Citrifolia) Prize Herb of the South Pacific, por Rita Elkins, M.H. Woodland Publishing, 1996.

II- Alexandra Dittmar, "Morinda Citrifolia L. Use in Indigenous Samoan Medicine", Journal of Herbs, Spices and Medicinal Plants, Vol 1 (3), 1993.

III. Chafique Younos, Alain Rolland, Jacques Fleurentin, Marie-Claire Lanhers, Rene Misslin, and Francois Mortier, "Analgesic and Behavioral Effects of Morinda Citrifolia", Planta Med., Vol. 56, 199

IV. Noni (Morinda Citrifolia) Prize Herb of the South Pacific, by Rita Elkins, M.H. Woodland Publishing, 1996.

V- R.M. Heinicke, "The Pharmacologically Active Ingredient of Noni," Bulletin of the National Tropical Botanical Garden,1985.

[VI] Noni Polynesia's Natural Pharmacy, Pride Publishing, 1997.

[VIII] R.M. Heinicke, "The Pharmacologically Active Ingredient of Noni", Bulletin of the National Tropical Botanical Garden, 1985.

[IX] Mona Harrison, M.D., received her degree from the University of Maryland, became assistant dean of Boston University School of Medicine, and Chief Medical Officer for D.C. General Hospital. Health News Triple R Publishing, Inc., Vol.4 Number 2.

X- Dr. Neil Solomon, M.D., Ph.D., New York Times Best Selling Author. Former CNN-TV Health Commentator; former L.A. Times Syndication Health Columnist; Maryland's first Secretary of Health and Mental Hygiene; John Hopkins trained physician.

Gratitud y bendiciones a mi hermana en espíritu, Mary Murphy, por la información de Noni.

T'ai chi / ch'i kung

El T'ai Chi (ortografía moderna, Tai Ji) se refiere a un sistema de ejercicios y de técnicas diseñadas para promover y dirigir el movimiento de la energía en nuestros cuerpos. Hay varias formas y estilos de T'ai Chi y en cada uno presenta una serie de movimientos suaves que fluyen. Cuando se practica con regularidad, equilibra tanto la salud física, mental y emocional.

Originalmente se enseñaba como un arte de defensa personal, para desarrollar las habilidades mente-cuerpo y para el combate exitoso. El Tai Chi se relaciona con un sistema antiguo de entrenamiento chino para la salud llamado Ch'i Kung (ortografía moderna, Qi Gong). Ch'i significa "energía", o "fuerza vital"; kung es la palabra para "disciplina" o "desarrollo". Tanto el T'ai Chi y Ch'i Kung trabajan en el desarrollo de los sistemas de energía del cuerpo. T'ai Chi significa "último supremo". Los movimientos pueden ser simples y fáciles de aprender, como en T'ai Chi Chih (último conocimiento supremo) u otras formas de T'ai Chi más simples, o más complicados, que requieren años de estudio, como en la forma larga de T'ai Chi Ch'uan (suprema puño último), un sistema tradicional de 108 movimientos que se enseñaba formalmente en el siglo XIII. Algunas veces, el Ch'i Kung se practica en una forma aparentemente estática, o que no se mueve, por lo menos desde un punto de vista externo. Los beneficios curativos provienen de los movimientos internos.

Según la filosofía médica china, cuando la circulación de ch'i es abierta y fluye, tenemos cuerpos sanos y emociones estables. Si se bloquea o, se ha estancado, aparecen las enfermedades. Tanto el T'ai Ch'i como el Chi Kung resultan ser terapias muy efectivas para enfermedades digestivas, circulatorias, musculares y esqueléticas.

El énfasis en la respiración consciente puede ayudar a fortalecer y tonificar los músculos abdominales, así como el aumento de la actividad bronquial y la ingesta de oxígeno. Los movimientos rítmicos relajados disminuyen las presiones sobre el corazón y suavizan y regulan la circulación de la sangre. También puede normalizar el metabolismo y el peso.

Se pone énfasis en la conexión con la tierra, a través de los pies, lo que aumenta la sensación de equilibrio y mejora la postura, al tiempo que estimula directamente la reflexología y los puntos de acupuntura en la punta de los pies. Con continuidad y una práctica disciplinada, se dice que incluso las acciones involuntarias de los órganos internos pueden ser controladas y ejercidas.

Cuando el cuerpo físico está bañado con buena energía, surgen sentimientos naturales de paz y de felicidad surgen. Entrenarse para realizar cada movimiento deliberadamente y conscientemente crea una actitud de concentración y agudiza el estado de alerta mental. Al mismo tiempo, un desprendimiento de los resultados permite al practicante entrar en un estado meditativo de la mente. Esta meditación en movimiento, al poder ser practicada en cualquier momento de la vida activa, es práctica y puede practicarse en su lugar de trabajo, con la familia, y en todos los ámbitos de la existencia cotidiana.

Hace miles de años, estos sistemas de control del movimiento de la energía comenzaron probablemente como parte de una búsqueda de la longevidad y de plenitud espiritual. La antigua china Creía en un principio unificador, llamado "Tao", subyace en todo en el universo. Observaron que todo era el Tao (pronunciado "dow") y cambiaba constantemente. La mañana se convierte en noche y lo húmedo se convierte en seco. El Yin y el Yang, principios femenino y masculino de todo lo creado nacieron del Tao. Yin y yang son interdependientes, uno se cambia constantemente con el otro.

Los movimientos disciplinados y las posturas de T'ai Chi y Ch'i Kung, a menudo provienen de la observación de la naturaleza misma. Fueron diseñados para construir el poder interno, equilibrando las fuerzas del Yin y del Yang, para volver al practicante a la armonía esencial del Tao.

A fin de determinar si este tipo de programa de ejercicio es para usted, pruebe o visite las escuelas y los cursos disponibles. Algunos sistemas dan gran importancia a la perfección de la forma, otros son más relajados, y otros ofrecen formación dentro de una estructura de artes marciales. Confíe en su intuición y, una vez que haya encontrado una enseñanza que le atraiga, continúe practicando fielmente. Los beneficios son acumulativos, mientras más práctica, mas bondades obtendrá. Y recuerde que, en toda curación, su intención es la que dirige el poder terapéutico.

Agradecido reconocimiento a otra dulce hermana en espíritu, Diana Daffner, para Información sobre el T'ai Chi, Ch'i Kung.

Yoga

La palabra Yoga significa "unión o yugo". Es la ciencia de unir la mente y el cuerpo. Hay muchas formas de hacer Yoga hoy y, cada una de estas formas nos guía a ser más conectado y atento a nuestro cuerpo físico como un vehículo para el alma. Los conocimientos prácticos y espirituales del maestro se pueden transmitir al estudiante. Yoga permite al individuo despertar a la autorrealización y conectarse con lo Divino. La mayoría de la gente piensa en Yoga como una forma de ejercicio que proporciona aptitudes para el cuerpo físico, sin embargo, la antigua base de este sistema es una conexión espiritual con el conocimiento que se encuentra dentro de nosotros. Nosotros, en occidente, podríamos llamar a esta intuición: el arte de escuchar.

Las *asanas* (posturas) que se imparten en el Hatha Yoga traen armonía al cuerpo físico, aceleran los procesos de curación, añaden vitalidad, aumentan la fuerza de la vida, aportan elasticidad y tonificación al sistema muscular, y mejoran la función de todos los órganos internos. En varias técnicas yóguicas se combinan el control mental y la conciencia de la respiración. Tenga en cuenta que hay muchos otros tipos de Yoga:

Bakti Yoga: Destaca la devoción y el servicio.

Hatha Yoga: Utiliza el cuerpo físico como un medio para iluminación.

Karma Yoga: Subraya obra o servicio, entrega a Dios.

Kundalini Yoga: Enseña técnicas de respiración especializadas junto con las posturas y visualizaciones para estimular las fuerzas de la kundalini domiciliada en el sacro.

Raja Yoga: Se centra en el logro de la iluminación a través del conocimiento y de la comprensión de la verdad.

Swara Yoga: Proporciona equilibrio a través de la utilización del aliento, que crea el equilibrio de la mente.

Tantra Yoga: Canaliza nuestros poderes sexuales para un propósito espiritual, usando el cuerpo como el vehículo de la mente.

Mencionamos estas ramas del Yoga porque cada una tiene aplicaciones curativas y nos referiremos a algunas otras ramas posteriormente para ayudar a la superación de condiciones específicas.

Tantra

Diana Daffner y Light Miller

Tantra es una disciplina de conciencia de la energía. Enseña cómo abrirse a las fuerzas del universo que pulsan a través del cuerpo. Derivado de tradiciones hindúes y budistas, Tantra es un acercamiento a la vida que, une felizmente el universo físico a la totalidad cósmica. Todas las actividades están influenciadas por la alegría que son capaces de expresar.

Los profesionales de Ayurveda solicitan información sobre el estado de sus relaciones íntimas, sabiendo, que su vitalidad y su estado de bienestar dependen de la armonía en su vida familiar.

La investigación occidental muestra que una relación de amor y de apoyo tiene efectos positivos sobre la salud mensurable del cuerpo.

Una familia que vive en Tantra tiene valores saludables. Con la apertura de la mente y del corazón, toda la familia se desarrolla y crece en la madurez del Ser. La sexualidad, considerada una actividad sagrada por el Tantra, es la más física e íntima de las interacciones humanas ya que recrea continuamente la creación original del universo. El Ser, separado de Sí, es inducido a conocerse, abrazando a sí mismo y a la experiencia misma.

Tantra se produce sólo en el momento presente. La experiencia de ayer no tiene relevancia. En cada momento pasamos del manifiesto placer físico a una alegría interna, a un enfoque en el intrínseco movimiento de la energía, entonces, la naturaleza sutil de nuestro ser está expuesta y Tantra tiene lugar. El Tantra no excluye experiencias que no son abiertamente placenteras. Este mismo cambio interno de enfoque puede tener lugar como experimentamos el dolor exterior e incluso la muerte.

Tantra se trata de maestría. El estudio del Tantra no sólo nos brinda buenas relaciones personales, también crea el enfoque y la visión con todos los aspectos de la vida. Comunidades antiguas de Tantra descubrieron y desarrollaron la astronomía, las matemáticas y el sistema de *chakras*. Tantra describe un movimiento de energía, que brota dentro de usted, como una excitación gozosa. A diferencia de las formas de meditación que le inducen a retirarse del mundo de los sentidos, el Tantra lo anima a empezar por los sentidos, a partir de su capacidad para centrarse en el momento presente.

Algunos caminos espirituales enseñan a negar, "no haga esto, no practique aquello". Le enseñan que no es el cuerpo, ni la mente, ni la suma de sus acciones, ni sus pensamientos. Al determinar lo que no es, estos caminos le permiten ver el surgimiento de lo que es realmente.

Tantra toma un enfoque aparentemente opuesto y le enseña a decir "¡Sí! a esto, ¡Sí! a lo otro".

Toda experiencia puede ser una puerta de entrada a lo que es, siempre que se centre en la experiencia misma, con la intención de adquirir una conciencia energética.

Tantra nos prepara para este enfoque, a través de prácticas que incluyen respiración, movimiento, posturas, canto y meditación.

Centrarse en Tantra significa estar totalmente presente, y permitir que cada momento sea toda una experiencia. En el acto sexual tántrico, no hay una meta, hacia la liberación o el orgasmo. En cambio, hay atención completa a cada toque, cada respiración y cada movimiento de energía.

Cada momento en su vida puede ser determinado por el Tantra, se puede vivir en plenitud y aceptación. Sus relaciones, su salud, su familia y su vida se beneficiará de explorar el camino del Tantra.

Capítulo 13
75 problemas de salud y sus tratamientos

¿Cómo usar esta sección?

Nombre y descripción de la condición.

Sentimientos y emociones: Posible pensamiento y patrones de sentimientos que puedan ser causales en la interface psico-física (mente-cuerpo).

Sales de schuessler: Soluciones homeopáticas simples fácilmente disponibles utilizando las sales homeopáticas simples.

Dieta: Comer en base a la dieta ayurvédica, que es específica para su constitución (su tipo de cuerpo) es generalmente muy beneficioso. En ciertas condiciones, se sugiere una dieta o alimento específico. Por ejemplo, si usted tiene una constitución *vata* pero durante la menopausia presenta sangrado extremo, deberá de basarse en una dieta pacificadora de *pitta*.

Vitaminas y minerales: Nutrientes y cantidades específicas que se sugieren para ciertas condiciones.

Aceites esenciales: Una lista de aceites útiles con sus efectos sobre el cuerpo. VP- significa que estos aceites disminuyen las condiciones (son buenos para) *vata* y *pitta*. K + significa que estos aceites aumentan (no son buenos para) los síntomas de *kapha*.

Hierbas: Una variedad de hierbas se sugieren para obtener mejoría o curación de una condición especifica. Usted las puede utilizar individualmente o hacer una mezcla. Se sugieren recetas de mezclas específicas pero pueden ser alterados debido a la disponibilidad de las hierbas y sus gustos personales. También se señalan los efectos de las hierbas. Cuándo sea posible, elija hierbas cuyo efecto sea beneficioso para su tipo de constitución o que sean eficaces para contrarrestar el aspecto *dóshico* de una condición particular.

Desintoxicación: Siempre consulte a un profesional de la salud cuando vaya emprender una desintoxicación.

Terapia alternativa: Aquí se sugieren alternativas o terapias complementarias que pueden ser útiles. No es necesario hacer todas las terapias mencionadas y podría ser abrumador intentar hacerlas todas. Deje que su guía interior decida cuál es la mejor opción para usted.

Evitar: Esta categoría incluye aquellas cosas que pudieran empeorar la condición.

Mezclas de hierbas: Esta es una mezcla sugerido de hierbas que se utilizarán para un máximo de tres meses. Usted puede hacer su propia mezcla de la lista sugerido de hierbas.

Cuidado personal: Esta sección describe los procedimientos especiales para hacer en casa.

Cómo utilizar la sección de estado
V Significa *vata*.
P Significa *pitta*.
K Significa *kapha*.

75 condiciones de salud y sus tratamientos
(-) Significa disminuye.
(+) Aumenta.
(=) Equilibrio a todos los tipos de cuerpo.
(O) efecto neutral.

Ejemplo:
VP-   Significa esta hierba o aceite esencial reducirán *vata* y *pitta*.
K+   *Kapha* lo debe evitar, ya que lo aumentará
VPK=   Bueno para todos los *doshas*.
o   Significa efecto neutral.

Comentarios del autor sobre las opciones herbales.

Después de leer mis recomendaciones de hierbas para condiciones específicas, por favor, no imagine que usted alguna vez ha tomado decisiones "equivocadas" en el pasado. Todas las plantas contienen nutrientes y poder curativo. La intuición y el poder de la elección personal son sanadores poderosos. Sin embargo, nuestra experiencia ha demostrado que al elegir las hierbas en función de sus propiedades ayurvédicas, puede experimentar mejores resultados.

¡Que su aventura en Ayurveda sea agradable!

Nota: **Producto de Earth Essentials Florida*
  ** Producto de UniTea Herbs
  ***Banyan Botanicals

ACNÉ (EXCESO DE PRODUCCIÓN SEBÁCEA)

El acné puede ser causado por una alta condición de *pitta*, especialmente durante la adolescencia. Durante la época de desarrollo, el cuerpo tiene aumentos hormonales. Otros factores incluyen medicamentos, reacción alérgica, estrés, una dieta deficiente y la acumulación de *ama* (toxicidad). El acné puede dispararse en distintos momentos del ciclo menstrual y durante la menopausia. El primer paso es mirar la dieta y empezar a eliminar los alimentos que podrían empeorar la condición. Los disparadores más comunes son azúcar, chocolate, productos lácteos, carne con hormonas, alimentos fritos, papas fritas, alimentos salados, refrescos y alimentos procesados.

Acné *vata*: Los forúnculos son secos y escamosos con algunas manchas de aceite, aunque la piel esté seca.
Acné *pitta*: Granos rojizos aparecen con secreción amarillenta e inflamación (enrojecimiento).
Acné *kapha*: Hay una acumulación de líquido con secreción blanca.
Sentimientos y emociones: No sentirse bien acerca de la manera que se ve.

Dieta	Vitaminas y minerales (diario)	Aceites esenciales (diluir siempre)	Hierbas	Terapias alternativas	Evitar
Dieta ayurvédica para su tipo de cuerpo	A: 50,000 UI antes de las comidas	Enebro: KV-P+	Cúrcuma: KV-Po	Faciales	Azúcar
Dieta de eliminación	E: 400 UI antes de las comidas	Sándalo: PV-Ko	Sándalo: PV-Ko	Vaporización	Chocolate
Alta en fibra	B6 Pyrodoxina: 50 mg. 2 veces al día	Jatamamsi: KV-P+	Pétalos de rosa: VPK=		Lácteos
	Zinc: 90 mg.	Árbol de té: VPK=	Genciana: PK-V+		Hormonas femeninas
	Multimineral	Limón: PV-Ko	Paja de avena: VP-K+		Yodo inorgánico
	Linaza u onagra: 4 tabletas por día	**Mezcla de aceites:** "Acne free"*: VPK	Regaliz: VP-K+		B-12
			Bardana: PK-V+		Jabones comerciales
			Trébol rojo: PK-V+		
			Menta piperita: PK-Vo		

	C: 3,000 mg.	Limonaria: PK-Vo Mezcla ayurvédica acnenil Jugo de noni: VPK- Amalaki: VPKo	Bebidas suaves

Infusión de hierbas para el acné

vea instrucciones para la preparación al final del capítulo

Vata		*Pitta*		*Kapha*	
Cúrcuma	28 gramos	Avellano de bruja	28 gramos	Equinácea	28 gramos
Sándalo	56 gramos	Diente de león	56 gramos	Mirra	28 gramos
Pétalos de rosa	28 gramos	Bardana	56 gramos	Trébol rojo	56 gramos
Amalaki	28 gramos	Trébol rojo	28 gramos	Limonaria	56 gramos
Genciana	28 gramos	Menta piperita	28 gramos	Toronjil	28 gramos
Paja de avena	56 gramos	Limonaria	56 gramos	Guggul	28 gramos
Regaliz	28 gramos				

Acné tipo *vata*		Acné tipo *vata pitta*	
Sándalo	56 gramos.	Polvo de sándalo	¼ cta.
Cúrcuma	28 gramos.	Cúrcuma en polvo	¼ cta.
Manzanilla	56 gramos.	Jugo de 1/3 de un limón	
Jengibre	28 gramos.		

Mezcle todos los ingredientes secos y el jugo de limón formando una pasta. Aplique en la cara. Deje secar. Lave completamente. Aplique aloe vera en gel. Lave completamente.

Recetas para el acné
Arcillas ayurvédicas, arcillas de bentonita y arcilla fresca:

Jugo de limón	½ cda
Arcilla	1 cta.

Mezclar bien para crear una pasta. Aplicar y dejar secar. Lavar

Nota: No use vinagre de manzana aunque algunas marcas de arcilla lo soliciten.

Por la mañana, lave la cara con harina de garbanzo:
Mezcle la harina suficiente para hacer una pasta acuosa.

Aceite esencial del sándalo	1 gota
Aceite esencial de cúrcuma	1 gota

Para *kapha*: Use aceites esenciales de cajeput, enebro o lavanda.
(Nota: puede sustituir un aceite por aceite de árbol de té)

Aplique la mezcla y frote ligeramente. Lave con agua.
No use jabón en la piel.

* La mezcla de aceite esencial Acne Free puede ser aplicada. Utilice la mezcla para piel seca que contiene aceite vehicular, o la mezcla específica para la piel grasosa.

Mezcla de aceites esenciales para *vata* se puede hacer con cantidades iguales de:	Mezcla de aceites esenciales para *pitta* y *kapha* se puede hacer con cantidades iguales de:
Sándalo	Sándalo
Jatamamsi	Rosa
Aceite base de sésamo 50%	Lavanda
	Aceite base de jojoba 50%

Asegúrese de seguir la dieta ayurvédica y evitar los alimentos que pueden empeorar la condición. Mantenga la piel limpia. Lave a menudo con un jabón de Ph equilibrado (no use jabón común). Evite el maquillaje y la obstrucción de los poros de la piel mientras se cura el acné.

Autocuidado

Aceite de linaza o de onagra para el equilibrio hormonal, vitamina C con bioflavonoides. A los *pitta* les funciona mejor con palma de sagú o ascorbato C - 3.000 mg.

Sauna facial

AFTAS

Un afta comienza como una inflamación en la boca y progresa en una lesión ulcerada, con mucho dolor y ardor. Son causadas por el estrés, una dieta pobre, demasiado azúcar o deficiencias de hierro y vitamina B-12. Las personas *pitta* pueden experimentar inflamación con pus. Las personas *vata* pueden experimentar dolor y sequedad. Las personas *kapha* pueden experimentar grandes úlceras con hinchazón (pus).

Sentimientos y emociones: No ser lo suficientemente bueno. No puedo hacerlo. Demasiado estrés.
Sal celular: Sulfuro de calcio.

Dieta	Vitaminas y minerales (diario)	Aceites esenciales (diluir siempre)	Hierbas	Terapias alternativas	Evitar
Dieta ayurvédica para su tipo de cuerpo	A: 1000 UI	Árbol de té: VPK=	Bardana: PK-V+	Acupuntura	Trigo
Dieta de eliminación	Complejo B: 2 tabletas 2 veces al día	Bergamota: VK-P+	Sello de oro: PK-V+	Toque terapéutico	Queso
Clorofila	Ácido fólico: 400 mcg.	Geranio: PK-V+	Pau d'Arco: PK-V+	Reiki	Tomate
	B-12: 300 mcg.	Cajeput: KV-P+	Neem: PK-V+	Balance de *chakras*	Limón
	Hierro: 100 mg.	Incienso: VK-P+	Trébol rojo: PK-V+	*Shirodhara*	Piña
	Cobre: 40 mg.	Mirra: VK-P+	Guduchi: PK-V+		Azúcar
	Zinc: 50 mg.	Neem: PK-V+	Consuelda: VP-K+		Mostaza
	B-5: 150-200 mg.	Lavanda: PK-Vo	Frambuesa roja: PK-V+		Vinagre
	L-Lisina: 2500 mg.	Sándalo: PV-Ko	Raíz roja: PK-V+		La mayoría de los cítricos
	Complejo de aminoácidos: 2 tabletas, 2 veces al día		Olmo rojo: VP-K+		
			Jugo de noni: VPK-		

Infusión de hierbas para aftas

vea instrucciones para la preparación al final del capítulo

Vata té		*Pitta y kapha* té	
Consuelda	28 gramos.	Bardana	28gramos.
Chitrak	28 gramos.	Trébol rojo	28gramos.
Cardamomo	28 gramos.	Pau d'Arco	28gramos.
		Menta	56gramos.
		Guduchi	56gramos.

Bálsamo

Cera de abejas	1 parte
Aceite vegetal	3 a 5 partes
Aceite esencial	30 gotas por 28g de cera (a elección)

En una olla pequeña, derrita la cera y el aceite vegetal. Retire la olla del fuego. Agregue aceites esenciales. Deje enfriar.

Aplique sobre las aftas

Vata-kapha: mezcle 2 gotas de gel de aloe vera con ½ cucharadita de cúrcuma y 1 gota de aceite esencial.
Pitta: mezcle 2 gotas de gel de aloe vera con 1/3 cucharadita de polvo de sándalo y aceite esencial de sándalo.

ALCOHOLISMO

El alcoholismo puede estar asociado con sentimientos reprimidos y consistentes, con "aguantar" u ocultar las emociones. Una dieta pobre y una deficiencia de nutrientes también pueden resultar en la adicción. El alcohol aumenta *pitta*, bloqueando las funciones del hígado y del páncreas.

Sentimientos y emociones: Falta de confianza en sí mismo. Falta de amor propio.

Dieta	Vitaminas y minerales (diario)	Aceites esenciales (diluir siempre)	Hierbas	Terapias alternativas	Evitar
Dieta ayurvédica para *pitta* Germen de trigo	A: 2,000 UI Complejo B: 300 mg B-12: 30 mcg. E: 150 UI C: 2,500 mg. Selenio: 1,000 mg. Magnesio: 500 mg. Zinc: 50 mg. Ácido nicotínico: 500 mg. B2 - Riboflavina: 200 mg. Aminoácidos: 100 mg Catechin: 100 mg. L-Glutatión: 300 mg Pantetina: 300 mg, 2 a 3 veces diarias. B6-Pirodoxina: 100 mg.	Geranio: PK-V Sándalo: PV-Ko Rosa: VPK= Jatamamsi: KV-P+ Bergamota: VK-P+ Para síntomas de abstinencia: -Toronjil: PKV- -Mejorana: KV-P+ -Lavanda: PK-V o -Ylang Ylang: PV-K+	Aloe vera: VPK= Genciana: PK-V+ Cúrcuma: KV-Po Bérbero: PK-V+ Gotu kola: PKV= Escutelaria: PV-Vo Lúpulo: PK-V+ Bardana: PK-V+ Cardo mariano: PK-V+ Pasiflora: PK-V+ Diente de león: PK-V+ Amla: PV-Ko **Fórmulas ayurvédicas:** -Bhanta rasayana: VPK- -Saraswati: VPK- -Chyavanprash: VP-K+ - Amla: PV-Ko	Asesoría Liberación emocional Masaje *Tarpana* Toque terapéutico Trabajo de la energía *Panchakarma*	Azúcar Drogas Café Alimentos fritos

B1-Thiamina: 100 mg.
Ácido fólico: 50 mcg.
Un buen multivitamínico
Onagra: ½ gramo 3 veces por día

Infusión de hierbas para el alcoholismo
vea instrucciones para la preparación al final del capítulo

Vata		*Pitta*		*Kapha*	
Gotu kola	28 gramos.	Diente de león	56 gramos.	Jengibre	56 gramos.
Jengibre	56 gramos.	Raíz de bardana	56 gramos.	Raíz de bardana	56 gramos.
Semillas de cilantro	56 gramos.	Gotu kola	28 gramos.	Menta piperita	28 gramos.
Escutelaria	56 gramos.	Cardo mariano	56 gramos.	Cardamomo	28 gramos.
Saraswati	1 cta.	Menta	56 gramos.	Pasiflora	56 gramos.
		Lobelia	28 gramos.	Cúrcuma	28 gramos.
		Tabletas de genciana	2 tabletas	Cúrcuma	1 tableta

Tomar 4 a 6 tazas por día.

Compresa sobre el hígado

Vierta 1 taza de agua hirviendo sobre ¼ de taza de raíz de diente de león. Deje reposar por 20 minutos. Cuele y enfríe a temperatura ambiente. Tome un paño y remójelo durante 5 minutos en este líquido. Exprima el exceso. Coloque el paño sobre el hígado durante 15 minutos. Repita el procedimiento de 2 a 3 veces por semana.

Lavado de hígado

Para las instrucciones refiérase a "HEPATITIS".

ALERGIAS

Causadas por inmunidad baja o el uso prolongado de medicamentos alopáticos especialmente los antibióticos. El cuerpo no es capaz de producir los antihistamínicos por el estrés, una dieta deficiente, el agotamiento, el nerviosismo, la contaminación ambiental o alergias a los alimentos. Más común en los tipos de cuerpo *vata* debido a su débil sistema digestivo y sensibilidad. Los tipos *pitta* sufren más de alergias, los sarpullidos o sudoración. *Kapha* generalmente experimenta congestión nasal, rinitis o retención de agua. Sentimientos y emociones: Algo o alguien les es irritante. La vida es demasiado. Sensación de estar abrumado.

Dieta	Vitaminas y minerales (diario)	Aceites esenciales (diluir siempre)	Hierbas	Terapias alternativas	Evitar
Dieta ayurvédica para su tipo de cuerpo Vegetales amarillos Hongos shitaki Dieta rotativa Alimentos crudos y jugos Dieta de eliminación Dieta para fortalecer el sistema inmune	A: 25.000 UI E: 200 UI C: Ascorbato 2000 a 3000 mg. B-12: 100 mcg. (4 semanas) Complejo B: 100 mg. Bioflavonoides: 1000 mg. Ácido pantoténico: 2500 mg. Molibdeno: 50 mg. Quercetin: 100 mg. Ácido linoleico: 200 mg.	Mirto: KP-V+ Azafrán: VPK= Eucalipto: KV-P+ Lavanda: PK-Vo Pachulí: VP-K+ Menta piperita: PK-Vo Alcanfor: VK-P+ Pimienta cubeba: VK-P+ Picea: VK-P+ Todas las manzanillas: VPK- Romero: KV-P+ Angélica: VPK= Toronjil: KP-Vo Albahaca: VK-P+ Equinácea: PK- V+ Rosa: VPK=	Arrayán: KV- P+ Cálamo: VK- P+ Gordolobo: PK-V+ Enula: VK- P+ **PuriTea: VP- K+ **ImmuniTea: VPK+ Albahaca: VK- P+ Nuez moscada: VK-P+ Cardamomo: VK-P+ Hinojo: VPK= Tusílago: PK-Vo Clavos: VK- P+ Eucalipto: KV-P+ Aloe vera: VPK= ***Immune support Lobelia: K-PV+ Efedra: K-VP+	Tarpana Nasya *Panchakarma*	Alimentos que sean alérgenos comunes: -Trigo -Lácteos -Carne de res -Maíz -Cítricos -Glutamato monosódico -Soya -Azúcar

Lactobacillus: ¼ cta. 3 veces al día Acidophilus: 3 veces al día Bacteria bífido: 3 veces al día Catequina: 100 mg.	Angélica: VPK=, P+(en exceso) Vasa: PK-V+ Kola: VPK- Trikatu: VK-P+ Triphala: VPK- Guduchi: VPK+ Gotu kola: PKV=

Infusión de hierbas para las alergias

vea instrucciones para la preparación al final del capítulo

Vata		Pitta		Kapha	
Eucalipto	28 gramos.	Enula	56 gramos.	Efedra	56 gramos.
Enula	28 gramos.	Semillas de cilantro	28 gramos.	Enula	28 gramos.
Jengibre	56 gramos.	Vasa	56 gramos.	Menta piperita	28 gramos.
Cardamomo	28 gramos.	Menta piperita	28 gramos.	Marrubio	28 gramos.
Clavos	28 gramos.	Gordolobo	56 gramos.	Gordolobo	56 gramos.
Regaliz	56 gramos.	Gotu kola	28 gramos.		

Tomar 4 tazas entre comidas. Agregue leche caliente en la noche. Evite la leche si hay alergia a los lácteos, sustituya por leche de arroz o de soya.

Vata y kapha: Compresa caliente sobre el pecho con cantidades iguales de:

Aceite esencial de eucalipto	5 gotas
Aceite esencial de alcanfor	5 gotas
Aceite esencial de mirto	5 gotas
Aceite esencial de romero	5 gotas
Aceite de canola o mostaza	2 cucharadas

Caliente el aceite y aplique en el pecho. Cubra el pecho con el paño de lana durante 15 minutos. Repita el procedimiento de 2 a 3 veces por semana.

Pitta: La compresa debe estar a temperatura ambiente.
Tome jugo de cilantro 3 veces al día.

Bebida VKP

Mezcla:		
	Toronjil	5 gotas
	Rosa	3 gotas
	Manzanilla	3 gotas

Tomar 2 gotas de la mezcla de aceite en 225 ml de agua una vez al día.

Información adicional sobre hierbas

Vata* y *kapha: Tome 2 tabletas de trikatu antes de cada comida. 1 cucharadita de cilantro antes de cada comida.
Vata, pitta* y *kapha: Tome 500 mg. de triphala antes de acostarse.

Lavado para reducir el enrojecimiento de los ojos
Haga una infusión de hierbas con 28 gramos de crisantemo en 56 ml de agua, o usar eufrasia. Cuele bien. Es mejor usar un colador de paño de algodón. Mantenga la fórmula refrigerada. Lave los ojos 3 veces al día.

Cuidados personales
Inhalación de aceites esenciales cada 2 horas. Coloque compresas sobre la zona. Limpieza de colon. En la noche vaporizar el dormitorio con aceites esenciales.

ALOPECIA (pérdida de cabello)

Al principio, el cabello comienza a adelgazar lentamente en parches y eventualmente a causa de esto, resulta la calvicie. Puede ser resultado de la vejez, radiación, trastornos endocrinos, desequilibrio hormonal, pérdida repentina de peso, estrés, agotamiento, embarazo o factores de herencia. Cuando la condición es debido a la herencia, es necesario comenzar un tratamiento a una edad temprana. La deficiencia de vitaminas y minerales también pueden ser causantes de alopecia.
Sentimientos y emociones: Ira, irritabilidad. Pensar demasiado. Tener que hacer las cosas bien. Ser compulsivo.

Dieta	Vitaminas y minerales (diario)	Aceites esenciales (diluir siempre)	Hierbas	Terapias alternativas	Evitar
Dieta ayurvédica para su tipo de cuerpo Alimentos con proteína Alimentos con alto contenido en azufre Huevos Legumbres Repollo Semillas de girasol Jugo terapia	Complejo B: 200 mg. F: 100 mg. Inositol: 100 mg. Ácido fólico: 150 mcg. C: 3000 mg. E: 150 UI Lecitina: 2 tabletas antes de las comidas Colina: 100 mg. Zinc: 50 mg. Multivitamínico Multimineral Aceite de linaza: 2 cta.	Jengibre: VK-P+ Brahmi: VPK- Semillas de cilantro: VPK- Manzanilla de flor dorada: KP-V+ Abedul: PK-V+ Sándalo: VP-Ko Aloe vera: VKP- **Aceites medicados:** - Bhringaraj: VPK= - Amla: PV-Ko - Brahmi: VPK= **Aceite vegetales:** Coco: P-K+Vo Ajonjolí: V-PK+	Bhringaraj: VPK= Alfalfa: PK-V+ Gotu kola: VPK= (Brahmi) Jengibre: VK-P+ Pétalos de rosa: VPK= Salvia: KV-P+ Romero: KV-P+ Aloe vera: VPK- Ortiga: PK-V+ Bardana: PK-V+ Milenrama: PK-V+ Yuca: VPK-	*Shirodhara* Masaje de la cabeza	Azúcar blanco Comer demasiada fruta Alimentos fritos Café Tabaco Alimentos con especias Estrés Terapias con hormonas

Onagra: 3 a 6 cápsulas	
Complejo de aminoácidos	
Cobre: 100 mg.	
Acidophilus: 2 tabletas 3 veces al día	
Yodo: 100 mg.	

Fórmulas de aceite para el cabello

vea instrucciones para la preparación al final del capítulo

Vata		*Pitta*		*Kapha*	
Aceite de ajonjolí	28 ml.	Aceite de coco o jojoba	28 ml.	Aceite de almendras	28 ml.
Romero	10 gotas	Brahmi (gotu kola)	10 gotas	Salvia	10 gotas
Brahmi	5 gotas	Sándalo	5 gotas	Romero	10 gotas
Sándalo	5 gotas	Semillas de cilantro	10 gotas	Semillas de cilantro	10 gotas
Semillas de cilantro	5 gotas	Abedul	5 gotas	Brahmi (gotu kola)	10 gotas
Manzanilla	5 gotas	Manzanilla	5 gotas		

Mezclar todos los ingredientes. Aplicar sobre el cuero cabelludo durante 20 minutos antes del shampoo.

Infusión de hierbas

Vata		Pitta		Kapha	
Gotu kola	56 gramos.	Gotu Kola	56 gramos.	Milenrama	28 gramos.
Romero	28 gramos.	Pétalos de rosa	28 gramos.	Gotu Kola	56 gramos.
Salvia	14 gramos.	Semillas de cilantro	28 gramos.	Semillas de cilantro	56 gramos.
Jengibre	56 gramos.	Crisantemo	56 gramos.	Jengibre	56 gramos.
Semillas de cilantro	28 gramos.	Menta	28 gramos.		
Bhringaraj	28 gramos.	Manzanilla	14 gramos.		

Cuidado personal

Yoga: Posición de cabeza (terapia invertida). Escuchar audios para la reducción del estrés. Tratamientos de aceite para el cabello. Masaje de cabeza y del cuero cabelludo. Agregue hierbas y aceites esenciales al champú y acondicionador.

ALZHEIMER

Otro nombre para la demencia pre senil. Comienza con cambios en la personalidad, dificultad en la comunicación, y cambios de humor. Los tipos *vata* pueden volverse "elevados" y omitir palabras al hablar. Los tipos *pitta* pueden llegar a irritarse y alterarse fácilmente. Los tipos *kapha* dejan de comunicarse y se vuelven desorientados. Las causas son hereditarias, y hay cierta controversia sobre otras posibles causas, además de cantidades excesivas de aluminio, silicio, azufre y calcio. El análisis de cabello puede utilizarse como una herramienta de diagnóstico para verificar cualquier metal pesado dentro del cuerpo. La quelación puede quitarlos y aumentar el flujo sanguíneo arterial.

Sentimientos y emociones: La vida se está volviendo demasiado. La vida es abrumadora, no vale la pena seguir.

Sales homeopáticas: Sílice, kalphos, fosfato de potasio.

Dieta	Vitaminas y minerales (diario)	Aceites esenciales (diluir siempre)	Hierbas	Terapias alternativas	Evitar
Dieta para su tipo de cuerpo	Complejo B: 200 mg.	Brahmi: VPK-	Gotu kola: VPK=	Masaje para la cabeza	Aspirina
Alimentos ricos en azufre (legumbre)	B-12: 200 mcg.	Jengibre: VK-P+	Ginko biloba: VPK-	Quelación	Antiácidos
Alimentos altos en minerales	A: 100.000 UI	Ashwagandha: VK-P+	Albahaca: VK-P+	*Shirodhara*	Cualquier producto con aluminio:
Fibra (salvado de avena)	C: 2.500 a 3.000 g	Amla: VPK	Romero: KV-P+	*Nasya*	-Maquillaje
Avena	E: 150 UI	Cyperus: PKV-	Diente de león: PK-V+	Análisis de cabello	-Polvo para hornear
Muchas verduras amarillas y naranja	Boron 100UI	Albahaca: VK- P+	Mirra: KV- P+	*Panchakarma* a principio de la enfermedad	-Champú
Frijoles	Selenio: 200mcg.	Cardamomo: VK- P+	Hierba de San Juan: PK-V+		-Utensilios de cocina
Muchas algas	Zinc 50 mg	Hisopo: VK-P+	Cálamo: VK-P+		-Cerveza enlatada
	Co Q-10: (2) 50 mg, 2 veces al día	Menta: PK-Vo	Musgo de Irlanda: V-PK+		
	Lecitina: 200 mg	Limonaria: PK-Vo	Semilla de loto: V-PK+		
		Alcanfor: KV-P+	Flor de jazmín: PK-V+		
		Angélica: VPK=	Mental clarity		
		Bergamota: VK-P+			

marinas Caldo de potasio Ayuno de jugos Ghee Salmón Sardinas	L-lisina: 4 tabletas al día L-fenilalanina: 100 mg Complejo de aminoácidos: 700 a 900 mg, 2 veces al día Germanio: 75mg DHEA: 150 mg	**Mezcla de aceites:** (no diluir) *Mental Clarity: VPK=	Bardana: PK-V + Musal blanco: VPK- Cardamomo: KV-P+ Crisantemo: PK-V+ Ghee: PV-K+ Raíz de achicoria: PK-V + **Mental ClariTea: VP-K+ **Formulas herbales ayurvédicas:** Triphala: VPK Trifolia: VK- P+	-Desodorante -Comidas fritas - Comidas rápidas

Infusión de hierbas para el alzheimer

vea instrucciones para la preparación al final del capítulo

Vata		Pitta		Kapha	
Albahaca	28 gramos.	Gotu kola	56 gramos.	Raíz de achicoria	56 gramos.
Gotu kola	56 gramos.	Ginko biloba	28 gramos.	Cardamomo	28 gramos.
Romero	28 gramos.	Diente de león	28 gramos.	Hierbabuena	28 gramos.
Cardamomo	28 gramos.	Crisantemo	56 gramos.	Musgo Irlandés	28 gramos.
Cálamo	28 gramos.	Bardana	28 gramos.	Bardana	28 gramos.
Ginko biloba	56 gramos.	Jazmín	28 gramos.	Ginko biloba	56 gramos.
		Menta piperita	28 gramos.		

Caldo de potasio

Corte todos los ingredientes. Añada a dos 19 litros de agua y ponga a hervir. Cubra y cocine a fuego lento durante dos horas.

Vata		Pitta		Kapha	
Papas y cáscaras	5	Cáscaras de papas dulces	5	Papas y cáscaras	5
Zanahorias	4	Perejil	½ racimo	Perejil	1 racimo
Jengibre fresco	5 cms	Cilantro	1 racimo	Jengibre	8 cms
Apio	½ tallo	Menta	½ racimo	Bayas de enebro	1 puñado
Cilantro	1 racimo	Calabacín amarillo	2	Cilantro	1 racimo
Espinaca	½ racimo	Semillas de cilantro	14 gramos	Espinaca	½ racimo
Berros	½ racimo	Borraja	14 gramos	Borraja	4 g
Tomates	2	Agua	2 litros	Zanahorias	4
Agua	2 litros			Agua	2 litros
Agregar Bragg's Liquid Aminos al gusto		Agregar Bragg's Liquid Aminos al gusto		Agregar Bragg's Liquid Aminos al gusto	

Fórmula de prevención de Alzheimer para masaje

Albahaca	5 gotas	Alcanfor	5 gotas
Bergamota	3 gotas	Angélica	2 gotas
Aceite base	125 ml		

Autocuidado

Utilice aceites esenciales en un difusor de aroma al estudiar o durante actividades que requieran concentración y memoria. Inhalaciones: Tres veces por día, especialmente con aceites esenciales de romero, albahaca, menta o limón. Prevención temprana. El alzheimr puede prevenirse cuando los síntomas comienzan a aparecer. Abhyanga (automasaje).

AMENORREA

La amenorrea es la ausencia de la menstruación. Puede ser debido a la baja ingesta calórica o ejercicio excesivo que reduce el peso del cuerpo y de la grasa corporal. También se debe a la baja cantidad de proteínas o bajos niveles de minerales. La incidencia a largo plazo puede provocar la pérdida de tejido óseo.

Sentimientos y emociones: No me gusta ser una mujer. Miedo a lo desconocido.

Sales homeopáticas: Nat Sulph, fosfato de calcio

Dieta	Vitaminas y minerales (diario)	Aceites esenciales (diluir siempre)	Hierbas	Terapias alternativas	Evitar
Dieta ayurvédica para su tipo de cuerpo Especias Semillas de ajonjolí Arroz de azafrán	B-6: 200 mg. Ácido fólico: 50 mcg. E: 150 UI Calcio: 1200 mg. Magnesio 100 mg. Onagra: 200 mg. Aceite de linaza: 200 mg.	Cyperus: VPK- Valeriana: VK- P+ Angélica: VPK-, P+ (en exceso) Albahaca: VK-P+ Salvia: VK- P+ Salvia romana: VPK- Geranio: PK-Vo	Azafrán: VPK= Ignatia: PK-V+ Hojas de ortiga: PK-V+ Dong quai: VK-Po Rosa: VPK= Jengibre: VK-P+ Cyperus: VPK Squaw Vine: PK-V+ Angélica: VP-P+ (en exceso) Aloe vera: VPK= Hinojo: VPK= Cohosh negro: PK-V+ Árbol casto: VPK- Milenrama: PK-V+ Raíz de algodón: V-KP+	Acupuntura Rolfing Consulta ayurvédica Toque terapéutico Grupos de apoyo a la mujer	Ejercicio Perder peso Exceso de proteína Estrés Pastillas anticonceptivas Píldora del día después

	Canela: VK- P+ Woman's treasure***	vea instrucciones para la preparación al final del capítulo

Infusión de hierbas para la amenorrea

Vata		*Pitta*		*Kapha*	
Jengibre	56 gramos.	Ortiga	56 gramos.	Árbol casto	56 gramos.
Hierba de gato	56 gramos.	Shatavari	28 gramos.	Jengibre	28 gramos.
Angélica	56 gramos.	Menta	28 gramos.	Angélica	56 gramos.
Pétalos de rosa	56 gramos.	Hinojo	28 gramos.	Hierba de San Juan	28 gramos.
Árbol casto	28 gramos.	Cohosh negro	28 gramos.	Milenrama	56 gramos.
Shatavari	28 gramos.	Manzanilla	28 gramos.	Cyperus	28 gramos.
		Pétalos de Rosa	28 gramos.		

Tomar 4 veces por día

Vata		*Pitta*		*Kapha*	
Árbol casto	28 gramos.	Manzanilla	56 gramos.	Angélica	28 gramos.
Pétalos de rosa	56 gramos.	Milenrama	56 gramos.	Agripalma	28 gramos.
Angélica	56 gramos.	Cardo bendito	28 gramos.	Jengibre	56 gramos.
Canela	28 gramos.	Agripalma	28 gramos.	Canela	28 gramos.
Jengibre	28 gramos.	Pétalos de rosa	28 gramos.	Milenrama	56 gramos.
Raíz de algodón	28 gramos.	Hibisco	28 gramos.	Hibisco	28 gramos.

Tomar 4 veces por día
Todos los *doshas*: Dos semanas antes de los periodos, tomar 1 taza diaria.

Vata: Gel de aloe vera con albahaca o jengibre añadido.
Pitta: Gel de aloe vera con ½ cta. hinojo o menta añadida.
Kapha: Gel de aloe vera con cúrcuma añadida.

Autocuidado
Aromaterapia (especialmente en la mañana), masaje abdominal, movimientos de danza y grupos de apoyo.

ANEMIA

Un trastorno de la sangre causado por una deficiencia de hierro y minerales. La sangre se vuelve delgada y débil. Hay muchos tipos de anemia:

Microcítica (VK); de células falciformes (VK); sideroblástica (VK); megaloblástica (PK)

Las personas *vata* pueden experimentar piel de cobre, insomnio, vértigos, estreñimiento, o deshidratación. Las personas *pitta* tendrán fiebre, inflamación, sed, ojos y piel amarilla. Las personas *kapha* a menudo tendrán retención de líquidos, fatiga, cansancio, piel pálida, casi blanca.

Sentimientos y emociones: Sensación de estar cansado de la vida. No merecimiento.

Dieta	Vitaminas y minerales (diario)	Aceites esenciales (diluir siempre)	Hierbas	Terapias alternativas	Evitar
Dieta ayurvédica para su tipo de cuerpo	Complejo B: 200 mg	Manzanilla: VPK	Aloe vera: VPK=	Naturopatía	Limpiadores de sangre
Sopa de hueso	A-E: 450 UI	Tomillo limón: PK-Vo	Bibhitaki: PK-Vo	Consulta ayurvédica	Ejercicio en exceso
Ajonjolí	Ácido fólico: 200mcg		Amalaki: PV-Ko		Hierro sulfato ferroso
Jugo de granada	B2- Riboflavonoides: 25 a 30 mg.		Azafrán: VPK=		
Espinaca	B1- Tiamina: 100mg		Shatavari: PV-K+		
Zanahoria	Folato: 300mcg., especialmente en estado de embarazo (para la anemia)		Manjishta: PK-V+		
Melaza			Punarnava: PK-V+		
Remolacha			Agrimonia: PK-V+		
Leche entera orgánica	Cobre: 50mg		Lengua de vaca: PK-V+		
Carne roja orgánica	Hierro: 100mg		Raíz shasta: Mejor tomada en forma de tabletas		
	Zinc: 40 mg		Fo Ti: PV-K+		
	Ácido hidroclórico: 2		**Fórmulas ayurvédicas:** Chyavanprash: VP-K+ Triphala: VPK		

	antes de las comidas con proteína	Ceniza de hierro: VPK Women's Treasure: VPK-

Infusión de hierbas para la anemia

vea instrucciones para la preparación al final del capítulo

Vata		*Pitta y kapha*	
Amalaki	28 gramos.	Bibhitaki	28 gramos.
Shatavari	56 gramos.	Menta piperita	28 gramos.
Ashwagandha	28 gramos.	Ortiga	28 gramos.
Loto	28 gramos.	Bérbero	28 gramos.
Fo Ti	28 gramos.	Agrimonia	28 gramos.
Jengibre	28 gramos.	Raíz de diente de león	56 gramos.
Hojas de frambuesa	14 gramos.		
Consuelda	28 gramos.		

Recetas

Azafrán ½ gramo
Leche o yogurt 1 taza
Melaza 1 cta.

Tomar 3 veces por día con 1 cucharadita de ghee.

ANOREXIA Y BULIMIA

La anorexia y la bulimia consisten en la supresión del fuego digestivo debido a comer y vomitar o saltarse comidas. Las personas con esta condición generalmente tienen la tendencia a elegir alimentos inadecuados. Los tipos *vata* tenderán o a ayunar o a comer hasta hartarse. Los tipos *pitta* a menudo tendrán el estómago ardiendo. Los tipos *kapha* se forzarán a sí mismos a vomitar. Sentimientos y emociones: No soy lo suficientemente bueno como soy. Baja autoestima. Miedo a engordar. Visión distorsionada de sí mismo. Uno mismo se ve con sobrepeso, incluso si estuviera demacrado.

Dieta	Vitaminas y minerales (diario)	Aceites esenciales (diluir siempre)	Hierbas	Terapias alternativas	Evitar
Dieta ayurvédica para su tipo de cuerpo	Complejo B: 200gm. Un buen multi vitamínico	Jengibre: VK-P+ Cardamomo: VK-P+ Bergamota: VK-P+	Consuelda: PV-K+ Ashwagandha: VK-P+ Olmo rojo: PV-K +	Asesoría Masaje Trabajo de respiración	Todos los azucares: hasta que la condición este bajo control
Muchas especias digestivas (especialmente carminativas)	Zinc: 50gm. con cada comida Encimas pancreáticas: 2 con cada comida	Naranja: VK-P+ Todos los cítricos: VK-P+ Geranio rosa: PK-V+	Cardamomo: VK-P+ Jengibre: VK-P+ Hinojo: VPK=	Toque terapéutico Terapia de polaridad	Situaciones depresivas
Muchos vegetales de hojas verdes	Consuelda: 2 con cada comida	Salvia: VPK Sándalo: PV-Ko	Hing: VK-P+ Valeriana: VK-P+		
Caldo de carne o de pollo	Pectina: 2 con cada comida	Limonaria: PK-Vo Laurel: VPK+	Nuez moscada: VK-P+ Limonaria: PK-Vo		
Muchas verduras amarillas (*vata*)	Encimas de papaya: 2 tabletas antes de las comidas	Angélica: VPK=, P+(en exceso)	Angélica: VK-P+ Chitrak: VPK		
Hing con todas las legumbres	Trikatu: 2 a 3 antes de las comidas		Shatavari: PV-K+ Hingwastak: VK-P+		
Kichari			Chyavanprash: VP-K+ Compuesto de ashwagandha: VK-P +		

Infusión de hierbas para la anorexia y bulimia — *vea instrucciones para la preparación al final del capítulo*

Vata		Kapha		Pitta	
Ashwagandha	56 gramos.	Jengibre	56 gramos.	Hinojo	28 gramos.
Angélica	56 gramos.	Cáscara de naranja	28 gramos.	Menta	56 gramos.
Olmo rojo americano	56 gramos.	Cardamomo	56 gramos.	Semillas de cilantro	56 gramos.
Consuelda	28 gramos.	Albahaca	28 gramos.	Consuelda	28 gramos.
Regaliz	56 gramos.	Limonaria	56 gramos.	Regaliz	28 gramos.
Jengibre	56 gramos.	Canela	28 gramos.	Olmo rojo	28 gramos.
Semillas de cilantro	28 gramos.	Hinojo	28 gramos.		
Shatavari	28 gramos.	Menta	28 gramos.		

A la hora del desayuno

Avena o cualquier otro cereal	
Olmo resbaladizo en polvo	2 cucharadas
Jengibre	½ cta.
Cardamomo	½ cta.
Cilantro	½ cta.
Canela	½ cta.
Kichari	igual cantidad de arroz, dahl de mungo y especias.

Cocine la avena. Añada olmo rojo, todas las especias y kichari.

Tomar

Vata y *kapha*: 3 tabletas de trikatu antes de cada comida durante 2 semanas, luego 2 tabletas antes de las comidas durante 1 mes, luego 1 tableta antes de las comidas durante 3 meses.

ANSIEDAD

La ansiedad puede estar asociada con la estimulación, el pánico, temor, o sensación de inseguridad. La ansiedad suele elevarse por el exceso de café, el uso de drogas, el exceso de azúcar en la dieta, sentirse preocupado o no confiar en el proceso de la vida. Los tipos *vata* pueden experimentar ansiedad con mayor frecuencia que los otros tipos de cuerpo.
Sentimientos y emociones: Falta de confianza en sí mismo. Desconfianza en general.

Dieta	Vitaminas y minerales (diario)	Aceites esenciales (diluir siempre)	Hierbas	Terapias alternativas	Evitar
Dieta ayurvédica para su tipo de cuerpo	Complejo B: 200 mg	Jatamamsi: KV-P+	Manzanilla: PK-Vo	Masaje	Azúcar
	B6 Piridoxina: 100 mg.	Sándalo: VP-Ko	Crisantemo: PK-V+	Toque terapéutico	Café
Muchas verduras amarillas	B1 Tiamina: 100 mg.	Lavanda: PK-Vo	Escutelaria: PK-Vo	*Tarpana*	Cigarrillos
	B3 Niacinamida: 500 mg. 2 veces al día	Vetiver: V-KP+	Valeriana: VK-P+	Reiki	Alimentos procesados
Muchas raíces de Vegetales	Calcio: 300 a 750 mg. (en casos extremos)	Ylang Ylang: PV-K+	Kava Kava: PV-K+	*Shirodhara*	Alcohol
		Manzanilla: VPK-	Pasiflora: PK-V+		
	L-tryptophan: 100 mg.		Bala: PV-Ko		
			Bhringaraj: VPK=		
			Flor de jazmín: PK-V+		
			Raíz de alum: PK-V+		
			Catechu: KP-V+		
			Mirra: KV-P+		
			Katuka: PK-V+ (tranquiliza la mente)		

Infusión de hierbas para la ansiedad   *vea instrucciones para la preparación al final del capítulo*

Vata té		*Pitta y kapha* té	
Kava kava	56 gramos.	Manzanilla	56 gramos.
Valeriana	28 gramos.	Gotu kola	28 gramos.
Regaliz	28 gramos.	Escutelaria	56 gramos.
Hinojo	56 gramos.	Pasiflora	56 gramos.
		Flor de jazmín	28 gramos.

Por la noche, tomar té con leche caliente.

Autocuidado

Masaje *abhyanga*: cada mañana con fórmula relajante, masaje de cabeza en la noche con fórmula de aceite esencial.
Inhalación: cada 2 horas con el aceite esencial de su elección: Ponga gotas de aceite esencial en su escritorio, área de trabajo, o una almohada; también puede utilizar un difusor de aroma.
Meditación: Añada una o dos gotas de aceite esencial en el área del tercer ojo (en la frente, entre los ojos).
Tai Chi.
Trabajo de respiración.

ARTERIOSCLEROSIS

Esta es una condición degenerativa de las arterias causada por una acumulación de lípidos o placa en la pared arterial. Comienza en una edad temprana. A menudo, los bebés de un año de edad, muestran lesiones en la aorta. Esta acumulación de depósitos minerales y grasas en las paredes arteriales causa bloqueos, que se traducen en un engrosamiento o solidificación de la sangre, colesterol alto y problemas circulatorios. Esta enfermedad cardiovascular es el gran asesino en Occidente. La presencia de un pliegue diagonal en el lóbulo de la oreja se correlaciona muy bien con el grado de arteriosclerosis. El lóbulo de la oreja es muy vascularizado, y una disminución en el flujo de sangre en el tiempo, se cree que indica un colapso de la cama vascular, la cual se indica por un pliegue específico sobre el lóbulo de la oreja.

Sentimientos y emociones: Sensación de constricción y estar atrapado en el cuerpo.

Dieta	Vitaminas y minerales (diario)	Aceites esenciales (diluir siempre)	Hierbas	Terapias alternativas	Evitar
-Dieta ayurvédica para su tipo de cuerpo	B-6: 300 mg.	Sándalo: PV-Ko	Pimienta de cayena: KV-P+	Masaje	Monóxido de carbono
-Pescado (de agua fría)	Aceite de Omega 3:	Limón: PV-Ko	Consuelda: PV-K+	Hipnosis	Bario
-Salmón	-Aceite de hígado de bacalao	Enebro: KV-P+ (en exceso)	Sello de oro: PK-V+	Quelación	Organofosfatos
-Caballa	-Aceite de linaza (2 cdas en la noche)	Cardamomo: VK-P+	Escaramujo: V-KP+	*Shirodhara*	Pegamentos en solventes
-Arenque	Multivitamínico	Mirra: VK-P+	Bardana: PK-V+	*Panchakarma*	Calor
Zanahorias crudas	Multimineral	Rosa: VPK=	Arjuna: PK-V+ 1 a 3 g/día	Bioretro-alimentación	Frío
Mucha fibra	E: 200 UI	Naranja: VK-P+	Guggul: KV-P+		Disulfuro de carbono
Semillas de psyllium	C: 1,500 mg.		Azafrán: VPK=		Cigarrillos
Pectina	B3- Niacina: 200 mg.		Salvia danshen: KV-P		La píldora, estrógeno
Goma guar	Magnesio/Calcio:		Bayas de majuelo: V-KoP+		
			Jengibre: VK-P+		
			Cardamomo: VK-P+		
			Canela: VK-P+		

Salvado de avena (no de trigo)	500 mg. Pantetina: 900 mg. Mesoglycan: 100 mg Onagra: 200 mg, 2 veces por día		Gotu kola: VPK= Ashwagandha: VK-P+ Aloe vera: VPK= Cola de caballo: PK-V+	Ser fumador pasivo Estilo de vida sedentaria Carnes rojas Grasas saturadas Azúcar Ajo Alcohol Estrés Suprimir emociones Sal

Infusión de hierbas para la arterosclerosis *vea instrucciones para la preparación al final del capítulo*

Vata		*Kapha*		*Pitta*	
Raíz de consuelda	56 gramos.	Gotu kola	56 gramos.	Guggul	56 gramos.
Jengibre	28 gramos.	Bardana	56 gramos.	Jengibre	56 gramos.
Escaramujo	56 gramos.	Trébol rojo	28 gramos.	Canela	28 gramos.
Ashwagandha	56 gramos.	Menta	28 gramos.	Cardamomo	28 gramos.
Canela	28 gramos.	Canela	14 gramos.	Bardana	28 gramos.
Cardamomo	28 gramos.	Cardamomo	14 gramos.		

Recetas

Vata y kapha		*Pitta*	
Arjuna en polvo	1 cda.	Arjuna en polvo	1 cda.
Guggul en polvo	1 cda.	Gotu kola en polvo	1 cda.
Tomar 2 cta. dos veces al día al almuerzo y cena.		Tomar 2 cta. (o 1000 mg) al almuerzo y cena.	

Autocuidado

Imágenes, manejo del estrés, modificación del estilo de vida y yoga, ejercicio y meditación.

ARTRITIS

Enfermedad degenerativa muy común. Es un trastorno autoinmune que a menudo es consistente con dolor extremo e hinchazón de las articulaciones, degeneración del cartílago y el debilitamiento de los huesos. Los tipos *pitta* a menudo sufren de inflamación (el calor lo empeora). Los *vata* generalmente tienen exceso de dolor y sequedad (el frío aumenta el dolor). Los *kapha* suelen experimentar hinchazón. La artritis puede ser causada por mala alimentación, digestión deficiente, y un sistema inmunológico débil. El reumatismo es una enfermedad más avanzada que a menudo afecta a todas las articulaciones y se diagnostica con mayor facilidad con análisis de sangre.

Los sentimientos y emociones: El aferrarse a la ira y el resentimiento. Algo que a usted lo está comiendo. Atascamiento, no moverse hacia adelante.

Dieta	Vitaminas y minerales (diario)	Aceites esenciales (diluir siempre)	Hierbas	Terapias alternativas	Evitar
Dieta de eliminación	Complejo B: 100 mg. (esp. B-15)	Brahmi: VPK- Orégano: VK-P+ Cyperus: PKV- Sándalo: PV-Ko Menta piperita: PK-Vo Manzanilla: VPK Ciprés: VKP+ Eucalipto: KV-P+ Mejorana: KV-P+ Romero: KV-P+ Lavanda: PK-Vo Enebro: KV-P+ **Aceites medicados:** -Mahanarayan: VPK	**PuriTea Guggul: VK-P+ Sándalo: PV-Ko Dashmoola: VK-P+ Galangal: VK-P+ Guduchi: PK-V+ Aloe vera: VPK= Neem: PK-V+ Jengibre: VK-P+ Cyperus: PKV- Chaparral: PK-V+ Cúrcuma: KV-Po Angélica: VK-P+ (no usar si hay tumor o fibroma)	Masaje suave Sauna Vapor	Azúcar Lácteos Verduras solanáceas Pimientos Tomates Papas Berenjenas Carne Alimentos ácidos Harina blanca
Dieta ayurvédica para su tipo de cuerpo	C: Ascorbato, 2000 a 3000 mg.				
	E: 400 UI				
Combinación de alimentos	F: 200 mg.				
	D: 500 UI				
Caldo de potasio	K: 200 UI				
	B3-Niacina: 100 mg.				
Nueces (remojadas)	B 5–Ácido pantoténico: 1000 a 1500 mg.				
	Bio flex: 2 tabletas				

Onagra: 2 tabletas Un buen multimineral Ácido linoleico (vitamina F): CalcUlm: 1500 mg	- Narayan: VPK - Saharshardi: VP-K+ - Aceite de brahmi (o aceite de mostaza): VPK **Mezclas de aceite:** *Joint Free: VPK -Yogaraj Guggul	Kaishore Guggulu Punarnavadi Guggulu Genciana: PK-V+ Llantén menor: PK-V+ Cohosh negro: PK-V+ Mirto: KV-P+ **Fórmulas ayurvédicas** -Trikatu: 2 tabletas antes de las comidas - Triphala: 4 a 6 tabletas a la hora de acostarse

Recetas herbales para la artritis

Pasta herbal para *vata*		Infusión herbal para *vata*	
Jugo de ½ limón		Ashwagandha	56 gramos.
Arcilla bentonita	1 cta.	Valeriana	28 gramos.
Jengibre polvo	½ cta.	Jengibre	28 gramos.
Sándalo en polvo	1 cta.	Angélica	28 gramos.
Aceite de mostaza	¼ cta.	Manzanilla	28 gramos.
		Romero	14 gramos.
Mezcle todos los ingredientes. Aplique en la articulación y deje secar.		Dashmoola	56 gramos.

vea instrucciones para la preparación al final del capítulo

Infusión de hierbas para *pitta*	
Bardana	56 gramos.
Escutelaria	28 gramos.
Guduchi	56 gramos.
Manzanilla	56 gramos.
Regaliz	28 gramos.
Gel de aloe vera 3 veces al día (mejor si es fresco)	

Pasta herbal para *pitta*	
Sándalo en polvo	2 cucharadas
Aceite esencial de cyperus	10 gotas
Aceite esencial de menta piperita	5 gotas
Aceite de coco o brahmi*	¼ cta.
Arcilla bentonita	1 cta.
Mezcle todos los ingredientes y aplique sobre la articulación. Deje secar.	

Infusión de hierbas para *kapha*	
Canela	
Jengibre	56 gramos.
Cyperus	56 gramos.
Yuca	56 gramos.
Lingusticun	56 gramos.
Cúrcuma en polvo	½ cda (adicionar si desea)

Pasta herbal para *kapha*	
Cálamo en polvo	1 cta.
Arcilla bentonita	1 cta.
Jengibre polvo	½ cta.
Alcohol	1 cta.
Pimienta de cayena	¼ cta.
Aceite de mostaza	¼ cta.
Mezcle todos los ingredientes y aplique sobre la articulación. Deje secar.	

Tomar

Vata: Triphala en la noche, guggul en la mañana (2 cta. o 200 mg)
Pitta: Aceite de ricino: 1 cucharada en la noche.
Kapha: 1 cda de jengibre y 1 taza de agua 2 veces por día antes de las comidas.

Fórmula para masajes

Ciprés	10 gotas
Eucalipto	5 gotas
Menta	5 gotas
Enebro	10 gotas
Romero	5 gotas
Aceite vegetal	56 ml.

Autocuidado

Hielo en bolsa para *pitta*.
Ejercicio, baños calientes, 1 a 3 días de ayuno, enemas de aceite, limpieza del colon, compresas de aceite de ricino.

ATAQUE DE CORAZÓN

Cuando un suministro adecuado de sangre no llega al corazón, parte del músculo cardíaco muere por falta de oxígeno y otros nutrientes. Esto está clasificado como un ataque al corazón o un infarto de miocardio. Las personas que han sufrido ataques cardíacos describen los síntomas como una opresión extrema en toda la región del pecho o una sensación de pesadez en el área del pecho y el corazón. Allí puede que se irradie el dolor hacia abajo del brazo izquierdo. *Vata* puede experimentar temblores, dolor extremo, contracciones en el área del pecho, estreñimiento y tos seca. Son propensos a la miocarditis y la pericarditis. *Pitta* puede experimentar sudoración, dolor ardiente en el pecho, fiebre y patrones pobres de sueño. *Kapha* puede experimentar una sensación de pesadez alrededor del corazón, dificultad para caminar, congestión, flema y cansancio; propensos a paros cardíacos.

Sentimientos y emociones: "La vida está presionando sobre mi pecho". Estrés, ira, siempre haciendo algo. Apego. Resistencia. Sales homeopáticas: Fluoruro de calcio.

Dieta	Vitaminas y minerales (diario)	Aceites esenciales (diluir siempre)	Hierbas	Terapias alternativas	Evitar
Dieta ayurvédica para su tipo de cuerpo	Aceite de linaza: 200 mg	Ciprés: VPK+	Tomillo: VK-P +	Bioretro-alimentación	Estrés
Cuando *vata* es alto (hacer dieta *kapha-pitta* con alimentos cocinados)	E: 500 UI	Geranio: PK-V+	Hisopo: K-P+	Masajes	Fumar
Tomar agua coloidal	D: 600 UI	Jengibre: VK-P+	Corteza de canela: VK-P+	Acupuntura	Alcohol
	A:15.000 UI	Lavanda: PK-Vo	Escutelaria: PK-Vo	Color terapia	Cadmio
	Complejo B: 100 mg	Romero: KV-P+	Arjuna: PK-V +	Tratamiento quiropráctico	Anticonceptivos orales
	C: 25.000 mg	Ylang Ylang: PV-K+	Ashwagandha: VK-P+	*Tarpana*	Grasas saturadas
	F: 200 mg	Toronjil: KP-Vo	Guggul: KV-P+	*Shirodhara*	Subir de peso
		Naranja: VK-P+	Verbena: PK-V +	Panchakarma	Azúcar
		Menta piperita: PK-Vo	Azafrán: VPK =	Quelación	
		Rosa: VPK=	Atanasia: PK-Vo		
		Mirra: KV-P+	Bayas de espino: V-KoP+		
			Jugo de noni: VPK		

Sándalo: PV-Ko Angélica: VPK= Borraja: PKV+ Cardamomo: VK-P + (en exceso)	Cardamomo: VK-P+ Regaliz: VP-K + Consuelda: VP-K+ Sello de Salomón: PV-K+ Gotu kola: VPK= Agripalma: PK-V+ Cohosh Azul KV-P + Pimienta de cayena: KV-P + Cilantro: VPK Sello de oro: PK-V + Acedera: VK P + Valeriana: VK-P +	Reprimir emociones Comida grasosa Carne roja Sal de mesa Lácteos

Infusión de hierbas para ataque al corazón

vea instrucciones para la preparación al final del capítulo

Vata te (tomar caliente)		*Pitta* te (tomar a temperatura ambiente)		*Kapha* (tomar caliente)	
Dashmoola	28 gramos.	Sello de Salomón	56 gramos.	Cardamomo	56 gramos.
Jengibre fresco	28 gramos.	Semillas de cilantro	28 gramos.	Bayas de majuelo	56 gramos.
Ashwagandha	56 gramos.	Gotu Kola	56 gramos.	Agripalma	28 gramos.
Regaliz	28 gramos.	Regaliz	28 gramos.	Cohosh azul	28 gramos.
Guduchi	28 gramos.	Plata coloidal	30 gotas	Chitrak	28 gramos.
Acedera	28 gramos.				
Bayas de majuelo	56 gramos.				

Formula herbal #1		Formula herbal #2	
Polvo de arjuna	½ cda.	Guduchi	½ cta.
Dashmoola	½ cta.	Arjuna	½ cta.
Triphala en polvo	½ cta.	Punarnava	1 cta.
Guggul	¼ cta.	Shatavari	1 cta.
Mezcle todos los ingredientes con agua como un té, o tome en una cápsula. Tome 3 veces al día.		Mezcle con 1 taza de leche, leche de arroz o leche de soya.	

Vata y kapha: Tome con 6 tabletas de triphala a la hora de dormir.

Masaje de pecho por la noche
10 gotas de aceite esencial de sándalo mezclado en aceite base
Vata: Aceite base de sésamo
Pitta: Aceite base de girasol
Kapha: Aceite base de ricino

Autocuidado
Visualización, técnicas de relajación, pasar tiempo en la naturaleza, Yoga, meditación y uso de gemas (rubí, granate, oro, plata, perla, piedra lunar, esmeralda, jade, zafiro y topacio amarillo). Rodearse de amor. Limpieza parasitaria.

BIPOLARIDAD (maníaco-depresivo)

Esto es un desequilibrio químico en el cerebro donde la persona cambia de estados energéticos muy bajos a estados energéticos muy altos. Puede ser causado por factores hereditarios, trauma severo de nacimiento, estrés, contaminantes ambientales, exposición excesiva a productos químicos o una deficiencia de vitamina B. Las personas *vata* experimentarán ataques de ansiedad, miedo o nerviosismo, y su estado de ánimo oscilará entre alto y bajo. Las personas *pitta* a menudo lucharán con enojo e irritabilidad. Las personas *kapha* sentirán que se deprimen, junto con problemas de fobia y paranoia. Sentimientos y emociones: Inseguro de la vida. No sé cuál es mi lugar. Inseguridad general.

Dieta	Vitaminas y minerales (diario)	Aceites esenciales (diluir siempre)	Hierbas	Terapias alternativas	Evitar
Dieta ayurvédica para su tipo de cuerpo Muchos vegetales de hoja verde Carbohidratos Algas marinas	Complejo B: 2 tabletas, 3 veces al día C: 3.500 mg. B-12: 500 mcg. B6-Pirodoxina: 100 a 200 mg. L-fenilalanina: 300 mg (por dos meses) Algas verdes azules: 2 cta. 3 veces al día Prímula: 500mg, 1 a 3 veces al día Complejo de aminoácidos: 2 por día Litio natural: 300 a 400 mg. Espirulina: 2 cta, 3	Brahmi (gotu kola): VPK- **Mental Clarity: VPK- Albahaca: VK-P+ Romero: VK-P+ Mirto: PK-V+ Lavanda: PK-Vo Manzanilla:VPK- Incienso: KV-P+ Mirra: KV-P+ *Mental Clarity: VPK+	Albahaca: VK-P+ Brahmi: VPK- Romero: KV- P+ Escutelaria: PK-Vo Pasiflora: PK-V+ Crisantemo: PK-V+ Menta piperita: PK-Vo Cálamo: VK- P+ **SereniTea: (manía) **LeviTea: (depresión)	Asesoría *Shirodhara* *Tarpana* Inyecciones de B12: 2 a 3 veces por semana	Alimentos altos en vanadio Arenque Sardinas Azúcar blanco Alcohol Drogas alucinógenas

	veces por día		
	Ácido fólico: 500 a 600 mcg		

Infusión de hierbas para bipolaridad *vea instrucciones para la preparación al final del capítulo*

Vata		Pitta		Kapha	
Cálamo	28 gramos.	Crisantemo	56 gramos.	Escutelaria	28 gramos.
Gotu Kola	56 gramos.	Escutelaria	28 gramos.	Cálamo	28 gramos.
Jengibre	28 gramos.	Gotu kola	56 gramos.	Crisantemo	56 gramos.
Albahaca	56 gramos.	Menta	28 gramos.	Albahaca	28 gramos.

Tés preparados (1 cucharadita por taza de agua):
**SereniTea (*vata*)
**Mental ClariTea (*pitta*)
**LeviTea (*kapha*)

Autocuidado
Ejercicios de respiración, Yoga, meditación, Tai chi y Chi qong.

CÁLCULOS RENALES

Son acumulaciones anormales de sales minerales que se forman en los riñones y a veces se pasan a las vías urinarias. La formación de estas piedras puede ser debido a la hiperactividad de la glándula paratiroides que ocasiona niveles elevados de calcio en la sangre. Las piedras son causadas por una dieta deficiente, debilitamiento del páncreas y reducción de las enzimas. *Pitta* manifestará infecciones agudas, con piedras amarillas mojadas. *Vata* experimenta dolor del colon con piedras de café a negras; mientras que *kapha* puede encontrar pus en su orina, junto con piedras compuestas de calcio.

Dieta	Vitaminas y minerales (diario)	Aceites esenciales (diluir siempre)	Hierbas	Terapias alternativas	Evitar
Dieta ayurvédica para su tipo de cuerpo Jugo de manzana Cilantro Jugo de limón Agua Melón	A: 10,000 UI (hasta disminuir) B2: 200 mg. B5: 1000 mg. B6: 200 mg. C: 2500 mg. E: 400 UI F: 200 mg. Colina: 500 mg. Potasio: 1000 mg. Magnesio: 500 mg.	Enebro: KV-P+ Cyperus: PKV- Naranja: VK-P+ Limonaria: PK-Vo Mirto: KP-V+ Uva ursi: PK-V+ Malvavisco: PV-K+ Gokshura: PK-Vo Cola de caballo: PK-Vo Manjishta: PK-V+ Hojas de buchu: PK-V+ Plátano: PK-V+ Shilajit: VK-P+ Raíz de grava: PK-V+	Perejil: VK-P+ Tomillo: VKP+ Seda de maíz: PK-V+ Diente de león: PK-V+ Enebro: VK-P+	Masaje Trabajo de energía Acupuntura	Deshidratación Infecciones Descanso prolongado en cama Deficiencia de vitamina B6 Magnesio Deficiencia de vitamina A Azúcar Alimentos altos en ácido oxálico Café Té negro Carnes rojas

	Lapa: PK-V+ Pashanbheda: VPK		Antiácidos Lácteos Alcohol Verduras solanáceas

Infusión de hierbas para los cálculos renales

vea instrucciones para la preparación al final del capítulo

Vata		Pitta		Kapha	
Limonaria	28 gramos.	Cola de caballo	28 gramos.	Seda de maíz	56 gramos.
Semillas de cilantro	56 gramos.	Cilantro	56 gramos.	Buchu hojas	28 gramos.
Gokshura	28 gramos.	Plátano	28 gramos.	Limonaria	56 gramos.
Malvavisco	56 gramos.	Semillas de cilantro	56 gramos.	Cola de caballo	28 gramos.

Tomar 500 gramos de shilajit, 3 veces por día con té.

Autocuidado
Compresas, limpieza de riñón, purgas y *basti* de aceite (enemas).

Programa para cálculo renal
Las siguientes fórmulas disuelven los cálculos renales, son calmantes para los tejidos inflamados y le ayudará a la expulsión suave e indolora de piedras:

Fórmulas e ingredientes cálculos renales KB-13 Mezcla de té herbal para los cálculos renales

Raíz de hydrangea	28 gramos.
Raíz de gravel	56 gramos.
Raíz de malvavisco	28 gramos.

Agua de perejil
1 racimo fresco perejil
1 litro de agua destilada

KB-16 Mezcla de té herbal para los riñones
Mezclar 3 cucharadas de cada uno de los siguientes ingredientes:
Seda de maíz
Cola de caballo
Uva ursi
Raíz de perejil
Bayas de enebro
Umplina
Cáscara sagrada
Pamplina
Raíz de uva de Óregon
Raíz de bardana
Manzanilla
Amor de hortelano
Bayas de cubeba
Vaina de frijoles
Semilla de melón
Raíz de grava
Raíz de sello de oro
Raíz de piedra buchu
Raíz de malvavisco

Otros ingredientes:
2 litros de jugo de manzana (debe ser natural)
2 gotas de tintura de vara de oro (opcional)
2 cucharadas de concentrado de cerezo negro (opcional)
3.8 litros de agua destilada
* *Si se es alérgico a la raíz de hydrangea, sustituir con raíz de perejil.*
** *Si existe dolor, añadir lobelia y raíz de jengibre a las fórmulas*

Instrucciones para preparación
Mezcle 112g (1/2 taza) de mezcla de té herbal KB-13 para el cálculo renal y 112g (1/2 taza) de mezcla de té herbal KB-16 para los riñones.
Remoje por 4 horas (o dejar en la noche) en 4 litros de agua destilada. Calentar hasta ebullición y luego hervir a fuego lento de 15 a 20 minutos. Enfríe, cuele y refrigere la "mezcla herbal" para uso futuro.
Agua de perejil: hierva ½ racimo de perejil fresco en 1 litro de agua destilada por 3 minutos únicamente. Enfríe, cuele y refrigere.

Método de ablandamiento de cálculos
Mezcle la siguiente mezcla herbal:
2 litros de jugo de manzana exprimido
9 tazas de la mezcla herbal KB-13 y KB-16 (instrucciones de preparación en las páginas anteriores)
1 taza de agua de perejil
***Opcional:**
2 gotas de tintura de vara de oro
2 cucharadas de concentrado de cerezo negro americano

Instrucciones de uso
Día 1: Beba 56 ml de la mezcla herbal cada hora (por 16 horas) hasta completar un litro, tome también 1 litro más de agua destilada en cualquier momento durante este periodo de tiempo para limpiar el sistema.

Día 2: Beba 28 ml de la mezcla herbal cada hora hasta completar medio litro, también 1 litro de agua destilada y 1 litro de jugos recién exprimidos en cualquier momento durante este periodo.
Día 3: Beba 28 ml de la mezcla herbal cada hora hasta completar medio litro. También 1 litro de agua destilada y 1 litro de jugos recién exprimidos.
Día 4: Dieta de jugos: consumir únicamente 2 litros de agua destilada y 2 litros de jugos recién exprimidos. Equivale a 115ml de cada uno cada hora por 16 horas.

Instrucciones especiales

No está permitido en absoluto ningún otro líquido, especialmente bebidas alcohólicas, sodas o bebidas carbonatadas, té negro, café, productos lácteos y sin minerales. La dieta durante este tiempo debe ser libre de carne. Lo mejor es una dieta de jugos frescos durante los 4 días. Si esto no es posible, haga una dieta de frutas y verduras crudas. Las mejores son la naranja, agua destilada con jugo de limón o lima, arándanos y melón o una combinación de vegetales con zanahoria, perejil, ajo y raíz de jengibre.

CÁNCER

El cáncer es un proceso de células reproduciéndose fuera de control que atacan a otros tejidos del cuerpo. La rebelión contra la autoridad central del cuerpo-mente. Puede ser causada por estreñimiento crónico, mala digestión, sensibilidad a los alimentos, una dieta deficiente, emociones suprimidas, falta de conexión espiritual, exposición a productos químicos y los peligros ambientales. Los *vata* son más propensos a cáncer de colón, hueso, cáncer de estómago y tumores secos. Los *pitta* son más propensos al cáncer de hígado, estómago, páncreas, piel, cerebro y linfa. Los *kapha* son más propensos al cáncer de mama, pulmón, tumores y melanoma.

Sentimientos y emociones: Odio hacia sí mismo, crítica, juicios y creencia en el sufrimiento y la separación.

Dieta	Vitaminas y minerales (diario)	Aceites esenciales (diluir siempre)	Hierbas	Terapias alternativas	Evitar
Dieta ayurvédica para su tipo de cuerpo	A: 100.000 UI	Jengibre: VK-P+	Chaparral: PK-V+	Consulta ayurvédica	Comida enlatada
Dieta de limpieza	C: 10.000 mg	Rosa: VPK=	Mezcla Essiac: PK-V+	Bioretro-alimentación	Comida procesada
Cortos periodos de ayuno	E: 75.000 UI	Lavanda: PK-Vo	Bardana: PK-V+	Sonoterapia	Azúcar
Comida que fortalezca el sistema inmune	F: 200 mg	Milenrama: PK-V+	Astrágalo: VP-K+	*Panchakarma*	Mucha proteína
Hongos shitaki	Calcio: 800mg	Rosa geranio: PK-V+	Pippali: VK-P+	*Tarpana*	Legumbres
Verduras de color naranja y amarillo	Potasio: 800mg	Sándalo: PV-Ko	Ashwagandha: VK-P+	Consulta con médico holístico	Comida chatarra
Comidas crudas	Cromo: 100mcg	Azafrán: VPK=	Guduchi: PK-V+		Comidas ácidas
	Digestivos: 2 antes de las comidas		Sello de Salomón: PV-K+		Lácteos
	Complejo B: 200mg		Milenrama: PK-V+		
	B17(laetrilo): 200mg		Sello de oro: PK-V+		
	B12: 400 mcg		Cúrcuma: VK-Po		
	Niacina: 160 mg		Manjishta: PK-V+		
	Extracto de soya haelan:		Jengibre: VK-P+		

Pasto de trigo Alfalfa Pasto de cebada Jugos verdes Diente de león verde	1 botella 1 vez al día por dos meses, después ½ botella 1 vez al día hasta remisión.	Azafrán: VPK= Haritaki: VK-Po Guggul: KV-P+ Mirra: KV-P+ Gotu kola: VPK- Cálamo: VK-P+	Carnes Comidas fritas Suplemento de hierro Químicos Elementos para la limpieza

Infusión de hierbas para el cáncer

vea instrucciones para la preparación al final del capítulo

Vata		*Pitta y kapha*	
Astrágalo	28 gramos.	Chaparral	10 gotas
Jengibre	28 gramos.	Mezcla Essiac	
Raíz de bardana	28 gramos.		
Olmo rojo	28 gramos.		

Vata: Necesita tónicos, limpiadores de colon y ayudantes digestivos.
Pitta: Necesita purificadores de sangre
Kapha: Necesita expectorantes fuertes

CANDIDIASIS

Es una infección por levaduras tipo hongo que es capaz de vivir en muchas partes del cuerpo y donde hay humedad y agua, tales como, los intestinos, boca, senos paranasales, pulmones, tracto urinario y la vagina. La cándida se multiplica fácilmente con una dieta deficiente (azúcar y levadura), debilitando el sistema inmunológico y digestivo causando muchos problemas en ellos. Esta condición puede ser desencadenada por antibióticos y píldoras anticonceptivas. En los tipos *vata* crea alergias, sequedad, estreñimiento, dolor muscular e insuficiencia suprarrenal. En los tipos *pitta*, puede haber erupciones, pie de atleta, comezón y ardor de estómago. En los tipos *kapha*, puede causar retención de agua, congestión, depresión, diabetes y problemas renales. Sentimientos y emociones: No confiar en el flujo de la vida.

Dieta	Vitaminas y minerales (diario)	Aceites esenciales (diluir siempre)	Hierbas	Terapias alternativas	Evitar
Dieta ayurvédica para su tipo de cuerpo	A: 25.000 UI (hasta disminución)	Trifolia: VK-P+	Fresno espinoso: VK-P+	Tratamientos quiroprácticos	Antibióticos
Dieta de limpieza	Complejo B: 200 mg.	Árbol de té: VPK=	Hing: VK-P+	Consulta naturopática	Alimentos fermentados
Proteínas	Biotina: 300 mcg.	Clavos: VK-P+	Aloe vera: VPK=	Consulta ayurvédica	Mantequillas de nueces
Plata coloidal	B12: Dosis 1 por semana	Palisandro: VK-P+	Asafétida: VKP+	*Panchakarma*	Encurtidos
Alimentos crudos (*kapha, pitta*)	Megadolophilus: ¼ cta, 3 veces por día	Romero: VK-P+	Katuka: PK-P+		Todos los alimentos con levadura y panes
Dieta rotativa	Ácido caprílico: 2 cápsulas 3 veces por día	Menta piperita: PK-Vo	Bérbero: PKV+		Limpiadores químicos
	Selenio: 200 mcg.	Cúrcuma: VK-P+	Sello de oro: PKV+		Alimentos ácidos
	***Niastatin: (en polvo/oral)	Palmarosa: VPK-	Pau d'Arco: PKV+		
		Mirra: KV-P+	Cardamomo: PK-V+		
		Bergamota: KV-P+	Laurel: VKV+		
		Laurel: VKP+	Jengibre: VK-P+		

*** *Requiere prescripción médica. Este es el único antibiótico que no mata bacterias beneficiosas dentro del cuerpo.*

Infusión de hierbas para la candidiasis *vea instrucciones para la preparación al final del capítulo*

Vata		Pitta		Kapha	
Fresno espinoso	56 gramos.	Pau d'Arco	56 gramos.	Pau d'Arco	56 gramos.
Jengibre	28 gramos.	Berbero	28 gramos.	Katuka	28 gramos.
		Menta	28 gramos.	Cardamomo	28 gramos.

En la mañana tomar dos cucharadas de jugo de aloe vera en 250 ml de agua

Bálsamo

Cera de abejas   1 parte
Aceite vegetal   3 a 5 partes
Aceites esenciales   40 gotas (a elección)

Derrita la cera. Agregue el aceite vegetal. Pruebe la consistencia con una cuchara. Agregue más cera para endurecer o aceite para ablandar. Deje enfriar. Agregue aceites esenciales.

Autocuidado

Use asafétida para cocinar todos los frijoles y sopas.

CIÁTICA

La ciática puede ser neuralgia o neuritis afectando al nervio ciático grande ubicado en la parte posterior del muslo. Este nervio ciático se extiende desde la región lumbar bajando por la pierna hasta el talón del pie. El principal síntoma es el dolor y los espasmos a lo largo de la línea del nervio en la parte posterior del muslo causado generalmente por abultamiento de los discos lumbares que aprietan el nervio ciático. También se puede sentir dolor en el lado de la pierna y el talón de aquiles. Las posibles causas de la ciática son trauma o inflamación del nervio, esguince de vértebras en la espalda baja, la ruptura de un disco entre los huesos de la columna vertebral o una vértebra desalineada causando neuritis.

Sentimientos y emociones: Miedo de seguir adelante en la vida.
Sales homeopáticas: Sulfato de potasio Kali Sulph

Dieta	Vitaminas y minerales (diario)	Aceites esenciales (diluir siempre)	Hierbas	Terapias alternativas	Evitar
Dieta para *vata* (si es apropiado) Dieta ayurvédica para su tipo de cuerpo	Complejo B: 200 mg. A: 50.000 UI (hasta disminución de los síntomas) E: 200 UI B5: 1.500 mg. C: 3.000mg. Calcio: 400mg. Magnesio: 400mg. Multi minerales	Manzanilla: VPK- Eucalipto: VK-P+ Romero: VK-P+ Valeriana: VK-P+ Gaulteria: PK-Vo Lavanda: PK-Vo Escutelaria: PK-Vo	Alfalfa: PK-V+ Aceite de ricino: VP-Ko Ajo: KV-P+ Jengibre: VK-P+ Kava Kava: VKP Pasiflora: PK-V+	Acupuntura Quiropraxis Masaje Shiatsu Terapia física Mioterapia	Tomates Arroz Papas Berenjena Coliflor Corrientes de aire frío

Nota: Las personas vata son susceptibles a tener ciática

Infusión de hierbas para la ciática *vea instrucciones para la preparación al final del capítulo*

Vata		Pitta		Kapha	
Manzanilla	56 gramos.	Pasiflora	56 gramos.	Alfalfa	56 gramos.
Jengibre	28 gramos.	Kava kava	56 gramos.	Kava kava	28 gramos.
Escutelaria	56 gramos.	Menta piperita	28 gramos.	Jengibre	56 gramos.
Valeriana	28 gramos.	Escutelaria	28 gramos.	Escutelaria	28 gramos.

Autocuidado

Compresas calientes con lavanda y valeriana, ffortalecimiento muscular (por ejemplo nadar o caminar). Descanso, Yoga y *mudras*.

Posturas de Yoga:
Flexiones hacia atrás
Rodilla al pecho
Media rueda
Postura del arado

CISTITIS

Una inflamación o infección de la vejiga. Aunque los síntomas de ardor al orinar son un poco aterradores, no es generalmente grave. La micción puede ser escasa y acompañada por sangre o pus. La cistitis puede desaparecer sin tratamiento, pero si persiste por más de 48 horas e incluye los síntomas como escalofríos, vómitos o dolor en los riñones, consulte a un médico. La micción para *vata* será escasa y dolorosa; para *pitta* puede experimentar pus y *kapha* puede experimentar pus e hinchazón. Sentimientos y emociones: No querer conectar. Querer estar solo. Sentirse irritado.

Dieta	Vitaminas y minerales (diario)	Aceites esenciales (diluir siempre)	Hierbas	Terapias alternativas	Evitar
Dieta ayurvédica para su tipo de cuerpo	A: 50.000 UI (hasta disminución de síntomas)	Enebro: VK-P+	Bérbero: PK-V+	Toque terapéutico	Azúcar
Acidophilus después comidas	Complejo B: 50 mg.	Sándalo: PV-Ko	Ajo: VK-P+	Balance de *chakras*	Carbohidratos refinados
Jugo de arándano	Beta-caroteno: 20.000 UI	Cajeput: VK-P+	Sello de oro: PK-V+	Reiki	Jugo de fruta
Sandía	C: 500 mg. cada 2 horas	Bergamota: VK-P+	Uva ursi: PK-V+	Asesoría	Café: descafeinado o regular
Arándanos, 500g diarias	D: 600 UI	Eucalipto: KV-P+	Pimienta negra: VK-P+		Cafeína en todas sus formas
Propóleo	E: 600 UI	Lavanda: PK-Vo	Hinojo: VPK=		Cigarrillos
Restringir calorías	Colina: 100 mg.	Pino: KV-P+	Hojas de buchu: PK-V+		Alcohol
	Calcio: 300 mg.	Benzoína: VPK-	Gotu kola: VPK-		Deshidratación
	Magnesio: 200 mg.	Cedro: PK-V+	Menta: PK-Vo		Estrés
	Potasio: 200 mg.	Incienso: VK-P+	Semillas de cilantro: VPK-		Mala higiene
	Bioflavonoides: 1 g	Niaouli: PK-V+	Cilantro: PK-Vo		Pimiento rojo
	Zinc: 30 mg.	Árbol de té: VPK=	Diente de león: PK-V+		
		Trifolia: VK-P+	Jengibre: KV-P+		
			Gokshura: KVP+		
			Chandraprabha: K-VP+		

Infusión de hierbas para la cistitis

vea instrucciones para la preparación al final del capítulo

Vata		*Pitta y kapha*	
Hinojo	28 gramos.	Uva ursi	28 gramos.
Semillas de cilantro	28 gramos.	Buchu hojas	28 gramos.
Jengibre	56 gramos.	Diente de león	56 gramos.
Pimienta negra	56 gramos.	Hinojo	56 gramos.
		Semillas de cilantro	56 gramos.
		Jengibre	56 gramos. (*kapha* únicamente)

			Especias calientes
			Ajo
			Cebollas

Autocuidado

Lavado 250 ml de agua
3 gotas de aceite esencial de árbol de té
2 gotas de aceite esencial de dhavana

COLITIS

Irritación e inflamación del colon, heces mal formadas y dolor debido a las toxinas en el colon. Las personas *vata* experimentan sensibilidad a los alimentos y movimientos intestinales irregulares. Las personas *pitta* pueden experimentar inflamación severa mientras que las personas *kapha* pueden perder peso y tener deposiciones sueltas con mucosidad. Sentimientos y emociones: Experimenta falta de apoyo, miedo e inseguridad.

Dieta	Vitaminas y minerales (diario)	Aceites esenciales (diluir siempre)	Hierbas	Terapias alternativas	Evitar
Dieta ayurvédica para su tipo de cuerpo	A: 25.000 UI	Helichrysum: PK-V+	Arrayán: PK-V+	Masaje	Carnes rojas
Salvado de avena	Complejo B: 200 mg.	Árbol de té: VPK=	Katuka: KP-V+	Bioretroalimentación	Lácteos
Vegetales al vapor	C: 4.000 mg.	Geranio: PK-V+	Aloe vera: VPK=	Reiki	Drogas
Jugo de repollo	Multivitamínico	Sándalo: VP-Ko	Cyperus: VPK	Toque terapéutico	Alimentos fritos
Jugo de zanahoria	Calcio: 800 mg.	Mirra: VK-P+	Manzanilla: PK-Vo	Gemoterapia	Azúcares
Alimentos horneados	Magnesio: 700 mg.	Ciprés: VKP+	Diente de león: PK-V+	Cromoterapia	Alcohol
Alimentos asados	Zinc: 50 mg.	Manzanilla: VPK-	Consuelda: VP-K+	Pruebas de alergia a alimentos	Alimentos picantes
Alimentos al vapor	Bioflavonoides: 1,000 mg.		Papaya: PK-Vo		Alimentos que causen alergia
Dieta rotativa	Acidolophilus: 3 veces por día		Raíz de alum: PK-V+		Alimentos con levadura
Dieta cavernícola			Triphala: VPK-		
Dieta para evitar alergias			Malvavisco: PV-K+		
			Hinojo: VPK=		
			Semillas de cilantro: VPK-		
			Nuez moscada: VK-P+		
			Menta: PK-Vo		
			Jugo de noni: VPK-		

Infusión de hierbas para la colitis *vea instrucciones para la preparación al final del capítulo*

Vata		Pitta		Kapha	
Katuka	28 gramos.	Hojas de papaya	28 gramos.	Hinojo	28 gramos.
Cyperus	28 gramos.	Manzanilla	28 gramos.	Menta	28 gramos.
Consuelda	28 gramos.	Diente de león	28 gramos.	Cyperus	28 gramos.
Semillas de cilantro	28 gramos.	Raíz de alum	28 gramos.	Katuka	28 gramos.
Nuez moscada	14 gramos.	Hinojo	28 gramos.		

Autocuidado
Yoga, meditación y técnicas de relajación.

CULEBRILLA (HERPES ZÓSTER)

Esto es una infección que irrita las terminaciones nerviosas de la piel y se caracteriza por las formaciones de ampollas y costras. Es acompañada por dolor intenso que puede durar hasta varias semanas. El sitio más común de la infección es en el pecho y el abdomen. El herpes zóster o culebrilla, recibió su nombre de una palabra griega que significa una sobrecincha o faja, porque se propaga de manera en la zona alrededor de la mitad del cuerpo. Este virus permanece latente hasta lesiones o heridas, o el estrés debilita el cuerpo.

Sentimientos y emociones: Control, querer cosas a la manera propia.
Sales homeopáticas: Óxido de silicio Q

Dieta	Vitaminas y minerales (diario)	Aceites esenciales (diluir siempre)	Hierbas	Terapias alternativas	Evitar
Dieta ayurvédica para su tipo de cuerpo	Complejo B: 200 mg. 2 veces al día	Bergamota: VK-P+	Aloe vera: VPK=	Acupuntura	Dietas ricas en arginina
Uvas rojas	B1: 200 a 300 mg.	Alcanfor: VK-P+	Astrágalo: VPK+	Quiropraxis	Chocolate
Papas	B12: 300 mcg.	Manzanilla: VPK-	Manzanilla: PK-Vo	Toque terapéutico	Café
Levadura de cerveza	B6: 200 mg.	Clavos: VK-P+	Eucalipto: VK-P+	Reiki	Bebidas carbonatadas
Pescado	Beta caroteno: 100.000 UI (hasta que disminuya)	Eucalipto: VK-P+	Raíz de consuelda: VP-K+		Fatiga
Hígado	C: 2000 mg.	Árbol de té: VPK=	Equinácea: PK-V+		Nueces
	Calcio: 500 mg.	Geranio: PK-V+	Sello de oro: PK-V+		Arroz
	Clorofila: 3 cda. 3 veces al día	Lavanda: PK-Vo	Neem: PK-V+		Resequedad de la piel
	D: 600 UI	Salvia: VPK-	Shatavari: PV-K+		Exposición de la piel al sol
	Hierro: 100 mg.	Incienso: VK-P+	Olmo rojo: PV-K+		
	L-Lisina: 750 a 1000 mg	Rosa: VPK=	Uva ursi: PK-V+		
	RNA/DNA: 7 a 10 cápsulas	Neem: PK-V+	Bardana: PK-		
		Limón: VP-Ko	Jugo de noni: VPK-		
		Mirra: VK-P+			

	Menta piperita: PK-Vo Ylang Ylang: PV-K+	Té Estrés
Extracto de timo: 2 a 3 tabletas 3 veces al día E: 400 UI Zinc: 50 a 60 mg. Bioflavonoides: 1 g.		

Infusión de hierbas para el herpes

vea instrucciones para la preparación al final del capítulo

Vata		*Pitta*		*Kapha*	
Shatavari	56 gramos.	Sharatavi	56 gramos.	Shatavari	56 gramos.
Olmo rojo	28 gramos.	Bardana	28 gramos.	Uva ursi	28 gramos.
Consuelda	28 gramos.	Astrágalo	28 gramos.	Bardana	28 gramos.
Manzanilla	28 gramos.	Trébol rojo	28 gramos.	Trébol rojo	28 gramos.

Autocuidado

Aplique una compresa sobre el área dos veces por día con cantidades iguales de rosa, geranio, lavanda, manzanilla.

DIABETES

La diabetes aparece en dos formas: diabetes mellitus y diabetes insípida. La diabetes mellitus implica la incapacidad para asimilar alimentos y afecta principalmente la función del hígado y del páncreas. La diabetes insípida se caracteriza por una sed constante y flujo excesivo de orina. Esta condición puede ser causada por el consumo excesivo de azúcar y alimentos productores de *kapha* debido a una baja función pancreática. También puede heredarse. La orina de *vata* tiende a ser como la mantequilla o aceite de sésamo en etapas más avanzadas con una notable pérdida de control de la vejiga y los músculos débiles. La orina de *pitta* puede ser muy alcalina, combinada con la inflamación de la vejiga y el riñón. También puede ser ácida y azulada o roja debido a la toxicidad en los riñones. Por otra parte, rápidamente puede debilitar la visión. Las personas *kapha* pueden experimentar muy mala digestión, orina que huele dulce y que contiene moco, micción excesiva, o manos y pies fríos.
Sentimientos y emociones: No disfruta de la dulzura de la vida.

Dieta	Vitaminas y minerales (diario)	Aceites esenciales (diluir siempre)	Hierbas	Terapias alternativas	Evitar
Dieta ayurvédica para su tipo de cuerpo	Zinc: 30 mg.	Lavanda: PK-Vo	Hojas de frambuesa: PK-V+	Terapia de sonido	Alcohol
Melones amargos	Hierro: 50 mg.	Mirto: PK-V+	Cúrcuma: KV-Po	Masaje	Todos los azúcares
Carbohidratos complejos	Magnesio: 500 mg.	Eucalipto: VK- P+	Mirra: VK-P+	Acupuntura	Restringir almidones (carbohidratos)
Sopa para la médula ósea	Aminoácidos	Alcanfor: KV-P+	Aloe vera: VPK=	*Panchakarma*	Papas blancas
Ghee: 1 a 2 cda, 2 o 3 veces al día	Calcio: 400 mg.	Bayas de enebro: KV-P+	Genciana: PK-V+	Vómito terapéutico	Arroz
Mucha agua	Aceite de pescado: 5000 UI	Hisopo: K-P+	Katuka: VPK		Lácteos
Muchos vegetales	C: 1.000 a 3.000 mg.	Geranio: PK-V	Neem: PK-V+		Alimentos procesados
	Manganeso: 500 mg.		Bérbero: PK-V+		Grasas
	Complejo B: 200 mg.		Sello de oro: PK-V+		
	B1: 100 mg.		Pimienta negra: VK-P+		
	B2: 10 mg.		Pimienta de cayena: VK-P+		
	B6: 100 mg.				

			Estrés
Ghee de regaliz Leche (10 gm) Nueces Proteína Stevia	B12: 400 mcg. B3 Niacina: 100 mg. Potasio: 300 mg. Ácido pangámico: 200 mg. Co Q10: 80 mg. D: 400 UI E: 400 a 1200 UI F: 2 cda. de aceite vegetal prensado en frío o 6 cápsulas Cromo: 200 a 400 mcg.	Jengibre: VK-P+ Ginseng: V-KPo Consuelda: PV- K+ Gaulteria: PK-Vo Raíz de diente de león: VK-P+ Hojas de buchu: PK-V+ Hojas de frambuesa: PK-V+ Eucalipto: VKP+ Milenrama: PK-V+ Raíz amarga: PK-V+ Vanadio: 100 mcg. Raíz roja: PK-V+ Malvavisco: PV-K+ **Hierbas ayurvédicas**: Chandraprabha:VPK- Shilajit: VPK- Trikatu: VK-P+ Triphala: VPK Guggul: PKV+ Gurmar: PK- V+	

Infusión de hierbas para la diabetes

vea instrucciones para la preparación al final del capítulo

Vata		*Pitta*		*Kapha*	
Eucalipto	28 gramos.	Menta	28 gramos.	Eucalipto	28 gramos.
Romero	14 gramos.	Lavanda	28 gramos.	Trébol rojo	56 gramos.
Jazmín amarillo	28 gramos.	Bardana	28 gramos.	Jengibre	28 gramos.
Dashmoola	56 gramos.	Trébol rojo	56 gramos.	Milenrama	28 gramos.
Jengibre	56 gramos.	Hojas de frambuesas	28 gramos.	Diente de león	28 gramos.
		Diente de león	28 gramos.		

Beber té todos los días entre comidas.

Triphala: 2.000 mg. en la noche (todos los *doshas*)
Gurmar o shardunikha: Tomar 3 tabletas 3 veces al día antes de las comidas con té.

Cuando se pierde control de la vejiga		Fórmula para masaje	
Vacha	300 mg.	Eucalipto	10 gotas
Brahmi	200 mg.	Hisopo	5 gotas
Gotu kola	250 mg.	Geranio	5 gotas
Jatamamsi	200 mg.	Enebro	10 gotas
Mezcle y tome con té 2 veces por día		Aceite vegetal	120 ml

Compresa en la noche con aceites esenciales sobre el páncreas

Semillas de cilantro	10 gotas
Eucalipto	10 gotas
Aceite base	30 ml.

Ponga 20 gotas sobre el páncreas en la noche
Ponga 20 gotas sobre los riñones en la noche

Autocuidado

Ejercicio (caminar, nadar, etc.), meditación, inhalación de aceites esenciales: 3 a 4 veces por día. Yoga.
Arroz con cúrcuma: cocinar el arroz con 1 cucharada de cúrcuma.

DISMENORREA (MENSTRUACIÓN DOLOROSA)

A veces acompañada por calambres incapacitantes y a menudo náuseas y diarrea. Se ha determinado que un exceso de un determinado tipo de prostaglandina se encuentra en el útero. La prostaglandina es un químico que se encuentra en el cuerpo, uno de los cuales provoca contracciones de los músculos uterinos e intestinales. Con demasiada prostaglandina, las contracciones rítmicas del útero durante la menstruación se hacen más largas y más tensas, manteniendo el oxígeno de los músculos. Es esta falta de oxígeno que percibimos como dolor. Las mujeres *vata* experimentan la menstruación ligera, junto con dolor severo. Las mujeres *pitta* pueden tener el efecto opuesto con sangrado y diarrea dolorosa. Las mujeres *kapha* sufren de letargo, retención de agua y coágulos. Sentimientos y emociones: No tener buenos sentimientos acerca de su energía femenina. Culpabilidad sexual.
Sales homeopáticas: Fosfato de magnesio.

Dieta	Vitaminas y minerales (diario)	Aceites esenciales (diluir siempre)	Hierbas	Terapias alternativas	Evitar
Dieta ayurvédica para su tipo de cuerpo Algas marinas o quelpo Cereales integrales Legumbres Vegetales y frutas Levadura de cerveza Agregar cúrcuma al arroz y a los vegetales	E: 400 UI, 2 veces al día Aceite de onagra 1000 mg. Calcio: 1.000 mg. Magnesio: 600 mg. Hierro: 30 mg. Yodo: 200 mcg. Complejo B: 200 mg. C: 2000 mg. (ascorbato es mejor) Ácido pantoténico: 200 mg.	Salvia romana: VPK- Geranio: PK-V+ Lavanda: PK-Vo Milenrama: PK-V+ Hinojo: VPK= Ciprés: VKP+ Manzanilla: VPK- Jazmín: PK-V+ Menta piperita: PK-Vo Salvia: VK-P+	Dong quai: VK-P+ Uva ursi: PK-V+ Cohosh azul: KV-P+ Hinojo: VPK= Raíz de jengibre: VK-P+ Valeriana: VK-P+ Canela: VK-P+ Hojas de frambuesas: PK-V+ Árbol casto: VPK- Milenrama: PK-V+ Lúpulo: PK-V+ Ortiga: PK-V+	Masaje Bioretro-alimentación Acupuntura *Tarpana* Toque terapéutico Reiki	Cafeína Sodas Sal Azúcar Alcohol DUI Ayuno ligero cuando predomina *vata*

Infusión de hierbas para la dismenorrea

vea instrucciones para preparación en la página 409

Vata		Pitta		Kapha	
Sauquillo	56 gramos.	Milenrama	56 gramos.	Hoja de frambuesa	56 gramos.
Shatavari	56 gramos.	Shatavari	56 gramos.	Jengibre	28 gramos.
Jengibre	28 gramos.	Agripalma	28 gramos.	Árbol casto	28 gramos.
Canela	28 gramos.	Hinojo	28 gramos.	Limonaria	28 gramos.
Regaliz	28 gramos	Árbol casto	28 gramos.	Uva ursi	28 gramos.
Árbol casto	56 gramos.	Ortiga	28 gramos.	Ortiga	28 gramos.

Estragón: VK-P+	Alfalfa: PK-V+
Tomillo: VK-P+	Regaliz: PV-K+
	Limonaria: PK-Vo
	Agripalma: PK-V+
	Diente de león: PK-
	Bolsa de pastor: PK-V+
	Grosella negra: KP-V+
	Cúrcuma: VK-Po
	Cardamomo: VK-P+ (en exceso)

Beba 2 a 3 tazas diarias, comenzando dos semanas antes de la menstruación.

Autocuidado

Ejercicio, mantener un sueño regular, compresas, baño caliente con aceites esenciales de salvia, lavanda y geranio, compresas en el abdomen, masaje vaginal (por el obstetra, partera, amigo o uno mismo). Trabajo de respiración.

DOLOR DE CABEZA

Esto es un síntoma más que una enfermedad. Las posibles causas de dolores de cabeza incluyen fatiga, estrés, tensión, problemas musculoesqueléticos, columna desalineada, sinusitis o infecciones del oído, presión arterial alta, alergias, reacción a la cafeína o la toxicidad del café, síndrome premenstrual, chocolate, fluctuaciones hormonales, un desequilibrio en las arterias de la cabeza, problemas de la articulación temporomandibular, cambios en la presión barométrica, sobredosis de vitamina A, baja azúcar en la sangre y resaca. Para tratar los dolores de cabeza, debe convertirse en un detective. Los dolores de cabeza *vata* son severos y retumbantes y a menudo son causados por el estreñimiento. Los dolores de cabeza *pitta* generalmente se producen a plena luz del día y pueden ser ardientes y palpitantes, pueden estar relacionados a sangre impura, furia, irritabilidad, juicios o demasiado calor en el cuerpo. Las personas *kapha* generalmente se despiertan con un dolor de cabeza y este es embotado y podría estar relacionado con congestión nasal.

Sentimientos y emociones: No ser flexible. Estar bajo estrés. ¿Qué no quieres ver o mirar?
Sales homeopáticas: Kali-Phos, Mag-Phos, Natmuri, Sílice

Dieta	Vitaminas y minerales (diario)	Aceites esenciales (diluir siempre)	Hierbas	Terapias alternativas	Evitar
Dieta ayurvédica para su tipo de cuerpo	Quercetina: 500 mg	Eucalipto: KV-P+	Matricaria: PK-V +	Acupuntura	Cigarrillos
Dieta rotativa	Magnesio: 500 mg.	Menta: PK-V+	Jazmín amarillo: PK-V +	Masajes	Cafeína
Mucho líquido	Onagra: 1000 mg	Alcanfor: VK-P+	Eterna: VPK-	Enemas	Combinación inadecuada de alimentos
Diario de alimentos	A: 150 UI	Enebro: KV-P+ (en exceso)	Valeriana: VK-P+	Bioretro-alimentación	Vino
	Complejo B: 100 mg.	Bergamota: VK-P+	Aspérula: VPK+	Tratamiento quiropráctico	Esteroides
	B1: 100 mg.	Hisopo: K-P+Vo	Pimienta cayena: KV-P+	Terapia de danza	Lácteos
	B2: 10 mg. por comida	Lavanda: PK-Vo	Eucalipto: VK-P+	Shiatsu	Trigo
	Ácido pangámico: 100 mg.	Árbol de té: VPK=	Sello de oro: PK-V+	Terapia trager	Carne
	Ácido pantoténico: 100 mg	Cajeput: KV-P+	Corteza de sauce: PK-V +		
	C: 1000 mg.	Limón: PV-Ko			

| | E: 1200 UI
Calcio: 1.500 mg
Hierro: 80 mg
Potasio: 3,000 mg
Litio natural: 300mg
Megadophilus: 3 por día | Menta piperita: PK-V o
Geranio: PK-V+
Jengibre: VK-P+
Manzanilla: PK-V+ | Menta piperita: KP-V o
Jengibre: VK- P+
Mezcla de aceites: *(no diluir)*
- *Headache Free: VPK- | Terapia cráneo sacral
Estimulación eléctrica |

Infusión de hierbas para el dolor de cabeza

vea instrucciones para la preparación al final del capítulo

Vata		*Pitta*		*Kapha*	
Jengibre	56 gramos.	Matricaria	28 gramos.	Flores de jazmín	56 gramos.
Valeriana	28 gramos.	Corteza de sauce	28 gramos.	Menta	28 gramos.
Eucalipto	28 gramos.	Aspérula dulce	28 gramos.	Guduchi	28 gramos.
Shatavari	28 gramos.	Menta	28 gramos.	Corteza de sauce	28 gramos.
		Guduchi	28 gramos.		

Baño

Romero   10 gotas
Eucalipto   10 gotas
Lavanda   10 gotas

Pasta de canela y jengibre

Canela   ½ cta.
Jengibre ½ cta.
Agua   2 cda.

Mezcle bien y aplique en la cabeza. Deje secar durante 5 minutos. Lave y añada un paño frío sobre la zona.

Para el dolor de cabeza
Una mezcla de aceite esencial puede ser aplicada directamente a la zona de dolor masajeando. Manténgalo alejado de los ojos. Por la noche, masajee el cuello.

Autocuidado
Meditación, visualización, técnicas de relajación, baños calientes, Tai chi, Yoga, danza y enemas de aceite. Lleve un diario de los alimentos que consume. Aplique compresas en la noche con aceites esenciales de su elección. Un difusor con aceites esenciales. Inhalación de aceites esenciales.

DOLOR DE GARGANTA

Una infección de la garganta cuando las adenoides se inflaman. *Vata* experimenta sequedad, *pitta* experimenta inflamación, y *kapha* experimenta hinchazón de la garganta.
Sentimientos y emociones: Reprimir la comunicación. Miedo de hablar con la verdad.

Dieta	Vitaminas y minerales (diario)	Aceites esenciales (diluir siempre)	Hierbas	Terapias alternativas	Evitar
Dieta ayurvédica para su tipo de cuerpo Grandes cantidades de agua Jugo de naranja natural Agua caliente con limón	C: 1000 mg. cada 2 horas (hasta que desaparezca) A: 25.000 UI Beta caroteno: 1000 UI Zinc: 50 mg. Bioflavonoides: 1 gm. por día Extracto de timo: 500 mg 2 veces al día	Sándalo: VP-Ko Limonaria: PK-Vo Jengibre: VK-P+ Cardamomo: VK-P+ Sello de oro: KP-V+ Forsynthia: VPK+ Talisadi: VPK- Canela: VK-P+ Pimienta negra: VK-P+ Manzanilla: VPK- Salvia: VPK- Eucalipto: VK-P+ Lavanda: PK-Vo Árbol de té: VPK= Limón: VP-Ko Cajeput: VK-P+ Bergamota: VK-P+	Equinácea: PK-V+ Amalaki: PV-Ko Salvia: VK-P+ Ajo: VK-P+ Sitopaladi: VP-K+ Zedoaria: PK-V+ Bibhitaki: PK-Vo Ginseng coreano: V-PKo Madreselva: VPK+ Ginseng siberiano: V-PKo Escaramujo: V-PKo Regales: VP-K+ Haritaki: VK-Po	Toque terapéutico Reiki Drenaje linfático	Lácteos Alimentos fritos Alcohol Dieta desbalanceada

Niaouli: PK-V+
Geranio: PK-V+
Tomillo: VK-P+
Menta piperita: PK-Vo
Pino: VK-P+

Infusión de hierbas para el dolor de garganta

vea instrucciones para la preparación al final del capítulo

Vata		Pitta		Kapha	
Jengibre	28 gramos.	Gordolobo	28 gramos.	Salvia	28 gramos.
Canela	14 gramos.	Madreselva	56 gramos.	Jengibre	56 gramos.
Cardamomo	14 gramos.	Manzanilla	56 gramos.	Bibhitaki	28 gramos.
Cáscara de limón	14 gramos.	Regaliz	56 gramos.	Albahaca	28 gramos.
Haritaki	14 gramos.	Hinojo	56 gramos.	Limonaria	56 gramos.
Regaliz	28 gramos.	Limonaria	28 gramos.	Haritaki	28 gramos.
Amla	14 gramos.				
Anís	28 gramos.				

Vata gárgaras		Pitta gárgaras		Kapha spray para garganta	
Agua	56 gramos.	Sal	½ cda.	Aceite de árbol de té	1 gota
Sándalo	2 gotas	Agua caliente	120 ml.	Cajeput	2 gotas
Cajeput o árbol de té	2 gotas			Sándalo	2 gotas
Gárgaras 4 a 6 veces por día o cada dos horas.		Gárgaras 4 a 6 veces por día, o cada dos horas.		Agua	120 ml.
				Poner en una botella de atomizador. Rociar sobre la garganta cada dos horas.	

DOLOR DE OÍDO

Los dolores de oído son debido a una inflamación en el oído medio. Esto puede deberse a infecciones crónicas o agudas, eczema, cera, neuralgia o dientes infectados. Otras causas pueden ser los resfriados, amigdalitis, alergias o el sarampión. Las personas *vata* pueden experimentar sequedad, dolor severo e inflamación. Las personas *pitta* pueden experimentar dolor ardiente. Las personas *kapha* pueden experimentar congestión, dolor y drenado.
Sentimientos y emociones: No querer escuchar lo que está siendo hablado. Para los niños, cuando hay demasiadas peleas en el hogar, puede darles dolor de oído.
Sales homeopáticas: Kalimur (cloruro de potasio)

Dieta	Vitaminas y minerales (diario)	Aceites esenciales (diluir siempre)	Hierbas	Terapias alternativas	Evitar
Dieta ayurvédica para su tipo de cuerpo	C: 2500 mg. Extracto de la glándula de timo: 50 gotas por día	Alcanfor: KV-P+ Lavanda: PK-Vo	Astrágalo: VP-K+ Gordolobo: PK-V+	Quiropraxis Terapia cráneo sacral	Todos los lácteos Pan hecho
Dieta de eliminación por 2 semanas	Zinc: 100 mg. Bioflavonoides: 200 mg. Onagra: 200 mg.	Cajeput: KV-P+ Niaouli: PK-V+ Ajedrea: KV-P+	Equinácea: PK-V+ Lúpulo: PK-V+ Orégano: VKP+	Reiki Toque terapéutico	con leche Carbohidratos simples Huevos
Dieta rotativa Jugo de limón	Aceite de semillas de linaza: 200 mg.	Clavos: VK-P+ Eucalipto: VK-P+ Pino: KV-P+ Geranio: PK-V+ Enebro: KV-P+ Immortele: PKV- **Aceite medicado:** Ajo con aceite de oliva	Eupatorio: PK-V+ Lobelia: K-PV+ Manjishta: PK-V+ Dashmoola: VK-P+ Raíz de ricino: V-PK+ Vatsanabha: VPK+ Árbol casto: VPK- Bhringaraj: VPK= Jengibre: VK-P+	Velas de oído Terapia del sonido	Trigo Maíz Naranjas Mantequilla de maní

Hierbas para el dolor de oído

Aceite de gordolobo	Vata y kapha	Asafétida: VK-P+ / Pitta
	Jugo de limón — 28 ml. Jengibre fresco — 5 cms Agua — 3 tazas En la licuadora, mezcle el jengibre, el agua y el jugo de limón, agregue miel o miel de arce para dar sabor. Mezcle bien. Cuele. Tome tres veces al día.	Jugo de limón — 28 ml. Semillas de hinojo — 1 cucharada Agua — 3 tazas En la licuadora, mezcle el hinojo, el agua y el jugo de limón. Agregue edulcorante. Mezcle bien. Cuele. Tome tres veces al día.

Recetas

1. 40 gotas de jugo de limón puro con 2 cucharadas de agua. Ponga 3 gotas en el oído 3 veces al día.
2. En una bola de algodón ponga 2 gotas de aceite esencial de lavanda, limón o niaouli. Coloque el algodón en el oído externo.
3. De "Regreso a Edén", por Jethro Kloss: cocine una cebolla grande hasta que esté suave. Póngala sobre el oído y átela.
4. Un baño de pies caliente con 1 cucharadita de aceite vegetal de mostaza y un aceite esencial de su elección.
5. Aceite de flor de gordolobo, 4 gotas.
6. Use 1 pizca de asafétida con una gota de aceite esencial y mezcle bien. Coloque en el centro de una bola de algodón. Coloque en la oreja y asegúrese de que la mezcla sobre el algodón no toque el interior del oído.

Elija una de las recetas anteriores. Luego, utilizando los pulgares, masajee alrededor de la oreja con un aceite esencial fresco de su elección. Masajee con movimientos hacia abajo. Hágalo con cuidado.

Autocuidado

Compresas calientes alrededor de la oreja.

ECZEMA (DERMATITIS ATÓPICA)

Una enfermedad de la piel que no es contagiosa, pero puede ser inflamatoria. Las causas del eczema pueden ser debido a alteraciones de los órganos digestivos, condiciones de la sangre o irritantes externos como el calor, frío o irritantes provenientes de las plantas. El eczema aparece en tres diferentes variedades: Eczema rubrum, Eczema erythermatosum o eczema pustulosum. Es una afección cutánea con síntomas característicos de picazón, inflamación, piel gruesa o seca o lesiones cutáneas tales como arañazos, pápulas, parches de piel enrojecidos, o ampollas. El eczema se encuentra más comúnmente en la cara, las muñecas y los codos y las rodillas.
Sentimientos y emociones: Ira, culpa.
Sales homeopáticas: Calc Sulph (sulfato de calcio)

Dieta	Vitaminas y minerales (diario)	Aceites esenciales (diluir siempre)	Hierbas	Terapias alternativas	Evitar
Dieta ayurvédica para su tipo de cuerpo	Complejo B: 200 mg	Bergamota: VK-P+	Malvavisco: PV-K+	Toque terapéutico	Estrés
Legumbres	C: 3,000 mg.	Manzanilla: VPK	Bupleurum: PKV +	Reiki	Lácteos
Pasto de trigo	D: 500 UI	Eucalipto: VK-P+	Isatis: PKV+	Acupuntura	Trigo
Vegetales verdes	PABA: 200 mg	Helichrysum: PKV+	Espino negro: PKV+	Color terapia	Azúcar
Ghee	Biotina: 300 mcg	Enebro: KV-P+	Baya de espino: V-KPo	Asesoría	Cafeína
	Colina: 200 mg	Lavanda: PK-Vo	Raíz de regaliz: VP-K+		Fatiga
	Inositol: 100 mcg.	Toronjil: PK-Vo	Raíz de bardana: KP-V +		Comidas ácidas
	E: 500 UI	Pachulí: VPK	Manzanilla alemana: VPK=		Comida picante
	Niacina: 100 mg	Palo de rosa: K-VP +	Madreselva: PK-V +		Sal
	Potasio: 500 mg	Salvia: VK-P+	Neem: PK-V +		Alcohol
	Aceite de linaza: 1 cta. 3 veces al día (300mg)	Geranio: PKV+	Pau d'arco: PK-V+		
	Aceite de onagra: 400 mg	Hisopo: PKV+	Lengua de vaca: PK-V+		
		Romero: P-VP	Trébol rojo: PK-V+		
		Mirra: KV-P+			

	A: 50.000 a 75.000 UI por tres meses Zinc: 50mg Ungüento de zinc para la piel Bioflavonoides: 200 mg Magnesio: 600mg Ungüento de azufre para la piel Silicio: 25gm	Rosa: VPK= Neem: PK-V+	Caléndula: PK-V+ Aloe vera: VPK= Pamplina: PK-V+ Diente de león: KP-V+ Plátano: KP-V+ Milenrama: KP-V+ Cúrcuma: VK-Po Bérbero: PK-V+ Guggul: KV-P+ Cardo mariano: PV-K + Shatavari: PV-K + Gel de aloe vera: VPK= Azafrán: VPK= Sello de oro: PK-V+ Ortiga: PK-V+ Gokshura: PK-Vo

Infusión de hierbas para el eczema

vea instrucciones para la preparación al final del capítulo

Vata		Pitta		Kapha	
Manzanilla	56 gramos.	Pau d'arco	28 gramos.	Trébol rojo	28 gramos.
Regaliz	28 gramos.	Diente de león	56 gramos.	Cardo mariano	28 gramos.
Shatavari	56 gramos.	Milenrama	56 gramos.	Diente de león	56 gramos.
Espino	56 gramos.	Plátano	28 gramos.	Plátano	56 gramos.
Malvavisco	14 gramos.	Caléndula	56 gramos.	Bardana	56 gramos.
Pamplina	28 gramos.				

Tomar durante el día hasta 6 tazas

Receta
Vidanga ½ cta.
Miel 1 cta.
Agua ½ taza
Mezcle bien y tome en la tarde.

Cataplasma
Mezcle aloe vera en gel o ghee y cúrcuma (en cantidades iguales). Haga una pasta y aplique en el área.

En la mañana
En la licuadora mezcle aloe vera en gel y cúrcuma (en cantidades iguales) tomar antes del desayuno.

Pomada de neem y lavanda
1 parte de cera de abejas
3 partes de aceite
Derrita la cera en un sartén a una temperatura baja. Retire de la estufa. Agregue aceite vegetal o de jojoba. Agregue aceites esenciales, 50 gotas en total. Ponga en el refrigerador por 15 minutos para que se enfríe. Retírelo y aplique en las áreas que sea necesario.

Autocuidado
Tome jugo de cilantro fresco, crema de cúrcuma, limpieza de colon, ungüento de neem y lavanda.

EDEMA

Retención de agua causada por el debilitamiento de los riñones. Es más común durante la vejez. Una condición de *kapha* que afecta a todos los *doshas*. *Vata* experimenta piel seca y los tejidos se vuelven esponjosos. *Pitta* puede experimentar hinchazón e inflamación mientras que *kapha* tiene la piel húmeda y se siente húmedo cuando se presiona con los dedos. Puede ser causado por una dieta deficiente, mala combinación de alimentos, embarazo, SPM y alergias alimenticias. PRECAUCIÓN: El edema podría ser una indicación de insuficiencia renal o cardíaca.

Sentimientos y emociones: Miedo de dejar ir.
Sales homeopáticas: Sílice sodio fosfato

Dieta	Vitaminas y minerales (diario)	Aceites esenciales (diluir siempre)	Hierbas	Terapias alternativas	Evitar
Dieta *kapha* mejor para *pitta* Dieta rotativa Dieta debe de ser modificada Cilantro	A: 25.000 UI C: 2.500 mg. Complejo B: 200 mg. B6: 100 mg.	Sándalo: VP-Ko Lavanda: PK-Vo Enebro: VK-P+ Cilantro: VPK Perejil: KVP+	Ashwagandha: VP-K+ Zarzaparrilla: VPK+ Malvavisco: VPK+ Diente de león: PKV+ Ortiga: PK-V+ Cilantro: VKP- Pamplina: PK-V+ Uva Ursi: PKV+ Bardana: PKV+ Amor de hortelano: PK-V+ Gokshura: PKVo Limonaria: VK-P+ Punarnava: PKV+ Chandraprabha: VK-VP+	Sauna Masaje (drenaje linfático) Acupuntura Toque terapéutico	Alimentos secos (*vata*) Maíz Sal Bebidas carbonatadas Alimentos altos en sodio Azúcar blanca Alimentos de paquete Pretzels Píldoras anticonceptivas

Hinojo: VPK=
Achicoria: PK-V+
Lavanda: PK-Vo
Enebro: KV-P+
Kudzy: PVK+
Gotu Kola: PKV
Trébol rojo: PK-

Infusión de hierbas para edemas *vea instrucciones para la preparación al final del capítulo*

Vata		*Pitta*		*Kapha*	
Zarzaparrilla	28 gramos.	Diente de león	28 gramos.	Hojas de buchu	28 gramos.
Semillas de cilantro	14 gramos.	Ortiga	14 gramos.	Enebro	14 gramos.
Limonaria	14 gramos.	Hinojo	14 gramos.	Uva Ursi	14 gramos.
Ashwagandha	14 gramos.	Semillas de cilantro	14 gramos.	Ortiga	14 gramos.
		Bardana	14 gramos.	Limonaria	14 gramos.

Autocuidado
Compresas sobre los riñones, ejercicio, limpieza de los riñones y cepillado de la piel seca.

ENFERMEDAD FIBROQUÍSTICA DE LA MAMA

La enfermedad fibroquística de la mama consiste en bultos de una naturaleza suave y movible en el tejido mamario. Pueden aumentar de tamaño y causar dolor durante la menstruación. La principal causa es el desequilibrio hormonal y puede empeorar por el estrés y la mala alimentación.

Sentimientos y emociones: Dolor guardado y dolor relacionados con la energía masculina

Dieta	Vitaminas y minerales (diario)	Aceites esenciales (diluir siempre)	Hierbas	Terapias alternativas	Evitar
Dieta ayurvédica para su tipo de cuerpo Cereales integrales Quelpo Espirulina Polen de abejas Pasto de trigo Champiñón Semilla Nueces	A: 15.000 UI (hasta reducir) Beta caroteno: 20.000 UI B1: 150 mg. B6: 150 mg. C: 4,000 mg. E: 500 UI Onagra: 400 mg. Q10: 100 mg. Selenio: 200 mcg. Germanio: 100 mcg. Quelpo: 6 tabletas	Dhavana: VPK- Salvia romana: VKP- Geranio: PK-V Salvia: VK-P+ Ciprés: VKP+ Aceite de borraja: PK-V+ Aceite de ricino: V-KP+	Shatavari: PV-K+ Hierba tora: PKV+ Fitolaca: PK-V+ Gordolobo: PK-V+ Trébol rojo: VK-P+ Diente de león: PK-V+ Jatamamsi: VK-P+ Pimienta negra: VK-P+ Pimienta de cayena: VK-P+ Azafrán: VKP= Jengibre: VK-P+ Jugo de noni: VPK-	Consulta ayurvédica Toque terapéutico Limpieza del colón Acupuntura	Alcohol Grasas animales Alimentos rancios Carne Café Té negro Gaseosas

Infusión de hierbas para la enfermedad fibroquística de la mama *vea instrucciones para la preparación al final del capítulo*

Vata		Pitta		Kapha	
Shatavari	56 gramos.	Shatavari	56 gramos.	Shatavari	56 gramos.
Jatamamsi	28 gramos.	Diente de león	28 gramos.	Trébol rojo	28 gramos.
Guggul	56 gramos.	Trébol rojo	28 gramos.	Raíz de ombú	28 gramos.
Pimienta negra	28 gramos.	Gordolobo	28 gramos.	Guggul	28 gramos.
		Squaw vine	28 gramos.		

Bebida
Azafrán con leche de arroz, leche de soya o leche baja en grasa, 3 veces al día.

Bolsa de arcilla
Arcilla bentonita   1 cta.
Jugo de limón   Un limón pequeño o ½ limón grande
Haga una pasta. Aplique sobre pecho y déjelo secar. Lave con agua y aceites esenciales (de su elección).

Autocuidado
Compresas cálidas con aceite de ricino.

ESTREÑIMIENTO

El estreñimiento es la retención de materiales de desecho en el cuerpo. Algunos indicios de acumulación de toxinas en el colon incluyen una capa en la parte posterior de la lengua, hinchazón, gases y dolor abdominal. En las culturas en las que se consumen dietas altas en fibra (100 a 170 gramos diarios) tienen un tiempo de tránsito de 30 horas y un peso fecal de 500 gramos, mientras que en donde las dietas son bajas en fibra, típico de la mayoría de los europeos y americanos (20 gramos al día), tienen un tiempo de tránsito de 48 horas y un peso fecal de 100 gramos. Esta afección es más común para un tipo de cuerpo *vata*. Afecta a los otros *doshas* en circunstancias extremas, como por ejemplo cuando se viaja.

Sentimientos y emociones: Aguantar. Me es difícil dejar ir.
Sales homeopáticas: Mag-Phos (fosfato de magnesio)

Dieta	Vitaminas y minerales (diario)	Aceites esenciales (diluir siempre)	Hierbas	Terapias alternativas	Evitar
Dieta ayurvédica para su tipo de cuerpo	Ácido fólico: 200 mcg.	Rosa: VPK=	Psyllium: PV-K+	Masaje	Antidepresivos
	A: 25.000 UI	Trifolia: VK-P+	Haritaki: VK-Po	*Panchakarma*	Anticolinérgicos
Beber mucha agua	Complejo B: 100 mg.	Jengibre: VK-P+	Linaza: V-KoP+		Antiácidos
Semillas molidas	B1: 100 mg.	Anís: VK-P+	Comino: PKV=		Tabaco
Cocinar suave	Colina: 500 mg.	Hinojo: VPK=	Ajo: KV-P+		Cocaína
Salvado	Inositol: 500 mg.	Comino: VK-P+	Rosa: VPK=		Anfetaminas
Nueces remojadas	B3 Niacina: 300 mg.	Romero: VK-P+	Aloe Vera: VPK=		Aceite mineral
Vata: una manzana cocida ligeramente con canela y jengibre	C: 1000 mg.	Cálamo: VK-P+	Senna: PK-V+ Bérbero: PK-V+ Lengua de vaca: PK-V+		Laxantes (adictivos)
	Calcio: 200 mg.	Cyperus: VPK-			Mala combinación de alimentos
	Potasio: 300 mg.	Ciprés: VKP+	Cáscara sagrada: PK-V+		
	E: 150 UI	Limón: PV-Ko	Pimienta de cayena: VK-P+		Alimentos fritos
	F: 200 UI	Lavanda: PK-Vo			

Pitta y kapha: vegetales crudos rallados	Pimienta negra: VK-P+ Jugo de noni: PKV- Triphala: VK-Po Cáscara de limón: PV-Ko Jengibre: VK-P+ Pippali: VK-P+ Punarnava: PK-V+ Bibhitaki: KP-Vo Triphala: VPK-; 4 a 6 tabletas en la noche con té o leche Olmo rojo: PV-K+ Uva de Óregon: PK-V+ Ruibarbo: PK-V+	Antipsicóticos Azúcar Queso Relajantes musculares Yogur Pan Pasteles Alimentos fritos Cerdo/carnes Alimentos secos Inactividad

Infusión de hierbas para el estreñimiento vea instrucciones para la preparación al final del capítulo

Vata		*Pitta*		*Kapha*	
Jengibre	56 gramos.	Menta	28 gramos.	Pétalos de rosa	56 gramos.
Olmo rojo	56 gramos.	Bibhitaki	56 gramos.	Pippali	28 gramos.
Plátano	56 gramos	Haritaki	28 gramos.	Jengibre	56 gramos.
Pétalos de rosa	28 gramos.	Cáscara sagrada	28 gramos.	Haritaki	28 gramos.
Bibhitaki	28 gramos.	Pétalos de rosa	28 gramos.		
Tamarindo	28 gramos.				

Infusión

Pitta: Ruibarbo 1 cta.
Menta ½ cta.
Jengibre ½ cta.

Use una cucharada de la mezcla por taza.

Pitta: A la hora de dormir tome 1 a 2 cucharaditas de psyllium en polvo con 1 cucharadita de ghee y leche caliente.
Vata: A la hora de dormir tome 2 cucharaditas de linaza en polvo y 1 cucharada de ghee con leche caliente.
Kapha: A la hora de dormir tome una cucharada de aceite de hígado de bacalao.

Procedimiento de bolsa aceite de ricino

(Materiales necesarios: aceite de ricino, 1 pedazo de franela, 1 pedazo de plástico, 1 botella de agua caliente o 1 almohadilla caliente húmeda y 1 toalla grande)

Caliente el aceite de ricino. Doble franela para que quede gruesa, aproximadamente 25 cm x 35cm. Ponga la franela en una envoltura de plástico. Vierta el aceite caliente en la franela, cubriendo toda la zona. Aplique la franela en el abdomen y cubra con el plástico. Luego aplique calor, tan caliente como pueda tolerar. Haga este procedimiento durante 45 minutos a dos horas. Quite y lave el área con bicarbonato de sodio (1 cucharada) y agua (500ml). *(Fórmula de Edgar Cayce)*

Fórmula para masaje

Masajear el abdomen en sentido horario con:
Trifolia 10 gotas
Constipación Free* 50 gotas
Aceite de ajonjolí 1 cda

Autocuidado

Ejercicio diario, Yoga (saludo al sol), meditación, relajación, comida ligera, automasaje especialmente en el abdomen, Tai chi, aceite de ricino, *basti* (enema de aceite), compresas de aceite de ricino.

ESTRÉS

El estrés es un sistema integrado diseñado para incitar la respuesta de "lucha o huida". Durante el transcurso de un día, experimentamos muchas tensiones prolongadas, y a menudo tendemos a reprimir la respuesta de "lucha o huida". Después de años de no responder, dañamos inadvertidamente el sistema inmunológico que, a su vez, da lugar a problemas de salud. Los efectos secundarios pueden manifestarse como úlceras, artritis, cáncer, hipertensión arterial, enfermedad coronaria y un anfitrión de otras condiciones.

Alarma + resistencia + agotamiento= estrés.
Sentimientos y emociones: Víctima. La vida me está atrapando. Atrapado en la ilusión.

Dieta	Vitaminas y minerales (diario)	Aceites esenciales (diluir siempre)	Hierbas	Terapias alternativas	Evitar
Dieta ayurvédica para su tipo de cuerpo	Complejo B: 200 mg.	Lavanda: PK-Vo	Equinácea: PK- V+	Masaje	Fumar
Cereales integrales	B5 Ácido pantoténico: 2.500 mg.	Limonaria: PK-Vo	Sello de oro: PK-V+	Bioretro-alimentación	Cadmio
Legumbres	A (Beta caroteno): 25.000 UI	Albahaca: VK-P+	Panax ginseng: PKVo	Acupuntura	Sal
Coliflor	Bioflavonoides: 1000 mg.	Pino: VK-P+	Regaliz: VP-K+	Polaridad	Fatiga mental
Brócoli	C: 500 mg. cada 2 horas durante 1 semana	Ajedrea: VK-P+	Valeriana: VK-P+	Reiki	Fatiga física
Salmón	Hierro: 50 mg.	Geranio: PK-V+	Escutelaria: PK-Vo	*Shirodhara*	Azúcar
Hígado	Zinc: 100 mg.	Ciprés: VKP+	Ortiga: VK-Po		Aumentar de peso
Papas dulces	Calcio: 800 mg.	Hisopo: VK-P+	Pimienta de cayena: VK-P+		Té
Tomates	Magnesio: 800 mg.	Enebro: VK-P+ (en exceso)	Raíz de cohosh negro: PK-V+		Café
Ghee	Potasio: 3 a 5 g.	Rosa, Otto: VPK=	Guduchi: PKV+		Lácteos
	L-Carnitina: 200 mg.	Manzanilla: VPK-	Shatavari: PV-K+		Chocolate
		Sándalo: VP-Ko	Crisantemo: PK-V+		Antidepresivos
		Ylang Ylang: PV-K+	Manzanilla: PK-Vo		

L-Tirosina: 100 mg.	Flor de naranja: VK- P+	Pasiflora: PK-V+	Pastillas para dormir
Ácido fólico: 200 mcg.	Vetiver: V-PK+		Proteína
Fósforo: 200 mg.	Kava kava: VPK-		
PABA: 200 mg.			
Cromo: 200 mcg.			
Cobre: 100 mg.			

Infusión de hierbas para el estrés *vea instrucciones para la preparación al final del capítulo*

Vata		*Pitta*		*Kapha*	
Ashwagandha	56 gramos.	Manzanilla	28 gramos.	Crisantemo	56 gramos.
Regaliz	28 gramos.	Crisantemo	56 gramos.	Guduchi	28 gramos.
Ortiga	28 gramos.	Shatavari	28 gramos.	Escutelaria	28 gramos.
Shatavari	56 gramos.	Regaliz	28 gramos.	Manzanilla	56 gramos.
Manzanilla	28 gramos.	Pasiflora	28 gramos.		

Autocuidado

Meditación, vapor, caminar, masajes en los pies, ejercicio, orar con devoción, hidromasaje, deportes, Yoga, Tai chi, descanso, visualizaciones, reírse, bailar, aromaterapia, baños con aceites esenciales y cantar.

FATIGA CRÓNICA

Un virus asociado con la familia del "Epstein B Herpes", afectando con síntomas de gripe, así como de baja energía. *Vata* experimenta cansancio extremo, pérdida de apetito, ansiedad, cambios de humor, problemas intestinales y dolores musculares. *Pitta* experimenta fiebre, problemas hepáticos, irritabilidad y ganglios inflamados. *Kapha* experimenta espasmos, depresión, somnolencia y problemas respiratorios.
Sentimientos y emociones: Cansado de no saber de qué se trata el propósito de la vida.
Sales homeopáticas: Óxido de sílice

Dieta	Vitaminas y minerales (diario)	Aceites esenciales (diluir siempre)	Hierbas	Terapias alternativas	Evitar
Dieta ayurvédica para su tipo de cuerpo Yogurt Jugos Caldos Semillas de ajonjolí Leche de nueces	A: 50.000 a 100.000 UI C: 5.000 a 8.000 mg. Complejo B: 100 mg. Megadolphilus: 3 veces al día E: 800 UI Calcio: 1200 mg. Magnesio: 1,000 mg. Bioflavonoides: 300 mg. Selenio: 200 mcg. Zinc: 50 mg. Potasio: 100 mg. DHEA: 50 mg. 2 veces al día	Angélica: VPK- Lavanda: PK-Vo Immortelle:VPK- Azafrán: VPK= Bergamota: VK-P+ Mirto: PK-V+ *Immune Free: VP-K+	Astrágalo: VK-P+ Ashwagandha: VK-P+ Shatavari: PV-K+ Gotu kola: VPK- Jengibre: VK-P+ Hinojo: VPK= Palmito salvaje: V-PK+ **ImmuniTea: VPK+ Sello de salomón: PV-K+ Crisantemo: PK-V+ Fo Ti: PV-K+	Colorterapia Reiki *Tarpana* Danzar Acupuntura Asesoría para propósito de vida	Vuelos frecuentes Radiación Alimentos procesados Alimentos fritos Combinación de alimentos inadecuada Levaduras Conservantes Uso excesivo de computadores

Infusión de hierbas para la fatiga crónica

vea instrucciones para la preparación al final del capítulo

Vata	*Pitta*	*Kapha*	
Astrágalo	Shatavari	Ashwagandha	56 gramos.
Palmito salvaje	Gotu Kola	Jengibre	56 gramos.
Sello de Salomón	Fo Ti	Guggul	56 gramos.
Ashwagandha	Hinojo		
Jengibre	Crisantemo		
Shatavari			
Todas por cantidades iguales	*Todas por cantidades iguales*		

Cualquier tipo de químico
Luces fluorescentes

Autocuidado
Yoga, meditación, caminatas, danza, Tai chi.

FIBROMAS

Los fibromas son tumores benignos que pueden aparecer en todo el cuerpo. Generalmente aparecen en músculo liso como en áreas del útero y de las mamas. *Vata* puede experimentar dolor y miedo, los fibromas de *kapha* pueden hincharse y ser húmedos mientras que *pitta* sufre inflamación y sangrado excesivo.
Sentimientos y emociones: Querer dar a luz a algo.
Sales homeopáticas: silicona

Dieta	Vitaminas y minerales (diario)	Aceites esenciales (diluir siempre)	Hierbas	Terapias alternativas	Evitar
Dieta para su tipo de cuerpo Vegetales de hojas verde oscuro Espirulina Cereales integrales Bebidas verdes Frutas frescas	Complejo B: 200 mg. Niacina: 200 mg. Ácido pantoténico: 1000 mg. C: 2000 mg. F: 200 mg.	Lavanda: PK-Vo Incienso: KV-P+ Bergamota: VK-P+ Salvia romana: VPK- Dhavana: PVK- Árbol de té: VPK= Cyperus: PKV-	Chaparral: PK-V+ Pau d' Arco: PK-V+ Raíz de lengua de vaca: PK-V+ Ñame silvestre: VP-Ko Diente de león: PK-V+ Bardana: PK-V+ Milenrama: PK-V+ Jengibre: VK-P+ Shatavari: PV-K+ Corteza de raíz de algodón: V-KP+ Triphala: VPK o Cyperus: PKV- Árbol casto: PKV-	Acupuntura Reiki Homeopatía Toque terapéutico	Drogas de reemplazo hormonal Lácteos Huevos Carnes rojas Grasas Dong quai

Infusión de hierbas para fibromas

vea instrucciones para la preparación al final del capítulo

Vata	*Pitta*	*Kapha*
Jengibre	Diente de león	Pippali
Raíz de ñame silvestre	Cyperus	Jengibre
Mirto	Árbol casto	Bérbero
Todos en partes iguales	*Todos en partes iguales*	*Todos en partes iguales*

Tomar en las noches

Triphala   4 tabletas
Azafrán   3000 mg.

Compresa de aceite de ricino

Para ver las instrucciones refiérase a "ESTREÑIMIENTO".

Bolsa de arcilla

Arcilla bentonita   3 cucharadas
Jugo de limón   1 limón

Use sobre el área pélvica. Mezcle en una pasta. Aplique en el área del abdomen bajo. Deje secar y lave.

FIEBRE

La fiebre ocurre cuando la temperatura del cuerpo llega a ser elevada debido a un alto estado de *pitta* o debido a una infección en el cuerpo. Las fiebres son buenas para el cuerpo durante la enfermedad porque ayudan a quemar las toxinas en el cuerpo. Muchos médicos naturales alientan una fiebre baja (menos de 105° F) y no recomiendan la supresión de la fiebre.
Sentimientos y emociones: Ardiendo dentro.

Dieta	Vitaminas y minerales (diario)	Aceites esenciales (diluir siempre)	Hierbas	Terapias alternativas	Evitar
Dieta para *pitta* Muchos líquidos Jugos de vegetales Jugos verdes	C: 2.000 cada 2 horas A: 50.000 mg	Lavanda: PK-Vo Rosa: VPK= Manzanilla: PK-Vo Hinojo: VPK= Cilantro: PKV= Hisopo: KV-P+ Albahaca: VK-P Sándalo: PV-Ko Geranio: PK-V+ Rosa: VPK= Cyperus: PKV Enebro: VK-P+	Milenrama: PK-V+ Equinácea: PK-V+ Matricaria: PKV+ Fitolaca: PK-V+ Hisopo: K-P+ Extracto de lobelia: K-PV+ Limonaria: PK-Vo Cilantro: VPK- Hinojo: VPK= Tulsi: VK-P+ Hierba de gato: PK-Vo Endrino: PK-V+ Fenogreco: VK-P+ Pétalos de rosa: PKV= Jengibre: VK-P+		Hierro Zinc Aspirina

Tomar
Equinácea y extracto de sello de oro cada 3 horas.

Infusión de hierbas para la fiebre

vea instrucciones para la preparación al final del capítulo

Vata		Pitta		Kapha	
Fenogreco	56 gramos.	Milenrama	56 gramos.	Jengibre	56 gramos.
Albahaca	56 gramos.	Pétalos de rosa	28 gramos.	Milenrama	56 gramos.
Jengibre	56 gramos.	Hinojo	28 gramos.	Fenogreco	28 gramos.
Hierba de gato	56 gramos.	Matricaria	28 gramos.	Albahaca	28 gramos.
		Semillas de cilantro	28 gramos.	Fitolaca	28 gramos.
		Ricino	28 gramos.		

Baños de pies

En una tina de agua muy caliente, añada 10 gotas de aceites esenciales. Siéntese en una silla con los pies dentro. Cubra a la persona con las mantas.

Tratamiento de la sabana fría

Prepare un baño caliente. Añada aceites esenciales: 10 gotas de milenrama, 10 gotas de ciprés y 10 gotas de enebro. Ponga una sábana en el congelador o en agua con hielo. Ponga a la persona en el baño con una compresa fría en la cabeza y agregue más agua caliente según la tolerancia. Tome una taza de la mezcla de hierbas para el tipo específico de cuerpo. Esto lo hará sudar. Cuando la persona rompa en sudor, retírelo del baño. Envuélvalo en la sábana del congelador. Alrededor de la sábana fría, envuelva con mantas de lana. Machaque 2 dientes de ajo, mezcle con jalea de petróleo y aplique en las plantas de los pies y cubrir con calcetines de lana. La fiebre debe desvanecerse entre 10 a 15 minutos con sudoración profusa. Entonces el cuerpo llegará a la temperatura normal. Cuando retire la sábana, a menudo quedará teñida de color marrón con las impurezas de la piel.

Autocuidado

Tratamiento de la sábana fría, enemas, baños fríos.

FLATULENCIA

La flatulencia es la recolección de gases en el estómago o en los intestinos. El gas puede producir ruidos desagradables en los intestinos, pedos o sonidos metálicos. La causa suele ser la fermentación, mala combinación de los alimentos, dieta de comida chatarra, estrés, o comer rápidamente. La gente *vata* es muy susceptible al gas. Los vegetarianos pueden carecer de ácido clorhídrico. Las personas mayores pierden su poder digestivo.
Sentimientos y emociones: Temor
Sales: fosfato de magnesio

Dieta	Vitaminas y minerales (diario)	Aceites esenciales (diluir siempre)	Hierbas	Terapias alternativas	Evitar
Dieta ayurvédica para su tipo de cuerpo Acidophilus Primadophilus Combinación de alimentos Dieta cavernícola Mucha fibra	B1: 100mg B5: 2.500mg Complejo B: 200mg Multivitamínico Multimineral	Lavanda: PK-Vo Bergamota: VK-P+ Manzanilla: PK-Vo Cilantro: VPK- Eucalipto: KV-P+ Hinojo: VPK = Jengibre: VK-P + Enebro: VK-P + Mirra: VK-P + Nuez moscada: VK-P+ Menta: PK-Vo Romero: KV-P + Menta: KP-Vo Estragón: KV-P + Jatamamsi: KV-P+ Anís: VK-P +	Regaliz: VP-K + Ruibarbo: PK-V + Cilantro: VKP- Comino: PK-V + Ajo: KV-P + Mostaza: KV-P + Nuez moscada: VK-P+ Cúrcuma: KV-Po Estragón: KV-P + Hinojo: VPK = Valeriana: VK-P + Asafétida: VK-P + Pippali: VK-P + Cardamomo: VK-P + Clavo: VK-P + Canela: VK-P +	Homeopatía Consulta ayurvédica *Panchakarma*	Combinación de alimentos inadecuada Legumbres sin remojar Reprimir emociones Demasiada vitamina C Estreñimiento

Infusión de hierbas para la flatulencia

vea instrucciones para la preparación al final del capítulo

Vata	Pitta	Kapha
Cardamomo	Hinojo	Cardamomo
Jengibre	Menta	Jengibre
Anís	Cilantro	Anís
Asafétida 1 pizca	Asafétida 1 pizca	Asafétida 1 pizca
Todos en iguales cantidades	Todos en iguales cantidades	Todos en iguales cantidades
Alcaravea: VK-P +	Anís	
	Semillas de cilantro	
Hierba de gato: PK-Vo		
Jengibre: VK-P +		
Rábano picante: VK-P +		
Haritaki: VK-Po		
Amalaki: VP-Ko		
Bibhitaki: KP-Vo		
Hingwastak: VK-P +		

Fórmula para masaje en el abdomen

Hinojo 10 gotas
Aceite vegetal 120 ml.
Alcaravea 5 gota

Anís 5 gotas
Semillas de cilantro 10 gotas

Autocuidado

Tome amargos antes de cada comida, tome sal marina, combinación de alimentos, una pizca de bicarbonato de sodio en agua caliente, compresa de jengibre, compresa de aceite de ricino, enema de aceite y limpieza del colon.

GLAUCOMA

Una condición del ojo en la cual el aumento de la presión se traduce en un desequilibrio entre la producción y la salida del líquido. En el glaucoma agudo, la obstrucción de la salida es el principal factor responsable del desequilibrio. Puesto que el colágeno es la proteína más abundante en el cuerpo, en el ojo da fuerza a los tejidos. El metabolismo del colágeno defectuoso suele estar asociado con esta condición. Los síntomas incluyen molestia ocular o dolor, visión borrosa, visión nocturna pobre, visión periférica escasa o halos alrededor de las luces. Las personas tipo *vata* pueden experimentar dolor extremo y náuseas. Las personas tipo *pitta* pueden experimentar enrojecimiento y visión borrosa mientras que las personas tipo *kapha* pueden experimentar vómitos con mucosa blanquecina.

Sentimientos y emociones: No querer ver con claridad.

Dieta	Vitaminas y minerales (diario)	Aceites esenciales (diluir siempre)	Hierbas	Terapias alternativas	Evitar
Dieta ayurvédica para su tipo de cuerpo Naranjas Toronjas Todos los cítricos	C y Bioflavonoides: 10.000 a 15.000 mg. E: 400 UI Bioflavonoides: 1 gm. Corticoesteroides Complejo B: 150 mg. A: 50.000 UI Tiamina: 100 mg. Ácido pantoténico: 100 mg, 3 veces al día Rutín: 50mg. 3 veces/día Trikatu: 2 tabletas, 3 veces/día antes de comida Zinc (sulfato): 50 mg.	Sándalo: PV-Ko **Hidrosol** Lavanda: PK-Vo Rosa: VPK=	Bhringaraj: VPK= Triphala: VP-Ko Bibhitaki: KP-Vo Crisantemo: PK-V+ Eufrasia: PK-V+ Arándano: VPK-	Extracto de cannabis: -Puede requerir prescripción médica Masaje *Netra basti* Acupuntura	Belladonna Lácteos Carnes rojas Tabaco Café Té negro Estrés

Infusión de hierbas para el glaucoma

vea instrucciones para la preparación al final del capítulo

Vata		Pitta y kapha	
Crisantemo	28 gramos.	Eufrasia	28 gramos.
Regaliz	56 gramos.	Crisantemo	56 gramos.
Cáscara de limón	28 gramos.		

Lavado de ojos #1		Lavado de ojos #2	
Infusión de		Hacer una infusión	
Crisantemo	2 cta.	Eufrasia	28 gramos.
Eufrasia	2 cta.	Crisantemo	56 gramos.
Cuele con un paño de algodón fino en el colador. Deje enfriar. Llene una copa para ojo y lave el ojo de 3 a 4 veces por día. Almacene las sobras en el refrigerador.		Cuele con un paño de algodón fino en el colador. Deje enfriar. Llene una copa para ojo y lave el ojo de 3 a 4 veces por día. Almacene las sobras en el refrigerador	

Netra basti

Haga el ghee y caliente a temperatura corporal. Hacer una masa de pan gruesa (1/4 libra de harina y agua). Haga una forma de rosquilla con la masa y coloque alrededor del ojo como una presa mientras está acostado de espaldas con un ojo mirando hacia arriba. Vierta el ghee caliente dentro de la represa del ojo. Con los ojos abiertos, mire en todas direcciones y relaje durante 5 a 10 minutos. Drene la represa perforando con el dedo en el lado externo y deposite el ghee en una taza o un tazón pequeño. Repita en el otro ojo.

Autocuidado

Yoga (evite posturas invertidas), aplicación tópica de vitamina C y ejercicios de ojos.

GOTA

Esto un tipo de artritis causado por una concentración elevada de ácido úrico en los líquidos corporales. La inflamación es causada por cristales de ácido úrico en las articulaciones, riñones, tejidos y tendones. La gota se considera la "enfermedad de los ricos". Casi la mitad de los primeros ataques de gota se producen en la primera articulación del dedo gordo. *Pitta* experimentará inflamación con ardor y dolor; *vata* tendrá sequedad en los dedos de los pies y uñas; mientras que *kapha* retendrá agua a lo largo del pie y del tobillo. Sentimientos y emociones: Impaciencia, deseo de controlar las situaciones
Sales homeopáticas: Sulfato de sodio.

Dieta	Vitaminas y minerales (diario)	Aceites esenciales (diluir siempre)	Hierbas	Terapias alternativas	Evitar
Dieta ayurvédica para su tipo de cuerpo	E: 800 UI	Albahaca: VK-P+	Garra del diablo: PK-V+	Níquel coloidal	Carne
Muchos líquidos	Ácido fólico: 100 mg.	Abedul: PK-V+	Alcanfor: KV-P+	Trabajo energético	Vino
Cerezas	E: 200 mg.	Hinojo: VPK=	Artemisa: VK-P+	Toque terapéutico	Alcohol
Arándanos	Potasio: 3000 mg.	Hisopo: K-P+	Zarzaparrilla: PV-Ko	Reflexología	Aspirina
Dieta vegetariana	Fósforo: 800 mg.	Limón: PV-Ko	Amalaki: PV-Ko	Homeopatía	Comida en exceso
	Ácido glutámico: 200mg.	Nuez moscada: VK-P+	Gokshura: PK-Vo+		Trauma
	Magnesio: 1000 mg.	Tomillo: VK-P+	Guggul: VK-P+		Vísceras
	C: 2500 mg.	Cyperus: PKV-	Pippali: VK-P+		Levadura
	Niacina: 200 mg.	Enebro: VK-P+	Escutelaria: PK-Vo		Aves de corral
	Hierro: 40 mg.		Valeriana: VK-P+		Lentejas
	Ácido pantoténico: 8000 mg.		Violeta azul: VK-P+		Anchoas
	Calcio: 1500 mg.		Bardana: VKP+		Grasas
	2 semanas de terapia de vitaminas		Raíz de genciana: VKP+		Sobrepeso
			Milenrama: VKP+		Proteínas
			Plátano: VKP+		

		Betónica: VKP+ Retama: VKP+ Corteza de frángula: VKP+
	Germanio: 200 mg.	

Infusión de hierbas para la gota *vea instrucciones para la preparación al final del capítulo*

Vata		Pitta		Kapha	
Zarzaparrilla	56 gramos.	Bardana	56 gramos.	Banano	28 gramos.
Amalaki	56 gramos.	Gokshura	56 gramos.	Jengibre	56 gramos.
Jengibre	56 gramos.	Milenrama	28 gramos.	Bardana	28 gramos.
Valeriana	28 gramos.	Escutelaria	28 gramos.	Guggul	28 gramos.
		Plátano	28 gramos.	Gokshura	56 gramos.

Autocuidado
Baños de pie y limpieza del colon.

HEMATOMAS

Los hematomas son lesiones de la parte más profunda de la piel y los tejidos subyacentes, acompañados de un derrame de sangre de los vasos sanguíneos dañados. El tipo más simple de hematoma es uno en el cual se dañan las capas más profundas de la piel, provocando una ligera coloración azulada. Cuando se produce un golpe muy fuerte, los músculos pueden estar magullados y desgarrados sin una abertura en la piel. La efusión de sangre puede causar una gran hinchazón que a veces da lugar a la formación de un absceso. Si el hematoma es cerca de un hueso, puede calcificarse.
Sentimientos y emociones: Culpabilidad. Autocastigo.
Sales fluoruro de calcio.

Dieta	Vitaminas y minerales (diario)	Aceites esenciales (diluir siempre)	Hierbas	Terapias alternativas	Evitar
Dieta ayurvédica para su tipo de cuerpo Bayas Cerezas Proteínas Vegetales verdes Alimentos refrescantes	C: 2.000 mg.3 veces al día D: 200 UI Bioflavonoides: 500 mg. Complejo B: dos veces al día Ácido fólico: 300 mcg. Hierro: 40 mg. F: 200 UI P: 200 mg. K: 200 mg.	Pino: KV-P+ Ámbar: VPK- Naranja: VK-P+ Bergamota: VK-P+ Lavanda: PK-Vo Cardamomo: VK-P+ Limón: PV-Ko Lima: PK-V+ Milenrama: VPK+	Árnica: KV-P+ Triphala: VPK- Guggul: KV-P+ Alcanfor: KV-P+ Salvia: KV-P+ Cúrcuma: VK-Po Consuelda: PV-K+ Hierba de San Juan: PK- V+ Trébol rojo: PK-V+ Bardana: PK-V+ Jugo de noni: PKV-	Reiki Toque terapéutico Balance del aura Balance de *chakras*	Lácteos Alimentos obstructores

Infusión de hierbas para hematomas

vea instrucciones para la preparación al final del capítulo

Vata		Pitta		Kapha	
Escutelaria	28 gramos.	Malvavisco	28 gramos.	Jengibre	56 gramos.
Jengibre	28 gramos.	Menta	56 gramos.	Menta	28 gramos.
Escaramujo	56 gramos.	Consuelda	56 gramos.	Limonaria	56 gramos.
Consuelda	28 gramos.				

Para hacer un ungüento

Cera de abejas	1 parte
Lavanda aceite esencial	20 gotas
Tintura de consuelda	30 gotas
Tintura de árnica	30 gotas
Aceite vegetal	3 a 5 partes

Ponga cera de abejas en una sartén y derrítala. Agregue el aceite, tintura, y aceites esenciales. Colóquela en el refrigerador durante 20 minutos para cuchara fría. Añada más aceite si está muy dura o más cera si está muy suave. Revise el endurecimiento con una endurecer. Aplique en el área cuando esté fresca.

Como anticoagulante

Aceite de ajonjolí	¼ taza
Semillas de mostaza negra	1 cda.

Muela con 56 ml de agua. Haga una pasta y apliquela al área alrededor del moretón.

Autocuidado

Bolsa de aceite de ricino, compresas frías, baños de agua fría.

HEMORROIDES (ALMORRANAS)

Es una condición de las venas en el extremo inferior del intestino en el que estas se inflaman y se vuelven varicosas. Las hemorroides se pueden dividir en tres tipos: externa, interna y mixta. Las hemorroides externas, se encuentran fuera del intestino, y están cubiertas por piel marrón o color púrpura. Las hemorroides internas están dentro de la abertura, cubiertas por una membrana mucosa y es de color rojo o cereza. Las mixtas están situadas en el margen, y están cubiertas la mitad por la piel, y la otra mitad por la membrana mucosa. Las personas *pitta* pueden experimentar mucho enrojecimiento, inflamación, hinchazón, y sangrado con ardor y diarrea. El dolor involucra a la vejiga y toda el área del muslo, con piel seca alrededor del recto y estreñimiento. Las personas *kapha* pueden sufrir hemorroides hinchadas, grandes, blancas, con moco en las heces mientras que las personas *vata* experimentan sequedad y grietas con dolor agudo.

Sentimientos y emociones: Estreñimiento. Aguantar.
Sales homeopáticas: Fluoruro de calcio.

Dieta	Vitaminas y minerales (diario)	Aceites esenciales (diluir siempre)	Hierbas	Terapias alternativas	Evitar
Dieta ayurvédica para su tipo de cuerpo	A: 25.000 UI	Ciprés: VKP+	Arrayán: KV-P+	Acupuntura	Estreñimiento
Muchos líquidos	Complejo B: 200 mg.	Cajeput: KV-P+	Gel de aloe vera: VPK=	Reiki	Carbohidratos
Alimentos bajos en celulosa	C: 2.000 mg.	Lavanda: PK-Vo	Cálamo: VK-P+	Toque terapéutico	Sedentarismo
Ensaladas de vegetales verdes	E: 600 UI	Mirra: VK-P+	Pimienta negra: KV-P+		Sentarse en posición vertical
Frutas frescas	Bioflavinoides: 200 mg.	Árbol de té: VPK=	Lengua de vaca: PK-V+		
Jugo de rábano	Calcio: 800 mg.	Manzanilla: VPK-	Haritaki: VK-Po		
		Albahaca: VK-P+	Raíz de alum: PK-V+		
		Salvia: VPK-	Granada: PK-Vo		
		Incienso: KV-P+	Frambuesas rojas: PK-V+		
		Helichrysum: PKV+	Malvavisco: PV-K+		
		Enebro: KV-P+	Gordolobo: PK-V+		
		Pachuli: VP-K+	Ginseng: V-KPo		
			Astrágalo: PVK+		

Infusión de hierbas para hemorroides

		Menta piperita: PK-Vo Milenrama: PK-V+ Tagetes: VK-P+	Cohosh negro: PK-V+ Albahaca: VK-P+ Jengibre seco: KV-P+ Cúrcuma: KV-Po Amalaki: PV-Ko Trikatu: VK-Po Triphala: PVK Guggul: KV-P+

vea instrucciones para la preparación al final del capítulo

Vata		Pitta		Kapha	
Astrágalo	56 gramos.	Manzanilla	56 gramos.	Granada	56 gramos.
Albahaca	28 gramos.	Gordolobo	28 gramos.	Albahaca	28 gramos.
Pippali	28 gramos.	Milenrama	28 gramos.	Pippali	28 gramos.
Jengibre	28 gramos.				

Supositorio para *pitta* y *kapha*		Supositorio para *vata*	
Avellano de bruja en hoja o corteza	14 gramos.	Cúrcuma en polvo	14 gramos.
Corteza de roble (pulverizado)	14 gramos.	Gel de aloe vera	½ cta.
Mantequilla de cacao	28 gramos.	Olmo rojo	½ cta.

Receta para *pitta* y *kapha*
Muela las hierbas. Derrita la mantequilla de cacao en un sartén. Añada las hierbas y retire del fuego. Agregue el aceite esencial (5 gotas de ciprés). Forme en supositorios con forma de bala de 1.2 cm de diámetro por 2.5 cm de largo. Use todas las noches hasta mejorar. Póngalos en una bandeja y cúbralos. Llévelos al refrigerador para endurecer.

Receta para *vata*
En una licuadora mezcle 2 cucharadas de gel de aloe vera con dos cucharadas de ghee y dos cucharadas de aceite de ricino. Proceda a aplicar en el área rectal. Refrigere el sobrante. Use cada noche hasta mejorar.

Receta para *vata* y *kapha*
28 gramos de aceite vegetal
Agregue 5 gotas de aceite esencial de ciprés (o cualquier aceite esencial sugerido)
Frote en el ano e inyecte una pequeña cantidad con jeringuilla rectal (o jeringuilla para oídos de bebé)

Autocuidado
Baños de asiento calientes, compresas de hamamelis, use accesorios de perlas, coloque 4 o 5 peras en agua en la noche y beba el agua. Aplique bolsas de hielo.
Machaque las semillas de sésamo negro (3 a 4 g) en agua caliente y tome un baño de asiento.
Cuando esté sentado durante largos periodos, use una almohada. Vitamina E en el recto.

HEPATITIS

Un virus o bacteria que tiene varios tipos: A, B, no-A y no-B son los más comunes. La hepatitis A se transmite mayormente a través de la contaminación fecal. La hepatitis B se transmite a través de sangre infectada o productos de la sangre y, en ocasiones, a través de la saliva o fluidos sexuales. Hepatitis no- A y no- B se contagia más a menudo a través de transfusiones de sangre. La hepatitis también puede ser causada por virus de tipo D, cytomegaloveries y virus Epstein Barr. *Pitta* generalmente muestra los ojos amarillos y fiebre, mientras que la característica distintiva de *vata* es el dolor, pérdida de apetito, la ira y el resentimiento.
Sentimientos y emociones: Ira. Arremeter y culpar a los demás de las emociones propias.
Sales homeopáticas: Fosfatos de sodio

Dieta	Vitaminas y minerales (diario)	Aceites esenciales (diluir siempre)	Hierbas	Terapias alternativas	Evitar
Dieta ayurvédica para su tipo de cuerpo	A: 1000 mg.	Manzanilla: PK-Vo	Aloe vera: VPK=	Masaje de drenaje linfático	Grasas saturadas
Dieta baja en grasas saturadas	C: 10 a 50 mg.	Canela: VK-P+	Bérbero: PK-V+	Homeopatía	Azúcar
Dieta para *pitta*	B12: inyecciones	Ciprés: VPK+	Diente de león: PK-V+	Acupuntura	Harina
Vegetales verdes, crudos y germinados	Ácido fólico: 100 mg.	Eucalipto: KV-P+	Genciana: PK-V+	Quiropraxis	Jugo de fruta
Jugos verdes	Extracto de hígado: 500 mg. 3 veces al día	Melaleuca: VKP	Ruibarbo: PK-V+	Consulta ayurvédica	Miel
Kichari	Colina: 1 g 3 veces al día	Menta piperita: PK-Vo	Sello de oro: PK-V+		Grasa animal
	Metionina: 1 g 3 veces al día	Pachuli: VP-K+	Amalaki: PV-Ko		Carne
	Aminoácidos: 2 g 3 veces día	Romero: KV-P+	Bhringaraj: VKP=		Marihuana
	Ácido pangámico: 100 mg.	Jengibre: VK-P+	Manjishta: PK-V+		Cigarrillos
	F: 200 mg.	Rosa: VPK=	Jengibre: VK-P+		Anfetaminas
			Cardo mariano: PK-V+		Comida caliente,
			Rosa: VPK=		picante, agria
			Regaliz: VP-K+		
			Cola de caballo: PK-V+		
			Cúrcuma: KV-Po		

		Cilantro, semilla: VPK- Guduchi: PK-V+ Sudan Shan: PKV Chiretta: VPK- Katuka: VKP+		y salada Ira Resentimiento Depresión Pescado

Infusión de hierbas para la hepatitis   *vea instrucciones para la preparación al final del capítulo*

Vata		Pitta		Kapha	
Amla	28 gramos.	Diente de león	28 gramos.	Guduchi	28 gramos.
Jengibre	56 gramos.	Bérbero	56 gramos.	Jengibre	56 gramos.
Regaliz	28 gramos.	Katuka	56 gramos.	Manjishta	56 gramos.
Cardo mariano	56 gramos.	Guduchi	28 gramos.	Cola de caballo	28 gramos.
Pétalos de rosa	28 gramos.	Regaliz	28 gramos.	Semillas de cilantro	28 gramos.

Añadir 10 gotas de extracto de sello de oro a 1 taza de té

Limpieza de hígado

Vata y kapha		Pitta y kapha	
Pimienta de cayena	½ cta.	Cilantro	½ cta.
Jengibre	½ cta.	Agracejo	½ cta.
Aloe vera	3 cda.	Aloe vera	3 cda.
Aceite de oliva	2 cda.	Aceite de oliva	2 cda.
1 limón (el jugo fresco) y 1 naranja fresca		1 limón (el jugo fresco) y 1 manzana	
Mezcle en una licuadora y beba en ayunas		Mezcle en una licuadora y beba en ayunas	

Autocuidado

Limpieza de hígado, cepillado de la piel seca y compresas.

HIPOGLICEMIA

La hipoglicemia representa una bajada brusca de azúcar en la sangre. El cerebro es altamente dependiente de la glucosa como fuente de energía. Una caída en el azúcar en la sangre, resulta en la liberación de hormonas que trabajan para aumentar los niveles de azúcar en la sangre, la adrenalina siendo una de esas hormonas. Las personas de constitución *vata* pueden experimentar temblores, ansiedad, náuseas, dolores de cabeza y mareos. Las personas de constitución *pitta* experimentan sudoración, hambre extrema y un aumento en el ritmo cardíaco, mientras que las personas de constitución *kapha* experimentan visión borrosa, confusión y cansancio. Sentimientos y emociones: Una víctima impotente. Sentirse "menos".

Dieta	Vitaminas y minerales (diario)	Aceites esenciales (diluir siempre)	Hierbas	Terapias alternativas	Evitar
Dieta ayurvédica para su tipo de cuerpo Poca proteína animal Hongos shitaki Algas verde azules Comidas frecuentes y pequeñas Verdes amargos	Complejo B: 100 mg. B12: 1000 mcg. C: 3,000 mg. Ácido fólico: 800 mcg. Magnesio: 340 mg. por 6 semanas Aminoácido líquido: 1000 mg. Alpa: 400 mg. Potasio: 200 mg. Digestivos: Tomar 2 antes de la hora de comer Consuelda-Pectina: Antes de las comidas 2 tabletas, dos veces al día.	Jengibre: VK-P+ Anís: VK-P+ Cardamomo: VK-P+ Albahaca: VK- P+ Romero: VK-P+ Orégano: VKP+ Tomillo: VK- P+ Geranio: PK-V+ Limonaria: PK-Vo Sándalo: PV-Ko Milenrama: PK-V+	Hierba de San Juan: PK-V+ Shatavari: PV-K+ Dong Quai: VK-Po Bérbero: PK-V+ Aloe vera: VPK= Trikatu: VK-P+ Triphala: VKPo Calumba: PK-V+ Genciana: PK-V+ Sello de oro: PK-V+ Guduchi: PKV+ Álamo blanco: PK-V+ Quina: PK-V+ Katuka: PVK Neem: PK-V+	Masaje Acupuntura Reflexología	Alcohol Saltarse las comidas Dulces Carbohidratos refinados Café Marihuana Chocolate Leche Sello de oro Té negro Bebidas suaves

INDIGESTIÓN

La indigestión es cuando se experimenta ardor y gas. Esto puede ser causado tanto por exceso como por falta de ácido clorhídrico. Es más frecuente para los *pitta* experimentar la hiperacidez con eructos causados por alimentos demasiados dulces y amargos. Las personas tipo *vata* pueden experimentar bajas de ácido clorhídrico y fermentación con más gas debido a la digestión débil. Las personas tipo *kapha* pueden experimentar exceso mucoso debido a la digestión lenta. Para determinar si la indigestión es exceso de acidez o falta de acidez, haga la prueba de la saliva con el papel de nitrosina. Si el pH es menor a 6,8 es hiperacidez. Si es por encima de pH 7.2 es falta de acidez.

Sentimientos y emociones: Incapacidad de llevar pensamientos y deseos a la realidad.

Sales homeopáticas: Fosfato de potasio

Dieta	Vitaminas y minerales (diario)	Aceites esenciales (diluir siempre)	Hierbas	Terapias alternativas	Evitar
Dieta ayurvédica para su tipo de cuerpo	Complejo B: 100 mg.	Cilantro: VPK-	Asafétida: VK-P+	Rotación dieta	Café
Pequeñas comidas frecuentes	B1: 100 mg.	Laurel: VKP+	Eneldo: PK-Vo	Dieta de lácteos	Tabaco
Tomarse tiempo para masticar	B3: 100 mg.	Jengibre: VK-P+	Aloe vera: VPK=	Consulta ayurvédica	Grasas
No beber junto con comidas	B12: 400 mcg.	Canela: VK-P+	Regaliz: VP-K+		Frijoles
Bananos	Acidophilus: 2 tabletas 30 minutos antes de la comida	Albahaca: VK-P+	Pimienta negra: VK-P+		Antiácidos
Jugo de repollo	Lecitina: 800 mg.	Clavos: KV-P+	Pippali: VK-P+		
	Enzimas digestivas:	Ajwain: VK-P+	Menta: PK-Vo		
	Papaina: 2 antes de las comidas	Tomillo: VK-P+	Cilantro: VPK=		
	Aminoácidos: 2 con comidas	Menta: PK-Vo	Ajwain: VK-P+		
	Bromelina: 2 antes de las comidas	Angélica: VPK=, P+	Olmo rojo: VP-K+		
		Cardamomo: VK-P+	Trikatu: VK-P+		
		Hinojo: VPK=	Consuelda: PV-K+		
		Menta piperita: PK-Vo	Hingwastak: VK-Po		

Ácido clorhídrico: 2 tabletas con la comida con proteína

Infusión de hierbas para la indigestión

vea instrucciones para la preparación al final del capítulo

Vata		*Pitta*		*Kapha*	
Consuelda	28 gramos.	Semillas de cilantro	28 gramos.	Clavos	28 gramos.
Jengibre	14 gramos.	Hinojo	14 gramos.	Jengibre	28 gramos.
Canela	14 gramos.	Menta	14 gramos.	Pimienta negra	14 gramos.
Regaliz	14 gramos.	Regaliz	14 gramos.	Semillas de cilantro	14 gramos.

Tome tres tazas por día antes de las comidas

Beber por la mañana a primera hora

Vata y kapha		*Pitta y kapha*	
Limón	28 ml	Limón	28 ml.
Jengibre fresco	5 cms	Hinojo o semillas de cilantro	1 cta.
Agua	3 tazas	Mezcle todo junto, cuela y beba.	
Mezcle todo, cuele y beba.			

Vata

Tome asafétida (mezcle con 1/16 cucharada de ghee. Beba agua posteriormente 3 veces por día).

Fórmula de aceite esencial

Angélica   2 gotas

Hinojo   3 gotas
Cardamomo   2 gotas
Menta piperita   2 gotas
Aceite vegetal   56 ml.

Mezcle todos los ingredientes y ponga 2 gotas en 250 ml de agua. Beba a diario. Utilice solamente aceites esenciales de buena calidad cuando son para beberlos.

Remedio antiguo
Bicarbonato de sodio   2 cda.
Agua   250 ml (un vaso)

Infusión de eneldo
Eneldo   4 cucharadas.
Agua   250 ml (un vaso)

Hierva el agua. Coloque las hierbas en el recipiente. Luego agregue el agua al eneldo en el recipiente. Deje reposar 15 minutos. Tome 4 veces por día.

Autocuidado
Cocine los frijoles con asafétida. Compresas sobre el área del estómago. Dieta diaria.

INFECCIÓN

Causada por un organismo externo que entra en el cuerpo, el cual el cuerpo es incapaz de destruir debido a un sistema inmunitario débil. Las infecciones se pueden propagar a otras partes del cuerpo, así como a la sangre y convertirse en sistémicas. *Pitta* experimenta glándulas inflamadas, forúnculos y enrojecimiento. *Vata* puede tener dolor de garganta, tos seca, mareos y dolores de cabeza. *Kapha* está plagada de enfermedades respiratorias y problemas de los senos paranasales.
Sentimientos y emociones: Soy débil. Yo soy una víctima

Dieta	Vitaminas y minerales (diario)	Aceites esenciales (diluir siempre)	Hierbas	Terapias alternativas	Evitar
Suplemento para la inmunidad Alimentos amarillos Dieta de jugos Sopa de inmunidad para *vata* Dieta purificante	A: 75.000 UI (hasta disminuir) Zinc: 50 mg. C: 10.000 mg. Potassium: 1.000 mg. Bioflavonoides: 250 mg. Plata coloidal: PK-V+	Tomillo: VK-P+ Eucalipto: KV-P+ Orégano: VK-P+ Romero: KV-P+ Azafrán: VPK- *Immune Free: VP-K+	Astrágalo: VK-P+ Bardana: PK-V+ Sello de oro: PK-V+ Escaramujo: V-PK+ Manjishta: PK-V+ Katuka: PK-V+ Equinácea: KP-V+ Arrayán: KV-P+ Isatis: VKP+ Cúrcuma: KV-Po Semillas de cilantro: VKP= Diente de león: KP-V+ Amla: PV-Ko **ImmuniTea: VP-K+ Bayas de enebro: KV-P+ (tomar mucha agua)	Colorterapia Musicoterapia Enemas	Alimentos que produzcan alergia Lácteos Azúcares Carnes Enlatados

Infusión de hierbas para la infección

vea instrucciones para la preparación al final del capítulo

Vata		Pitta y kapha	
Amla	28 gramos.	Bérbero	28 gramos.
Jengibre	28 gramos.	Hinojo	56 gramos.
Astrágalo	56 gramos.	Diente de león	56 gramos.
Escaramujo	56 gramos.	Semillas de cilantro	28 gramos.
		Bardana	28 gramos. (*kapha* únicamente)

Añadir 15 gotas de extracto de sello de oro. Beba 6 tazas por día, hasta que los síntomas hayan desaparecido.

Autocuidado

Baños calientes y fríos con aceites esenciales, limpieza de colon, vapor y cepillado de la piel seca.

INFLAMACIÓN

Esto es una condición de calentamiento en el cuerpo y es causada por lesiones, traumas, accidentes, sangre tóxica (*ama*), tensión o infección. También se pueden inflamar los órganos internos. Esta afección es más común para los tipos *pitta*.
Sentimientos y emociones: no sentirse centrado en la vida.
Sales homeopáticas: Fosfato de hierro

Dieta	Vitaminas y minerales (diario)	Aceites esenciales (diluir siempre)	Hierbas	Terapias alternativas	Evitar
Dieta ayurvédica Para su tipo de cuerpo Alimentos crudos para *pitta* y *kapha* Combinación de alimentos Muchos jugos verdes	Complejo B: 200 mg. B5: 2.500 mg. B12: 300 mg. E: 150 UI Linaza: 500 mg.	Lavanda: PK-Vo Manzanilla (azul): PV-K+ Cyperus: VPK- Milenrama: PK-V+ Sándalo: PV-Ko Enebro: KV-P+ (en exceso) Geranio: PK-V+ Rosa: VPK= Trifolia: VK-P+	Fenogreco: VK-P+ Sello de oro: PK-V+ Lúpulo: PK-V+ Lobelia: K-PV+ Malvavisco: PV-K+ Artemisa: VK-P+ Zarzaparrilla: PV-Ko Olmo rojo: VP-K+ Sello de Salomón: PV-K+ Acedera: V-PK+ Atanasia: PK-Vo Lirio de agua fragante: PV-K+ Cyperus: PK-Vo Hamamelis: PK-V+ Polygonum: PKV+ Hisopo: VK-P+ Pamplina: PK-V+	Sanación con color Reiki Tratamientos quiropráctico Trabajo de la energía	Comidas calientes y especiadas Alcohol Azúcar Comida chatarra

	Goma árabe: PV-K+ Manzanilla: PK-Vo Milenrama: PK-V+

Infusión de hierbas para la inflamación
vea instrucciones para la preparación al final del capítulo

Vata		Pitta		Kapha	
Olmo rojo	28 gramos.	Milenrama	56 gramos.	Fenogreco	56 gramos.
Acedera	56 gramos.	Manzanilla	56 gramos.	Hamamelis	28 gramos.
Fenogreco	56 gramos.	Menta	56 gramos.	Pamplina	28 gramos.
Kava kava	28 gramos.	Lúpulo	28 gramos.		

Autocuidado
Compresas frías, terapia del hielo y cataplasmas de carbón.

INSOMNIO

El insomnio es la incapacidad para dormir tranquilo y sin perturbaciones. Las causas más comunes de insomnio son ansiedad y dolor, pero también pueden ser un síntoma de una enfermedad grave. Un factor importante en la falta de sueño está relacionado con la incapacidad para lidiar con el estrés.

Sentimientos y emociones: ansiedad, estrés. Demasiados pensamientos temerosos.

Homeopáticos: Kali Phos (fosfato de potasio)

Dieta	Vitaminas y minerales (diario)	Aceites esenciales (diluir siempre)	Hierbas	Terapias alternativas	Evitar
Dieta ayurvédica para su tipo de cuerpo	Complejo B: 200 mg.	Lavanda: PK-Vo	Lúpulo: PK-V+	Toque terapéutico	Ver televisión a altas horas de la noche
Proteína	B6:100 mg.	Manzanilla: VPK-	Agripalma: PK-V+	Reiki	Cafeína
Pescado	B12: 100 mcg.	Alcanfor: VK-P+	Gordolobo: PK-V+	Asesoría	Estimulantes
Papas horneadas	Niacina: 100 mg.	Tomillo: VK-P+	Verbena: PK-V+	Masaje	Chocolate
Banano	Ácido pantoténico: 2,000 mg.	Mejorana: VK-P+	Escutelaria: PK-Vo	*Shirodhara*	Gaseosa
Té herbal	C: 3,000 mg.	Neroli: VP-K+	Hierba de gato: PK-Vo		Azúcar
Arroz	D:500 UI	Rosa: VPK=	Kava Kava: PVK		Estrés
Leche caliente endulzada	Calcio: 1000 mg. antes de dormir	Sándalo: PV-Ko	Pasiflora: PK-V+		
Trigo	Magnesio: 1000 mg. antes de dormir	Ylang Ylang: PV-K+	Valeriana: VK-P+		
Harina de avena	Fósforo: 2000 mg.	Naranja: VK-P+	Manzanilla: PK-Vo		
Almendras	Potasio: 2500 mg.	Semillas de cilantro: VKP-	Jatamamsi: KV-P+		
Nueces	Melatonina: 100 mg.	Toronjil: KP-Vo	Nuez moscada: VK-P+		
Naranjas	hGH Plus: 2 veces al día	Mandarina: PK-V+			
	Co Q10: 100 mg.	Romero: VK-P+			
		Albahaca: VK-P+			

Mandarinas	DHEA: 50 mg.	
Pasas		
Alimentos que contienen triptófano		

Infusión de hierbas para el insomnio

vea instrucciones para la preparación al final del capítulo

Vata		Pitta		Kapha	
Valeriana	28 gramos.	Escutelaria	28 gramos.	Escutelaria	28 gramos.
Hierba de gato	56 gramos.	Manzanilla	56 gramos.	Valeriana	28 gramos.
Nuez moscada	56 gramos.	Pasiflora	56 gramos.	Lúpulo	56 gramos.
Jatamamsi	28 gramos.	Gotu kola	28 gramos.	Pasiflora	56 gramos.

Tomar una taza después de la cena. A la hora de dormir, agregue leche.

Mezcla de aceites para el insomnio

Albahaca	1 gota	Lavanda	1 gota
Manzanilla	1 gota	Ylang Ylang	2 gotas

Mezcle y ponga 2 a 3 gotas sobre la almohada en la noche.

Autocuidado

Enemas, tomar un paseo antes de acostarse, natación, baños calientes, tome un baño caliente antes de acostarse, leche caliente, música suave, meditación, técnicas de reducción del estrés y ejercicio aeróbico diario.

Asanas de Yoga: "postura del cocodrilo". Repeticiones de *mantras*, masaje de cabeza y los hombros, *abhyanga* por la noche (automasaje) y autoreiki.

Aromaterapia: Difundir aceites esenciales junto a la cama o poner unas gotas de aceite esencial en su almohada.

LARINGITIS

Inflamación de la membrana mucosa de la laringe. Puede ser aguda o crónica. Puede aparecer por una exposición al frío aumentando *vata*, o a través de una congestión que se extiende desde la parte superior de la nariz, o de los tubos bronquiales causando gran enrojecimiento a las personas *pitta*. Las personas *kapha* pueden experimentar hinchazón y personas las *vata* pueden experimentar resequedad. Las personas de constitución *vata* pueden experimentar la garganta seca, pérdida de la voz o ronquera. Las personas *pitta* pueden experimentar mucosa amarilla e inflamación con fiebre. Las personas *kapha* pueden experimentar garganta inflamada con mucho moco.

Sentimientos y emociones: Dificultad para decir la verdad.
Sales homeopáticas: Kali Murr, cloruro de potasio

Dieta	Vitaminas y minerales (diario)	Aceites esenciales (diluir siempre)	Hierbas	Terapias alternativas	Evitar
Dieta ayurvédica para su tipo de cuerpo Dieta de eliminación	A: 100.000 UI Complejo B: 200 mg. C: 3.000 a 5.000 mg. Zinc: 50 mg. Pastillas de zinc cada 2 o 3 horas	Benjuí: VPK- Sándalo: VPKo Cajeput: VK-P+ Hinojo: VPK= Anís: VK-P+ Limón: VP-Ko Tomillo: VK-P+ Orégano: VK-P+ Canela: VK-P+ Clavos: VK-P+ Semillas de cilantro: VPK-	Amla: VP-K+ Sello de oro: PK-V+ Equinácea: PK-V+ Escaramujo: V-PK+ Limón, cáscara: PV-Ko Punarnava: PK-V+ Astrágalo: PVK+ Milenrama: KP-V+ Angélica: VK-Po Jengibre: VK-P+ Eupatorio: PK-V+ Bardana: PK-V+ Menta: PK-Vo Efedra: K-VP+ Salvia: VK-P+	Terapia de respiración Terapia de sonido Drenaje linfático Ungimiento de *chakras* Masaje de cuello	Lácteos Exponerse demasiado al frío Alimentos con mucha proteína

Infusión de hierbas para la laringitis

Vata		Pitta		Kapha	
Escaramujo	56 gramos.	Milenrama	28 gramos.	Salvia	56 gramos.
Cáscara de limón o de naranja	28 gramos.	Menta	28 gramos.	Jengibre	28 gramos.
Astrágalo	56 gramos.	Bardana	56 gramos.	Milenrama	28 gramos.
Jengibre	28 gramos.	Jazmín	28 gramos.	Enula	28 gramos.
Canela	14 gramos.	Astrágalo	28 gramos.	Amalaki	56 gramos.

Jazmín: PK-V+
Enula: VK-P+
Bibhitaki: KP-Vo
Cúrcuma: VK-Po
Regaliz: VP-K+

vea instrucciones para la preparación al final del capítulo

Agregue 10 gotas de tintura de sello de oro por taza para todos los tipos de cuerpos.

Gárgaras

4 a 5 veces por día. Añada a una taza de agua:

Sándalo   1 gota
Tomillo   1 gota
Cajeput   1 gota

Inhalación

Repita cada tres horas con uno de los siguientes aceites

Sándalo   3 gotas
Tomillo   3 gotas

Cajeput   3 gotas

Limpieza de garganta
Diluya el aceite con el agua: 50% de agua y aceite esencial 50% (utilice cualquiera de los anteriores aceites o árbol de té). Humedezca la punta de un hisopo con la solución. Pase en la amígdala o cualquier área inflamada.

Autocuidado
Baño de vapor, inhalaciones, fomentaciones y aplicación de vapor en la garganta.

LEUCORREA

Una secreción vaginal blancuzca, marrón o amarilla con un olor y una viscosidad anormal. Esta condición crea irritación e incomodidad. Más común en las mujeres *kapha*, sin embargo todos los tipos de cuerpo pueden ser afectados. Las mujeres *vata* pueden sentir sequedad con descarga marrón y picazón y las mujeres *pitta* pueden experimentar inflamación, enrojecimiento externo, ardor y la descarga puede tener una textura de queso y olor agrio. *Kapha* experimenta sensación de pesadez, hinchazón y mucosidad espesa.

Sentimientos y emociones: Sensación de no ser apoyada por las energías masculinas.

Dieta	Vitaminas y minerales (diario)	Aceites esenciales (diluir siempre)	Hierbas	Terapias alternativas	Evitar
Dieta ayurvédica para su tipo de cuerpo Dieta libre de levadura	A: 75.000 mg. (hasta disminución de síntomas) Complejo B: 4 tabletas (sin levadura) Biotin: 100 mcg. D: 100 UI Calcio: 800 mg. Magnesio: 600 mg. F: 200 mg Onagra: 200gm Ácido caprílico: 2 tabletas Zinc: 40 mg B6: 200 mg	Árbol de té: VPK= Dhavana: VPK- Trifolia: VK-P+	Pau d'Arco: PK-V+ Sello de oro: KP-V+ Hojas de frambuesa: PK-V+ Mirra: VK-P+ Equinácea: PK-V+ Ñame salvaje: PV-Ko Fresno espinoso: KV-P+ Raíz de alum: PK-Vo Cúrcuma: VK-Po Aloe vera: VPK- Shatavari: PV-K+ Katuka: KP-V+ Corteza de roble: VP-K+ Zarzaparrilla: PV-Ko	Masaje vaginal Terapia de renacimiento *Tarpana*	Azúcar refinada Fructosa Concentrados de fruta Hongos Pan con levadura Alimentos congelados Alimentos enlatados Encurtidos

		Carne ahumada seca
Hierro: 100 mg		
Megadophilus: 3 por día		Alimentos mohosos

Infusión de hierbas para la leucorrea *vea instrucciones para la preparación al final del capítulo*

Vata		Pitta		Kapha	
Ñame silvestre	28 gramos.	Katuka	28 gramos.	Katuka	28 gramos.
Zarzaparrilla	28 gramos.	Hojas de frambuesas	28 gramos.	Hojas de frambuesas	28 gramos.
Shatavari	14 gramos.	Shatavari	14 gramos.	Salvia	56 gramos.
Fresno espinoso	28 gramos.	Ñame silvestre	14 gramos.	Raíz de alum	14 gramos.

Tome hasta que la condición se disminuya. Tome de 10 a 15 gotas de equinácea.

Bolo o pesario

Una forma antigua de un supositorio vaginal

Aceite de coco   1/8 taza
Mantequilla de cacao   28 gramos.
Hierba de su elección   84 gramos.
(Mis preferencias son sello de oro, pau d'Arco, shatavari, alum, mirra y salvia).

Tamizar bien todas las hierbas con un coladero. Derrita la mantequilla de cacao. Agregue aceite vegetal. Añada hierbas hasta que la mezcla espese. Retire de la estufa y adicione aceites esenciales.

Forme pequeños cilindros de aproximadamente la mitad del tamaño del su meñique en diámetro. Ponga en el refrigerador para endurecer por 1 hora. Retire del refrigerador y guarde en un contenedor en un sitio frío. Modo de uso: insértelo dentro la vagina por 3 horas. Las personas *pitta* deben usar toalla higiénica para protección. Retírelo y dúchese para remover el exceso.

Lavado con decocción fuerte

Yogurt	½ taza
Agua	¼ taza
Vinagre de sidra de manzana	¼ taza
Aceite esencial de árbol de té	10 gotas

Cuando haya picazón, insertar aloe vera dentro de la vagina.

Sequedad

Aceites esenciales	20 gotas
Agua	1 taza

Mezcle bien. Remoje un tampón y exprima el exceso de agua para luego insertar en la vagina. Cámbielo cuando se seque.

MAL ALIENTO

El mal aliento puede ser causado por numerosas razones o condiciones, incluyendo caries, mala digestión, problemas del hígado, catarro, mala alimentación, falta de clorofila en la dieta o un colon congestionado. Esto a menudo afecta a *pitta* con la sensación de acidez en la boca.

Sentimientos y emociones: No soy importante. No me importa.

Dieta	Vitaminas y minerales (diario)	Aceites esenciales (diluir siempre)	Hierbas	Terapias alternativas	Evitar
Dieta ayurvédica para su tipo de cuerpo o dieta para *pitta* Hierbas picantes Alimentos fritos Frutas Combinación apropiada de alimentos Muchos vegetales de hoja verde Muchas verduras	Acidophilus: 2 cápsulas 3 veces al día Clorofila: 2 cta. 2 veces al día Complejo B: 200 mg. Enzimas digestivas C: 1.500 mg. PABA: 100 mg. Magnesio: 200 mg. Zinc: 50 mg. Triphala: 3 a 6 tabletas en la noche con té	Menta piperita: PK-Vo Tomillo: VK-P+ Bergamota: VK-P+ Hinojo: VPK= Eucalipto: KV-P+ Clavos: VK-P+ Árbol de té: VPK=	Menta piperita: PK-Vo Romero: KV-P+ Mirra: VK- P+ Sello de oro: PK-V+ Jengibre: VK-P+ Hinojo: VPK= Menta: PK-V+ Trikatu: VK- P+	Consulta ayurvédica Enemas Visitas al dentista Tratamiento de *panchakarma*	Combinaciones inadecuadas de alimentos Alimentos formadores de moco Estreñimiento Emociones negativas Raspado de lengua

Infusión de hierbas para el mal aliento *vea instrucciones para la preparación al final del capítulo*

Vata		*Pitta*		*Kapha*	
Jengibre	56 gramos.	Menta	28 gramos.	Jengibre	56 gramos.
Cardamomo	28 gramos.	Semillas de cilantro	56 gramos.	Angélica	28 gramos.
Semillas de cilantro	56 gramos.	Manzanilla	56 gramos.	Cardamomo	56 gramos.
Hinojo	28 gramos.	Hinojo	56 gramos.	Albahaca	28 gramos.
Angélica	28 gramos.			Romero	28 gramos.

Lavado bucal #1
10 gotas de aceite aceite esencial de eucalipto
10 gotas de aceite esencial de menta piperita
En 250 ml de peróxido de hidrogeno (grado alimenticio).
Mezcle bien. Realice un enjuague bucal después de las comidas así como gárgaras en la mañana y la tarde.

Lavado bucal #2
125 gramos de fresno espinoso en 56 ml de agua.
Hierva el agua y añada las hierbas. Deje reposar durante 45 minutos. Una vez frío agregue 10 gotas de aceite esencial de su elección.
Agregue 56 gramos de solución salina y 28 ml de stevia líquida y mezcle bien. Almacene en una botella.

Autocuidado
Aceite esencial de hinojo o anís en la lengua, usar hilo dental, limpieza de lengua, ayuno y enjuague bucal.

MONONUCLEOSIS

Se caracteriza por fatiga crónica. Indicativo de un sistema immune débil crónico. Es una enfermedad infecciosa causada por un virus. Afecta a los ganglios linfáticos en el cuello, las axilas y la ingle. Los síntomas incluyen dolor de garganta, fiebre, escalofríos, ganglios inflamados, así como fatiga.
Sentimientos y emociones: No querer enfrentarse a la vida, sentir que es demasiado.

Dieta	Vitaminas y minerales (diario)	Aceites esenciales (diluir siempre)	Hierbas	Terapias alternativas	Evitar
Dieta ayurvédica para su tipo de cuerpo Proteína Fruta Agua mineral Levadura de cerveza Huevos Pescado Camarones Arroz integral Arroz basmati Ajo Cebolla	A: 5,000 UI (hasta que desaparezca) B1: 150 mg. B2: 100 mg. B6: 200 mg. Biotina: 150 mcg Colina: 150 mg Acido pantoténico: 200 mg. C (ascórbico): 6.000 mg Potasio: 800 mg. Aceite de hígado de bacalao: 4 cápsulas en la noche. Extracto de timo crudo: 30 gotas, 3 veces al día	Eucalipto: KV-P+ Lavanda: PK-Vo Manzanilla azul: VP-Ko Bergamota: VK-P+ Azafrán: VPK= *Immune-Free: VPK	Azafrán: VPK= Equinácea: KP-V+ Astrágalo: VP-K+ Ashwagandha: KV-P+ Angélica: VK-Po Raíz roja: PK-V+ Cascara de limón: VP-Ko Jengibre: VK-P+ Trébol rojo: PK-V+ Bardana: PK-V+ Limonaria: PK-Vo **ImmuniTea: VP-K+ Jugo de noni: VPK	Asesoría Masaje Acupuntura *Panchakarma* Drenaje linfático Tratamiento quiropráctico Balance de *chakras*	Pastillas anticonceptivas Estrés Cigarrillos Rayos X Grasas Alcohol

Hígado		
Espárragos	Complejo glandular crudo: 40 gotas o 2 tabletas diarias	

Infusión de hierbas para la mononucleosis

vea instrucciones para la preparación al final del capítulo

Vata		*Pitta*		*Kapha*	
Astrágalo	28 gramos.	Raíz roja	28 gramos.	Bardana	28 gramos.
Angélica	28 gramos.	Astrágalo	56 gramos.	Equinácea	28 gramos.
Jengibre	28 gramos.	Semillas de cilantro	56 gramos.	Jengibre	56 gramos.
Cáscara de limón	56 gramos.	Equinácea	28 gramos.	Limonaria	28 gramos.
Ashwagandha	56 gramos.				

Autocuidado

Baños calientes, descanso, Yoga, compresas, inhalación de aceites esenciales, ayuno, auto masaje *abhyanga* (capítulo 12), caldo para la inmunidad (capítulo 10).

NÁUSEAS MATINALES

Para algunas mujeres, esto se convierte en una experiencia irritante e incómoda. Estos síntomas, en la mayoría de los casos, desaparecen al cabo de 3 a 4 meses. Esto ocurre debido a los rápidos cambios hormonales. Muy a menudo esto es causado por deficiencia de vitamina B o función enzimática baja, particularmente ácido clorhídrico. Las mujeres de *vata* experimentan mareos, flatulencia, fatiga, problemas estomacales e hinchazón. *Pitta* experimenta irritabilidad, diarrea, se enoja fácilmente, acidez, fiebre, antojos de alimentos amargos y sofocos. *Kapha* tiene somnolencia, cansancio, antojos de dulces y almidón, retención de agua, aumento de peso, náuseas, vómitos y depresión.

Sentimientos y emociones: Intranquilidad e incertidumbre sobre el proceso de nacimiento.

Dieta	Vitaminas y minerales (diario)	Aceites esenciales (diluir siempre)	Hierbas	Terapias alternativas	Evitar
Dieta ayurvédica para su tipo de cuerpo Avena Sopa con hierbas digestivas Galletas de jengibre Galletas de menta piperita Cereales integrales	Complejo B: 4 tabletas diarias (sin levadura) Ayudas digestivas Multivitamínico	Jengibre: VK-P+ Hinojo: VPK= Manzanilla: VP-K+ Lavanda: PK-Vo Limón: PV-Ko Menta piperita: PK-Vo	Ñame silvestre: VP-Ko Hinojo: VPK= Jengibre: VK-P+ Diente de león: PK-V+ Árbol casto: VPK- Menta piperita: PK-Vo Frambuesa roja: PK-V+ Pétalos de rosa: VPK- Shatavari: PV-K+ Olmo rojo: VP-K+ Cardamomo: VK-P+ **MaterniTea: VPK- Hojas de papaya: PK-V+	Acupuntura Consulta ayurvédica Musicoterapia Trabajo de la energía Homeopatía	Cigarrillos Azúcar blanca Café Té negro Carbohidratos refinados Evitar levaduras

Para todos los *doshas*

Jengibre	Cantidades iguales
Hinojo	Cantidades iguales
Menta	Cantidades iguales
Aceite vegetal	50%

Masaje en el estómago algunas veces al día.

Autocuidado

Abhyanga, meditación, baño de pies, mantra, trabajo de respiración y Tai Chi.

OJO NEGRO

Esta es una efusión de sangre bajo la piel floja y alrededor de los ojos. Puede ser causada por una lesión o riñones débiles. En personas *vata* el ojo se vuelve en amarillo, en personas *pitta* experimentan un ojo negro y el ojo en personas *kapha* puede tornarse marrón oscuro. Círculos oscuros bajo los ojos.
Sentimientos y emociones: Enojo.
Sales homeopáticas: Fluoruro de calcio

Dieta	Vitaminas y minerales (diario)	Aceites esenciales (diluir siempre)	Hierbas	Terapias alternativas	Evitar
Dieta ayurvédica para su tipo de cuerpo Alimentos altos en bioflavonoides Comidas refrescantes	C: 25,000 mg. K: 200 mcg. Complejo B: 100 mg. P: 200 mg.	*Hidrosoles: Lavanda: PK-Vo Rosa: VPK=	Árnica: KV-P+ Consuelda: PV-K+ Aloe vera: KPV Manzanilla: PK-Vo Canela: VK-P+ Jengibre: VK-P+	Reiki Toque terapéutico Homeopatía *Shirodhara*	Alimentos fritos Alimentos congestionantes Ver televisión

Los hidrosoles están compuestos del agua remanente después de la destilación de aceites esenciales. Esta agua es apropiada para el lavado de los ojos.

Infusión de hierbas para el ojo negro *vea instrucciones para la preparación al final del capítulo*

Vata	Pitta	Kapha
Consuelda Jengibre Canela	Menta Manzanilla	Jengibre Menta
Todos en las mismas cantidades	*Todos en las mismas cantidades*	*Todos en las mismas cantidades*

Mezcle los ingredientes en cantidades iguales y tomar hasta que el ojo haya aclarado.

Autocuidado

Ungüento de consuelda, compresas frías con aceite esencial de rosa o de neroli, compresas de hielo e inhalaciones.

PAPERAS

Las paperas es una enfermedad infecciosa que es más común en niños y se caracteriza por edema inflamatorio de la parótida y otras glándulas salivales. Las paperas afectan más a menudo a los jóvenes y pueden ser infecciosas una semana o más, después de que la inflamación de las glándulas ha disminuido. Una vez contraída, mucha gente tiene inmunidad de por vida.
Sales homeopáticas: Acónito, belladona.

Dieta	Vitaminas y minerales (diario)	Aceites esenciales (diluir siempre)	Hierbas	Terapias alternativas	Evitar
Dieta ayurvédica para su tipo de cuerpo Acidophilus Jugos verdes Vegetales verdes Manzanas	A: 800 UI Complejo B: 300 mg. Multi complejo RNA/DNA: 4 tabletas al día (Niños: 2 tabletas) C: 3000: adultos 1500: niños 1000: menores de 12 años	Lavanda: PK-Vo Limón: PV-Ko Alcanfor: VK-P+ Geranio: PK-V+ Ciprés: VK-P+ Árbol de té: VPK= Enebro: KV-P+ Hinojo: VPK=	Gordolobo: PK-V+ Salvia: VK-P+ Arrayán: KV-P+ Corteza de raíz: VPK Equinácea: PK-V+ Raíz de jengibre: KV-P+ Lobelia: K-PV+ Avellano de bruja: PK-V+ Corteza de roble blanco: PK-V+ Menta piperita: PK-Vo PK-Vo	Reiki Toque terapéutico Color terapia Musicoterapia	Contacto Cítricos Lácteos Azúcar Combinación inadecuada de alimentos

Infusión de hierbas para las paperas

vea instrucciones para la preparación al final del capítulo

Vata		Pitta y kapha	
Jengibre	2 cda.	Gordolobo	2 cda.
Corteza de raíz	1 cda.	Avellano de bruja	1 cta.
Manzanilla	2 cda.	Manzanilla	1 cta.
Agregar miel y limón al gusto		Menta piperita	1 cta.
		Agregar cantidades iguales de jugo de manzana	

Recetas

En una licuadora mezclar:

Jengibre   5 cm
Hinojo   2 cta.
Jugo fresco de dos limones

Agregue una gota de tintura de equinácea.
Haga una vez por día. Cuela y beba 1 taza cada dos horas

Compresas

Hacer una pasta con polvo de olmo y agua caliente.
Agregue 5 gotas de aceite esencial de su preferencia.
Aplique sobre el área
Envolver con un pañuelo alrededor de la mandíbula. Manténgalo durante 15 minutes. Haga este procedimiento una vez al día.

Bebida de hibisco y manzanilla

Manzanilla   28 gramos.
Gordolobo   28 gramos.
Hibisco   14 gramos.
Lobelia   14 gramos.

Jengibre 14 gramos.
Mezcle con cantidades iguales de jugo de manzana. Agregue una gota de tintura de equinácea.

Compresas de arcilla
Arcilla bentonita   1 cucharadita
Jugo de limón   ½ limón
Mezclar bien. Aplique y deje secar. Lave con manzanilla.

Autocuidado
Cataplasma de linaza, baño de vapor y compresas calientes.

PARÁSITOS

Hay varios tipos de gusanos que pueden vivir en nuestros intestinos. Más comúnmente los que se encuentran son los anquilostomas, tenias, áscaris y oxiuros. Debido a que la infestación de estos parásitos irrita el revestimiento de los intestinos, la absorción de los nutrientes de los alimentos es muy limitada. Los síntomas de parásitos se manifiestan en forma de pérdida de peso, hambre, anemia, pérdida de apetito y diarrea.

Sentimientos y emociones: Desinterés por uno mismo.
Sales homeopáticas: Fosfato de sodio.

Dieta	Vitaminas y minerales (diario)	Aceites esenciales (diluir siempre)	Hierbas	Terapias alternativas	Evitar
Dieta ayurvédica para su tipo de cuerpo	A: 10.000 UI	Jengibre: VK-P+	Artemisa: KV-P+	Enemas	Beber agua subterránea
Dieta de eliminación	B1: 200 mg.	Limón: VP-Ko	Nogal negro americano: V-PK+	Plata coloidal	Algunos pescados de océano crudos
Rábano picante	B2: 100 mg.	Árbol de té: VPK=	Bibhitaki: KP-Vo	Color terapia especialmente con color rojo	Azúcar
Mostaza	B6: 100 mg.	Clavos: VK-P+	Atanasia: PK-Vo		Inapropiada combinación de alimentos
Cebollas	B12: 30 mcg.	Hinojo: VPK=	Neem: PK-V+		Insuficiente cocción de carnes especialmente res, cerdo y pescado
Acidophilus	K: 200 mcg.	Neroli: VP-K+	Ajenjo: PK-Vo		
Proteína	F: 200 mg.	Mandarina: VP-Ko	Fresno espinoso: KV-P+		
Cocinar con especias	D: 500 UI	Bergamota: VK-P+	Ajo: VK-P+		
Pequeña cantidad de fruta	Potasio: 800 mg.	Manzanilla: VPK-	Albahaca: VK-P+		
	Calcio: 800 mg. 2000 mg.	Lavanda: PK-Vo	Ruibarbo: PK-V+		
	Magnesio: 600 mg	Toronjil: VP-Vo	Psyllium, vaina: VP-K+		
		Angélica: VPK	Ajedrea: VK-P+		
		Alcanfor: VK-P+	Orégano: VK-P+		
		Salvia: VK-P	Estragón: VK-P+		
		Trifolia: VK-P+	Tomillo: VK-P+		
		Hisopo: KV-P+			

	Nuez moscada: VK-P+ Mejorana: VK-P+ Arrayán: VK-P+ Pimienta negra: VK-P+ Laurel: KV-P+ Cardamomo: KV -P+ Pimienta de cayena: VK-P+ Rábano picante: VK-P+ Mostaza: VK-P+ Romero: VK-P+ Gel de aloe vera: VPK= Granada: PK-Vo Asafétida: VK-P+	Caminar descalzo Mala higiene personal

Infusión de hierbas para parásitos: *Vata y kapha*

Tintura de nogal negro americano

Día 1: Tome 2 gotas 4 veces a día con leche o jugo. 1 capsula de ajenjo de 200 a 300 mg Antes de la cena. 3 cápsulas de clavos, 3 veces al día antes de las comidas.

Día 2: Tome 3 gotas de tintura de nogal negro americano, cuatro veces al día. 1 capsula de ajenjo antes de la cena. 3 cápsulas de clavos antes de la cena.

Día 3: Tome 3 gotas de tintura de nogal negro americano

Día 4 al día 10: Tome 3 cápsulas de ajenjo por día con 2 cápsulas de clavos y 2 gotas de tintura de nogal.

Después de 10 días tome 3 cápsulas de ajenjo por semana con 1 tableta de clavo y 1 gota de tintura de nogal.

Pitta

Siga el mismo proceso anterior, excepto que debe usar cápsulas de berbero en lugar de clavos.

Precaución
No usar durante el embarazo.

Autocuidado
Limpieza de parásitos, dispositivo eléctrico Zapper, *basti* de neem y enema de aceite.

PIE DE ATLETA

El pie de atleta implica la susceptibilidad a la infección por bacterias como moho, levaduras, hongos, parásitos y virus. Los hongos resultan de los patógenos que crecen en la oscuridad, la humedad y el calor. Es necesario fortalecer el sistema inmunológico. El pie de atleta puede ser exacerbado por la mala la combinación de alimentos, demasiado almidón, azúcar, alimentos fritos, y el contacto directo en las duchas públicas (uso de sandalias). *Vata* puede experimentar sequedad, agrietamiento y comezón. *Pitta* y *kapha* experimentan malestar entre los dedos, mal olor, enrojecimiento, defoliación de la piel, grietas y pus. Los sentimientos y las emociones: Estancamiento. Con miedo de seguir adelante. Confusión.

Dieta	Vitaminas y minerales (diario)	Aceites esenciales (diluir siempre)	Hierbas	Terapias alternativas	Evitar
Dieta ayurvédica para su tipo de cuerpo	E: 250 UI	Árbol de té: VPK=	Equinácea: PK-V+	Acupuntura	Azúcares
Comer una buena dieta balanceada	C: 1.500 mg.	Clavo: VK-P+	Regaliz: VP- K+		Vino
Muchos vegetales crudos	Selenio: 100 mcg.	Anís: VK-P+	Muérdago europeo: VK-P+		Sodas
Jugos verdes	Zinc: 100 mg.	Albahaca: VK-P+	Nogal negro: PKVo		Alimentos fritos
Combinación de alimentos	Beta caroteno: 2.000 UI	Estragón: VK-P+	Ginseng coreano: V-KPo		Alcohol
Dieta cavernícola: (no azúcares, bajo en frutas, no legumbres, algunos almidones, muchas proteínas verdes, aceites)	A: 10.000 UI (hasta disminuir)	Caléndula: PK-V+	Ginseng siberiano: V-KPo		Legumbres
	B6: 200 mg.	Limonaria: PK-Vo	Bérbero: PK-V+		Fruta
	Extracto de timo: 2 tabletas	Cajaput: KV-P+	Aloe vera: VPK=		Fermentados
	Clorofila: 2 cda, 2 veces por día	Trifolia: VK-P+	Cúrcuma: VK-Po		
	Hierro: 100 mg.	Cúrcuma: VK-Po	Caléndula: PK-V+		
	Plata coloidal	Milenrama: VPK-	Bardana: PK-V+		
	Q10: 100 mg	Tomillo: VK-P+	Diente de león: PK- V+		
	Ácido caprílico	Manzanillas: VPK-	Trébol rojo: PK- V+		
		Niaouli: VPK-	Hierbabuena: PK- Vo		
			Jengibre: VK-P+		
			Sello de oro: PK-V+		

| Dieta rotativa (para alergias) | | Pau d'Arco: PK-V+
Fórmula
Caprinex: VPK | |

Infusión de hierbas para el pie de atleta

vea instrucciones para la preparación al final del capítulo

Vata		Kapha		Pitta	
Jengibre	56 gramos.	Equinácea	56 gramos.	Menta	28 gramos.
Fresno espinoso	28 gramos.	Menta	28 gramos.	Bardana	56 gramos.
Semillas de cilantro	56 gramos.	Bardana	56 gramos.	Equinácea	56 gramos.
Lavanda	28 gramos.	Trébol rojo	28 gramos.	Jengibre	28 gramos.
Astrágalo	28 gramos.	Diente de león	28 gramos.	Diente de león	56 gramos.

POLVO ANTIFÚNGICO

Arruruz	4 cda.
Sello de oro en polvo	1 cta.
Malvavisco	2 cta.
Nogal negro americano en polvo	2 cta.
Cúrcuma en polvo	1 cta.

Mezcle todos los ingredientes. Si el polvo está grumoso, póngalo en un molinillo triturador de café o nueces. Mezcle bien. Guarde este polvo en un recipiente cerrado herméticamente. Aplique en los pies cuando sea necesario. Esta misma mezcla puede utilizarse como un baño de pies. Deje remojar las hierbas en el agua. Cuele y remoje los pies.

Ungüento #1

Cúrcuma	1 cta.
Aceite esencial de árbol de té	20 gotas
Aceite esencia de albahaca	20 gotas
Aceite vegetal o bálsamo	14 gramos

Aplique en los pies en la noche y cubra con medias.

Ungüento #2

Cera de abejas	1 parte
Aceite de oliva	4 a 6 partes
Aceite esencia de árbol de té	20 gotas
Aceite esencial de cajeput	20 gotas
(Total: 14 gramos)	

Autocuidado

Baños de pie, caminar descalzo cuando sea posible (excepto en baños públicos) y rociar el interior de los zapatos con aceites esenciales.

PROBLEMAS DE ESPALDA

Los problemas de espalda pueden resultar de viejas lesiones, herencia, accidentes, mala postura, debilidades en los órganos, vértebras en mal funcionamiento, defectos de nacimiento o largos periodos de estar sentado. Las personas *vata* son propensas a dolor extremo de espalda. Las personas *pitta* pueden experimentar inflamación o ardor. Las personas *kapha* tienden a experimentar hinchazón. Sentimientos y emociones: no sentirse apoyado.

Dieta	Vitaminas y minerales (diario)	Aceites esenciales (diluir siempre)	Hierbas	Terapias alternativas	Evitar
Dieta ayurvédica para su tipo de cuerpo Alimentos ricos en calcio y magnesio Vegetales de hoja verde	Complejo B: 2 tabletas B5: ácido pantoténico: 2.500 mg. Magnesio: 800 mg. Calcio: 800 mg. C: 3.000 mg.	Lavanda: VK-Vo Ylang Ylang: PV-K+ Romero: VK- P+ Brahmi: VPK- Eucalipto: KV-P+ Enebro: KV-P+ Ciprés: VKP+ Valeriana: VK-P+ Geranio: PK- V+ Manzanilla: PK- Mezcla de aceites: (no diluir) Mezcla relajante: VPK	Kava kava: PV-Ko Pasiflora: PK-V+ Escutelaria: PK-V+ Valeriana: VK-P+ Manzanilla: PK-Vo Guggul: KV-P+ Cyperus: VPK Jatamamsi: KV-P+ Nuez moscada: VK-P+ Paja de avena: VP-K+ Hierba de San Juan: PK-V+ Flor de jazmín: PK-V+ Semillas de loto: PV- K+ Dashmoola: VK-P+	Tratamiento quiropráctico Terapia de gotas de lluvia Acupuntura Terapia física Masaje Cuando es causado por problemas de digestión, use enema	Ejercicio sin supervisión Sobrealimentación Estirarse demasiado Flexionarse demasiado Saltar Correr

Infusión de hierbas para problemas de espalda *vea instrucciones para preparación en la página 409*

Vata		Kapha		Pitta	
Gotu kola	56 gramos.	Gotu kola	28 gramos.	Gotu kola	56 gramos.
Valeriana	28 gramos.	Valeriana	28 gramos.	Crisantemo	56 gramos.
Jengibre	28 gramos.	Guggul	56 gramos.	Manzanilla	28 gramos.
Paja de avena	28 gramos.	Pasiflora	56 gramos.	Escutelaria	28 gramos.
Semillas de loto	28 gramos.	Escutelaria	28 gramos.	Flores de jazmín	28 gramos.
Jatamamsi	56 gramos.	Menta	28 gramos.	Hierba de San Juan	28 gramos.
				Menta	28 gramos.

A la hora de dormir: Tome ½ taza de té con ½ taza de leche caliente. Agregue 1 cta. de ghee y mezcle bien.

Compresas con aceites esenciales

Vata y kapha

Jengibre en polvo	2 cta.
Agua	4 cta.
Aceite esencial de lavanda	5 gotas
Aceite esencial de eucalipto	5 gotas (o cualquier aceite de tu preferencia)

La pasta se calentará. Retire después de 5 a 10 minutos o cuando comience a quemar.

Autocuidado

Enema de aceite, compresas, mezcla magnética y Yoga.

QUEMADURAS

Las quemaduras son lesiones causadas por calor seco o por calor húmedo. También pueden producirse heridas por quemaduras a través del contacto con cables eléctricos, con ácidos u otros productos químicos. Una quemadura solar simple produce enrojecimiento y desaparece rápidamente. Quemaduras más graves producen ampollas, daño tisular (cicatrices), deformaciones graves y a veces incluso la muerte.

Sentimientos y emociones: Sensación de estar molesto con la vida. Cansancio de la vida. Agotado.

Sales homeopáticas: Fluoruro de calcio

Dieta	Vitaminas y minerales (diario)	Aceites esenciales (diluir siempre)	Hierbas	Terapias alternativas	Evitar
Dieta reductora *pitta*	C: 1.000 mg., cada hora	Sándalo: PV-Ko	Aloe vera: VPK-	Balance de *chakras*	Calor
Dieta alta en calorías	Complejo B: 200 mg.	Vetiver: V-KP+	Pamplina: PK-V+	Trabajo de la energía	Agua caliente
Dieta alta en proteínas	Potasio: 200 mg.	Limonaria: PK-Vo	Consuelda: PV-K+	Terapia cráneo sacral	Ungüento
Muchos líquidos	A: 75.000 UI	Lavanda: PK-Vo	Ghrita: PK-V+	Colorterapia	Mantequilla
Frutas frescas	E: 200 UI después de cada comida	Manzanilla azul: PV-K+	Semillas: VPK-		
Vegetales frescos	PABA: 200 mcg.	Semillas de cilantro: VPK-	Plátano: PK-V+		
Escaramujo	D: 600 UI	Árbol de té: VPK=	Olmo rojo: VP-K+		
Cerezas	F: 300 mg.		Bolsa de pastor: PK-V+		
Pimientos verdes	Zinc: 40 mg.		Cúrcuma: VK-Po		
Cítricos			Jugo de noni: PKV-		
Alimentos refrescantes					

Recetas para quemaduras

Hojas frescas de aloe vera. Corte los bordes espinosos.
Coloque la hoja plana sobre una mesa y ábrala con un cuchillo. Extraiga el gel con una cuchara. Licue y aplique sobre el área quemada o usar la hoja cortada para frotar sobre el área quemada.

Hacer un ungüento

Cera de abejas   1 parte
Aceite vegetal   3 a 5 partes
Aceite esencial de manzanilla y lavanda   30 gotas de aceites esenciales
(El volumen total del líquido debe ser igual a 28 gramos)
Derrita el aceite vegetal en una sartén. Agregue la cera de abejas y añada los aceites esenciales.

Autocuidado

Sumerja inmediatamente el área quemada en agua fría o helada durante 5 a 10 minutos (dentro de un período de 20 minutos).
Compresas frías, miel líquida, cataplasma de consuelda, vinagre de sidra de manzana, agua salina, ghee o aceite de coco con lavanda.
Aplique a la superficie bálsamo, con aceites fríos de coco o de girasol.

RESFRIADO COMÚN

El resfriado común es una infección debido a la inmunidad baja. Las personas *pitta* presentan fiebre y diarrea en algún momento. Las personas *vatas* pueden experimentar inquietud, dolor en las articulaciones, estornudos o dolores de cabeza. Las personas *kapha* sufren de congestión y exceso de mucosidad.
Sentimientos y emociones: No prestar atención a sus necesidades. Confusión. Estrés.

Dieta	Vitaminas y minerales (diario)	Aceites esenciales (diluir siempre)	Hierbas	Terapias alternativas	Evitar
Quelpo	A: 1.500 UI	Eucalipto: VK-P+	Olmo rojo: PV-K+	Homeopatía	Todos los lácteos
Desintoxicación con ajo	Beta caroteno: 15.000 UI	Romero: KV-P+	Jengibre: VK-P+	Saunas	Azúcar
Ayuno	Complejo B: 3 tabletas	Mirto: PK-V+	Equinácea: PK-V+	Musicoterapia	
Plata coloidal	C: 5.000 a 10.000 mg.	Lavanda: KP-Vo	Sello de oro: PK-V+	Colorterapia	
Dieta ayurvédica para su tipo de cuerpo	Aminoácidos	Sándalo: PV-Ko	Astrágalo: PV-K+		
Muchos líquidos		Menta piperita: PK-Vo	Menta: PK-Vo		
Caldo para la inmunidad		Alcanfor: KV-P+	Clavos: VK-P+		
		*Immune-Free: VP-K+	Albahaca: VK-P+		
		Canela: VK-P+	Milenrama: PK-V+		
		Hisopo: KV-P+	Bayas de sauco: KP-Vo		
		Anís: VK-P+	Shatavari: PV-K+		
		Albahaca: VK-P+	Ajwain: VK-P+		
		Angélica: VPK=, P+	Triphala: KVP		
		Bálsamo de limón: PK-Vo	Regaliz: VP-K+		
			Limonaria: PK-Vo		
			Bardana: KP-V+		
			**PuriTea: VP-K+		
			**ImmuniTea: VP-K+		

Infusión de hierbas para el refriado común *vea instrucciones para la preparación al final del capítulo*

Vata		*Pitta*		*Kapha*	
Albahaca	28 gramos	Bayas de sauco	28 gramos	Bardana	28 gramos
Astrágalo	56 gramos	Equinácea	28 gramos	Limonaria	28 gramos
Bayas de sauco	28 gramos	Shatavari	28 gramos	Clavos	14 gramos
Jengibre	28 gramos	Menta	28 gramos	Canela	14 gramos
Canela	28 gramos	Bardana	56 gramos	Bayas de sauco	56 gramos
Shatavari	28 gramos			Menta	14 gramos
				Jengibre	14 gramos

Tomar infusión herbal, 3 veces al día

Terapia de inhalación

Vata		*Pitta*		*Kapha*	
Limón	3 gotas	Menta	3 gotas	Limón	3 gotas
Jengibre fresco	3 pulgadas	Lima	2 gotas	Jengibre	5 cms
Eucalipto	3 gotas	Mirto	2 gotas	Alcanfor	2 gotas

Remedio para la tos		Remedio para el resfriado (masaje)	
Mirto	1 gota	Albahaca	2 gotas
Hisopo	1 gota	Angélica	2 gotas
Anís	1 gota	Eucalipto	5 gotas
Miel	2 cda.	Toronjil	3 gotas
Tomar 2 veces al día		Aceite vegetal	56 ml.

Autocuidado
Terapia de paños calientes. Si hay fiebre haga terapia de frío. (ver "fiebre").
Baño caliente, aromaterapia, inhalaciones, cepillado de piel seca, lavado de pies y llimpieza del colon.
Es necesario aumentar el fuego digestivo. Use especias apropiadas para el *dosha* (tipo de cuerpo).

SANGRADO

El sangrado puede ser causado por una lesión o un accidente. Las hemorragias nasales son comunes para los *vata*. *Pitta* y *kapha* experimentan más lesiones en la cabeza. Las mujeres, especialmente los tipos *pitta*, tienen un sangrado excesivo durante la menstruación o la menopausia. Las hemorroides son comunes con el estreñimiento y el esfuerzo causa heces con un sangrado rojo. Las úlceras sangrantes son una condición de *pitta* y causan heces negras alquitranosas.
Sentimientos y emociones: No sentirse armonioso. Estar disperso.
Sales homeopáticas: Ferr Phos, fosfato de hierro.

Dieta	Vitaminas y minerales (diario)	Aceites esenciales (diluir siempre)	Hierbas	Terapias alternativas	Evitar
Dieta para *pitta* Alimentos astringentes Vegetales verdes Jugo de pasto de trigo Clorofila líquida Yemas de huevo Algas marinas	A: 5.000 UI K: 500 mcg. B17: 2 gramos con las comidas Calcio: 800 mg. Magnesio: 500 mg.	Cajeput: KV-P+ Árbol de té: VPK= Ciprés: VPK+ Lavanda: PK-Vo Manzanilla: VPK- Caléndula: VK-P+ Sándalo: PV-Ko	Consuelda: VP-K+ Banano: PK-V+ Milenrama: PK-V+ Cola de caballo: PK-V+ Caléndula: PK-V+ Bolsa de pastor: PK-V+ Cayena: VK-P+ Gel de aloe vera: VPK= Hamamelis: PK-V+ Raíz de aluminio: PK-V+	Toque terapéutico Reiki	Lácteos Especias calientes Carne Exceso de sal

Infusión de hierbas para todo tipo de cuerpos

Tomar durante 2 semanas:

Cola de caballo	28 gramos.
Banano	56 gramos.
Caléndula	28 gramos.
Bolsa de pastor	28 gramos.
Olmo escocés	56 gramos.
Hinojo	56 gramos.

Autocuidado

Puede aplicarse presión directa al corte para detener el flujo de sangre. En un lugar silvestre, el banano puede ser utilizado como "curita".

Sangrado por la nariz: Ponga la cabeza hacia atrás. Coloque una moneda de cobre en la frente. Mantenga la cabeza hacia atrás durante 15 minutos.

Pomadas, baños fríos, compresas frías y hielo.

SHOCK (CHOQUE)

Es debido a un trauma, accidente o recepción de noticias alarmantes. Más común en *vata* ya que se asustan, sienten miedo, se desmayan y se les afecta el sistema nervioso más fácilmente. Incapacidad para afrontar la vida. Pueden experimentar convulsiones. Sentimientos y emociones: No estar centrado. No ser capaz de manejar los desafíos de la vida.

Dieta	Vitaminas y minerales (diario)	Aceites esenciales (diluir siempre)	Hierbas	Terapias alternativas	Evitar
Dieta ayurvédica para su tipo de cuerpo Vegetales verdes Dieta alta en minerales Frutos rojos Polen de abeja	Complejo B: 300 mg Multi mineral B6: 200mg B15: 300mg C: 1000mg D: 500 UI E: 100 UI L tirosina: 100 mg Enzimas digestivas: 3 veces al día antes de cada de comida Extracto de pituitaria: 2 veces al día Bioflavonoides: 2000 mg	Limón: PV-Ko Lavanda: PK-Vo Sándalo: PV-Ko Albahaca: VK-P+ *Mental Clarity: VP-K+ Mirra: VK-P+ Manzanilla: VK-P+ Romero: VK-P+ Menta piperita: PK-Vo Hisopo: VK-P+ Mirto: PK-V+	Cálamo: VK-P+ Muérdago: VK-P+ Ortiga caballo: PK-V+ Astrágalo: VPK+ Ashwagandha: VK-P+ Shatavari: PV-K+ Arjuna: PK-V+ Orquídea: VK-Po Manzanilla: PK-Po	Terapia de respiración Asesorías Toque terapéutico Reiki Unción de los *chakras* Esencias florales *Shirodhara*	Azúcar Proteína animal

Infusión de hierbas para el shock

vea instrucciones para la preparación al final del capítulo

Vata		Pitta		Kapha	
Lobelia	2 cta.	Manzanilla	1 cta.	Manzanilla	1 cta.
Valeriana	1 cta.	Escutelaria	1 cta.	Hinojo	1 cda.
Hinojo	1 cta.	Menta	1 cta.	Gotu kola	1 cta.

Vata		Pitta y kapha	
Ashwagandha	56 gramos.	Arjuna	500 mg
Astrágalo	300 mg.		
Shatavari	100 mg.		
Mezcle con un vaso de leche caliente o leche de arroz. Tome dos veces por día		Mezcle con un vaso de leche caliente o Leche de arroz. Tomar dos veces por día.	

Autocuidado

Mantenga a la persona caliente y acostada. Ungir todos los *chakras* con aceites esenciales, envolver el cuerpo (envoltura de la momia) con una sábana blanca, trabajo de respiración.

SIDA

Esta es una enfermedad del sistema inmunológico donde el cuerpo se desgasta debido al estrés, la mala alimentación, la actividad sexual excesiva, las drogas, el alcohol, o a través de transfusiones de sangre infectada. Esta es una condición *vata/pitta* con dos *doshas* implicados.

Sentimientos y emociones: Culpa, vergüenza y confusión acerca de la sexualidad.
Sales homeopáticas: Silicona.

Dieta	Vitaminas y minerales (diario)	Aceites esenciales (diluir siempre)	Hierbas	Terapias alternativas	Evitar
Dieta ayurvédica para su tipo de cuerpo	A: 50.000 UI	Sándalo: PV-Ko	Isatis: PKV+	Balance de *chakras*	Masturbación
Verduras amarillas	E: 600 UI	Árbol de té: VPK=	Suma: PK-V+	Trabajo de la energía	Especias
Hongos shitaki	C: 10.000 mg	Azafrán: VPK=	Palmito salvaje: V-PK+	Acupuntura	Fumar
Caldo de carne	Complejo B: 200 mg. 3 veces por día	Jatamamsi: VK-P+	Ginko Biloba: VPK	Masaje	Alcohol
Sopa de inmunidad	Enzimas digestivas	Geranio: PK-V+	Shilajit: PKV+	Asesoría	Gaseosas
Aceite de ajonjolí	Zinc: 50 mg	Comino: VPK-	Mirto: PKV+		Carnes rojas
Semillas de loto	Acidophilus: 3 veces al día	Rosa: VPK=	Guggul: KV-P+		Azúcar
Almendras	Cobre: 3 mg	Leticina de huevo: 20 g.	Sándalo: PV-Ko		Reducir actividad sexual
Ghee	RNA/DNA: 1.500 mg.	**Aceite medicado:**	Trébol rojo: PK-V+		
Jalea medicada (Chyavanprash)	Q 10: 100 mg	Amla: VPKo	Gotu kola: PKV=		
	Haelen: extracto de frijoles de soya, 8 tabletas	*Mezclas: (no diluir)	Zarzaparrilla: PV-Ko		
	Germanio: 200 mg	*Immune Free	Semillas de cilantro: PVK-		
		*Brahmi	Ashwagandha: VK-P+		
			Malvavisco: PV-K+		

Cenizas de diamante:
VPK
Aloe vera: VPK=
Triphala: VPK-
Immune support
**ImmuniTea: VPK+
Trikatu: VK-P+

Vata: Requieren incrementar la digestión. Tome trikatu (2 tabletas) antes de cada comida acompañado de yogurt e hinojo.

Pitta: Use jengibre, semillas de cilantro, cardamomo, acidophilus.

Infusión de hierbas vea instrucciones para la preparación al final del capítulo

Vata		*Pitta*		*Kapha*	
Astrágalo	56 gramos.	Azafrán	28 gramos.	Bardana	56 gramos.
Ashwagandha	28 gramos.	Reumania	56 gramos.	Banano	84 gramos.
Palmito salvaje	28 gramos.	Astrágalo	84 gramos.	Sello de Salomón	28 gramos.
Regaliz	56 gramos.	Gotu kola	56 gramos.	Gokshura	28 gramos.
Ligustrum	28 gramos.	Zarzaparrilla	56 gramos.	Azafrán	28 gramos.
Shatavari	84 gramos.	Gokshura	28 gramos.	Palmito salvaje	56 gramos.
Bala	28 gramos.	Banano	56 gramos.		
Ginseng	28 gramos.	Sándalo	84 gramos.		
		Sello de Salomón	56 gramos.		

Bebida

Cúrcuma 1 cda.
Aloe vera 1 cda.

Mezcle todos los ingredientes. Use 1 cucharadita por taza de agua y tome 3 veces al día.

Automasaje (*abhyanga*)

El automasaje es muy importante. Las siguientes recetas son para preparar su propio aceite para masaje.

Vata		*Pitta*	
Brahmi	30 gotas	Brahmi	30 gotas
Sándalo	20 gotas	Sándalo	20 gotas
Comino	10 gotas	Comino	10 gotas
Jatamamsi	15 gotas	Rosa	20 gotas
Cedro del Himalaya	20 gotas	Lavanda	15 gotas
Aceite de ajonjolí	125 ml.	Aceite de girasol o ghee	125 ml.

Autocuidado

Trabajo de la respiración, meditación, mantras.

SÍNDROME PRE-MENSTRUAL (SPM)

Consiste en una recurrencia de síntomas durante el ciclo menstrual. Estos síntomas incluyen depresión, sensación de hinchazón, mal humor, ansiedad, tensión, cansancio, calambres, dolor de espalda, mamas sensibles, olvido, irritabilidad, dolores de cabeza y aumento de peso. Una dieta inadecuada contribuye a estos síntomas.
Sentimientos y emociones: Aversión del ciclo de la energía femenina.

Dieta	Vitaminas y minerales (diario)	Aceites esenciales (diluir siempre)	Hierbas	Terapias alternativas	Evitar
Dieta ayurvédica para su tipo de cuerpo	Onagra: 500 mg, 2 veces al día	Salvia: VPK-	Hoja de frambuesa: PK-V+	Acupuntura	Sal
Cereales integrales	Calcio/Magnesio: 1.000 mg.	Rosa: VPK=	Raíz de unicornio: VPK+	Tratamiento quiropráctico	Cafeína
Legumbres	A: 10,000 UI	Cyperus: VPK-	Baya de espino negro: PK-V+	Terapia de la polaridad	Chocolate
Frutas	E mezcla de tocoferoles: 400 UI 2 veces al día	Valeriana: VK-P+	Dong quai: VK-Po	Masaje shiatsu	Gaseosas
Levadura de cerveza	Zinc: 15 mg.	Jazmín: KP-V+	Cardo mariano: PKV+		Azúcar
Acidophilus	Aceite de linaza: 2 cda.	Sándalo: PV-Ko	Regaliz: PV-K+		Miel
Proteína	Bioflavonoides: 500 mg 2 veces al día	Gardenia: PK-V+	Aloe vera: VPK-		Miel de arce
Vegetales de hojas verdes	Complejo B: 100 mg.	Canela: VK-P+	Cúrcuma: VK-Po		Frutas deshidratadas
	C: 2,000 mg.	Pimienta negra: K-PV+	Eneldo: PK-Vo		Jugos de fruta
	B5 Ácido pantoténico: 2,500 mg.	Jengibre: VK-P+	Hinojo: VPK=		Lácteos
		Cálamo: VK-P+	Bola de nieve: KV-P+		Grasas
		Clavos: VK-P+	Romero: VK-P+		Repollo
		Mirra: VK-P+	Manzanilla: PK-Vo		Coles de Bruselas
		Ylang Ylang: PV-K+	Consuelda: VP-K+		Coliflor
		*PMS Free: VKP	Unicornio falso: VK-P+		Tabaco
		Lavanda: PK-Vo	Azafrán: VPK=		
		Manzanilla: PV-K+			

	(en exceso) Toronjil: KP-Vo	Semillas de cilantro: PKV- Gotu kola: VPK- Diente de león: PK-V+ Shatavari: PV-K+ Ashwagandha: VK-P+ Jatamamsi: VK-P+ Asafétida: VK-P+ **FeminiTea: VPK-	Aspartame *mejor evitarlo 1 a 2 semanas antes del ciclo menstrual

Infusión de hierbas para el síndrome pre menstrual *vea instrucciones para la preparación al final del capítulo*

Vata		*Pitta*		*Kapha*	
Shatavari	56 gramos.	Hojas de frambuesa	56 gramos.	Hojas de frambuesa	56 gramos.
Regaliz	28 gramos.	Menta	28 gramos.	Romero	28 gramos.
Jengibre	28 gramos.	Hinojo	28 gramos.	Jengibre	56 gramos.
Consuelda	14 gramos.	Semillas de cilantro	28 gramos.	Shatavari	28 gramos.
Romero	14 gramos.	Manzanilla	28 gramos.	Cilantro	56 gramos
Árbol casto	28 gramos.	Diente de león	56 gramos.		
Ashwagandha	56 gramos.	Shatavari	56 gramos.		

Tome el té 2 semanas antes de la menstruación, 4 veces por día. También tómelo 1 día después del final de la menstruación.

Fórmula para masaje

Manzanilla	5 gotas
Toronjil	5 gotas
Salvia romana	5 gotas
Ylang Ylang	2 gotas
Aceite vegetal	125 ml.

Autocuidado

Ejercicio, aromaterapia, Yoga, grupos de apoyo femenino. Vista piedras preciosas: perlas, piedra luna, granate, rubí. Aplique aceite caliente de ajonjolí en la cabeza y en el abdomen bajo.

Kapha: Baños calientes con aceites esenciales que ayuden a eliminar la retención de agua y que sean estimulantes. Use 10 gotas de enebro, 10 gotas de ciprés y 5 gotas de naranja.

Pitta: Baños refrescantes con aceites esenciales que ayuden a relajar y a sudar. Use 5 gotas de rosa, 10 gotas de salvia y 10 gotas de geranio.

Vata: Baños calientes con aceites esenciales para relajar, calmar la mente y ayudar a la digestión. Use 10 a 15 gotas de sándalo, 5 gotas de jatamamsi y 5 gotas de jengibre.

Crema de ñame salvaje (crema de progesterona).

SINUSITIS O PROBLEMAS NASALES

Es la congestión e inflamación de los conductos nasales y del sistema respiratorio superior, obstrucción del pasaje interior de la cavidad nasal y los pómulos detrás del puente de la nariz. Esto puede ser causado por lesiones, alergias, irritantes ambientales y alergias alimentarias. *Vata* experimenta dolores por sinusitis y dolor de cabeza, *pitta* experimenta inflamación, y *kapha* pierde su sentido del olfato y tiene drenaje de mucosa espesa. Cuando la mucosa llega a ser verde o amarilla se ha convertido en una infección. Esto puede conducir a dolor de garganta, laringitis o infección pulmonar.

Sentimientos y emociones: Se siente atrapado, retenido, confundido, bloqueado. Miedo a actuar. No querer ver.

Dieta	Vitaminas y minerales (diario)	Aceites esenciales (diluir siempre)	Hierbas	Terapias alternativas	Evitar
Dieta ayurvédica para su tipo de cuerpo	A: 3.000 a 10.000 mg.	Eucalipto: VK-P+	Marrubio: PK-V+	Terapia emética	Lácteos
	Bioflavonoides: 300 mg.	Romero: VK-P+	Equinácea: PK-V+	Terapia de renacimiento	Azúcares
Dieta para disminuir la mucosidad	Complejo B: 200 mg 2 veces al día	Mirto: PK-V+	Fenogreco: VK-P+	*Panchakarma*	Alimentos fritos
	B6: 200 mg.	Lavanda: PK-Vo	Lobelia: K-PV+	Consulta ayurvédica	Combinación inadecuada de alimentos
Dieta purificante	Ácido pantoténico: 200 mg. 3 veces por día	Sándalo: VP-Ko	Sello de oro: PK-V+	Acupuntura	
Alimentos verdes	Germanio: 100 mg.	Cálamo: VK-P+	Ajo: KV-P+		
	C (ascórbico): 3.000 mg	Salvia: VK-P+	Cebollas: KV-P+		
		Inula: KV-P+	Malvavisco: VP-K+		
		Alcanfor: KV-P+	Gordolobo: PK-V+		
		Angélica: VPK-	Escaramujo: V-KPo (en exceso)		
		Albahaca: VK-P+	Albahaca: VK-P+		
			Angélica: VK-Po		
			Crisantemo: PK-V+		
			Jengibre: VK-P+		
			Astrágalo: VP-K+		

Infusión herbal para problemas en los senos nasales o paranasales
vea instrucciones para la preparación al final del capítulo

Vata		Pitta		Kapha	
Jengibre	28 gramos.	Gordolobo	28 gramos.	Cálamo	28 gramos.
Malvavisco	28 gramos.	Malvavisco	28 gramos.	Jengibre	14 gramos.
Escaramujo	28 gramos.	Menta	28 gramos.	Gordolobo	28 gramos.
Astrágalo	14 gramos.	Marrubio	28 gramos.	Albahaca	28 gramos.

Sitopaladi *churna*:
VKP
Pippali: KV-P+
Enula: VK-P+
Trikatu: VK-P+

Fórmula para inhalación

Albahaca	2 gotas
Eucalipto	2 gotas
Alcanfor	2 gotas
Angélica	2 gotas
Agua hirviendo	1 litro

Mezcle aceites esenciales en agua. Ponga una toalla sobre la cabeza formando una carpa para contener el vapor y proceda a inhalar.

Autocuidado

Yoga, compresas, vaporub en áreas sinusales, inhalación de aceites esenciales, masaje facial y cervical superior, gotas nasales *nasya*.

SOFOCOS

Es una condición que se presenta con la aparición de la menopausia y es acompañada por una disminución en los niveles de estrógeno. Las oleadas de calor generalmente afectan la cabeza y la parte superior del cuerpo, pero pueden también darse en el torso o el cuerpo entero. La longitud y duración de los sofocos varía desde unos pocos segundos a más de diez minutos. Después de un sofoco, una mujer se puede sentir ligeramente humedecida o completamente empapada en sudor. Esto ocurre más comúnmente en los tipos *pitta*.

Sentimientos y emociones: Estrés. Falta de confianza.

Dieta	Vitaminas y minerales (diario)	Aceites esenciales (diluir siempre)	Hierbas	Terapias alternativas	Evitar
Dieta *pitta*	Complejo B: 200 mg.	Albahaca: VK-P+	Valeriana: VK-P+	Bioretro-alimentación	Habitaciones calientes
Comer comidas pequeñas	C: 1300 mg.	Tomillo: VK-P+	Ñame silvestre: VP-Ko	Homeopatía	Calor
Ensaladas	Magnesio: 2000 mg.	Lavanda: PK-Vo	Trébol rojo: PK-V+	Danzar	Estrés
Ñames silvestres	Potasio: 200 mg.	Cálamo: VK-P+	Paja de avena: PV-K+	Terapia de masaje	Tensión
Comidas refrescantes	E: 1200 UI	Salvia: VK-P+	Pamplina: PK-V+		Cafeína
Frijol de soya	Selenio: 200 mg.	Rosa: VPK=	Sauco: PK-Vo		Bebidas calientes
Proteínas verdes	Bioflavonoides: 200 mg.	Mirra: VK-P+	Violeta: PK-V+		Tabaco
	Aceite de grosella negro: 100 mg.	Bergamota: VK-P+	Diente de león: KP-V+		Marihuana
	Aceite de onagra: 500 mg.	Salvia romana: VKP-	Lengua de vaca: PK-V+		Alimentos picantes
	D: 500 mg.	Hinojo: VPK=	Cohosh negro: VK-P+		Alimentos ácidos
	Hierro: 30 mg.	Menta piperita: PK-Vo	Árbol casto: VKP-		Alcohol
	B3: 100 mg.	Baya de espino negro: VKP+	Dong quai: VK-Po		
		Alfalfa: PK-V+	Salvia: VK-P+		
			Regaliz: PV-Ko		

		Grasas
	Frambuesas: PK-V+ Grosella negra: PK-V+ Ajenjo: PK-Vo Fenogreco: VK-P+ Cardo mariano: PK-V+ Flor de sauco: PKVo Chaparral: PK-V+	Baya de espino negro: VKP+ Alfalfa: PK-V+ Frambuesas: PK-V+ Grosella negra: PK-V+ Ajenjo: PK-Vo Fenogreco: VK-P+ Cardo mariano: PK-V+ Flor de sauco: PK-Vo Chaparral: PK-V+ Damiana: K-Vo-P+ Azafrán: VPK= Manjishta: PK-V+ Ginseng: V-6 Shatavari: PV-K+ ***Woman's Treasure

Infusión de hierbas para el sofoco *vea instrucciones para la preparación al final del capítulo*

Vata		Pitta		Kapha	
Fenogreco	56 gramos.	Trébol rojo	56 gramos.	Cardo mariano	56 gramos.
Shatavari	56 gramos.	Árbol casto	56 gramos.	Flores de sauco	28 gramos.
Valeriana	28 gramos.	Regaliz	28 gramos.	Salvia	28 gramos.
Árbol casto	56 gramos.	Frambuesas rojas	28 gramos.	Trébol rojo	28 gramos.
Regaliz	28 gramos.	Alfalfa	28 gramos.	Damiana	28 gramos.

Autocuidado
Baños de pies frescos, ejercicio, baños corporales frescos, meditación, parches de aceite esencial, ejercicios de respiración, usar seda para vestir, actitud mental positiva, Yoga (saludo al sol), *mantra*.

ÚLCERAS

Las úlceras son una inflamación del revestimiento mucoso del estómago o del duodeno. Están asociadas con dolor y ardor en esa zona del cuerpo. En estados avanzados, se presenta un sangrado y si está perforada, puede ser mortal. Las úlceras son causadas por el exceso de ácido en el intestino delgado que se acumula en el estómago y quema el revestimiento. A veces se pueden producir por sensibilidad nerviosa.

Sentimientos y emociones: Estrés e irritabilidad.
Sales homeopáticas: Nat Sulph, sulfato de sodio.

Dieta	Vitaminas y minerales (diario)	Aceites esenciales (diluir siempre)	Hierbas	Terapias alternativas	Evitar
Dieta ayurvédica	A: 25.000 a 50.000 UI	Semillas de cilantro: VPK-	Amalaki: PV-Ko	Bioretro-alimentación	Estrés
Para su tipo de cuerpo	Complejo B: 100 mg.	Menta: PK-Vo	Aloe vera: VPK=	Reiki	Fumar
Dieta suave	C: 2.000 mg. (en forma de calcio ascorbato)	Manzanilla: VPK-	Shatavari: VP-K+	Toque terapéutico	Cafeína
Leche	E: 600 a 1200 UI	Hinojo: VPK=	Regaliz: VP-K+	Polaridad	Frutas ácidas
Acidophilus	Calcio: 800 mg.	Rosa: VPK=	Malvavisco: VP-K+	Colorterapia: azules, verdes, índigo	Alimentos picantes
Frutas	Hierro: 50 mg.	Lavanda: PK-Vo	Consuelda: VP-K+		Alimentos ácidos
Vegetales	U: 300 mg.		Bérbero: PK-V+	Musicoterapia con sonido	Alcohol
Proteína en puré	Onagra aceite: 100 mg. 2 veces al día		Genciana: PK-V+	Terapia cráneo sacral	Especias, incluyendo sal
			Chiretta: PKV+	Homeopatía	Encurtidos
			Katuka: PKV+		Vinagre
			Sudarshan: PVK		Solanáceas: -Tomate
			Mahasudarshan: PKV		
			Coptis: PKV		
			Jengibre seco: KV-P+		
			Jugo de noni: VPK-		
			Olmo rojo: VP-K+		
			Sello de oro: PK-V+		

	Trikatu: VK-P+ Triphala: VPK- Guggul: KV-P+	-Chiles -Papas -Berenjenas Alimentos fríos Alimentos crudos

Preparación herbal para las úlceras *vea instrucciones para la preparación al final del capítulo*

Vata		*Pitta*		*Kapha*	
Olmo rojo	56 gramos	Menta	56 gramos.	Malvavisco	28 gramos.
Semillas de cilantro	28 gramos.	Shatavari	28 gramos.	Semillas de cilantro	56 gramos.
Shatavari	56 gramos	Consuelda	28 gramos.	Hinojo	56 gramos.
Regaliz	56 gramos	Olmo rojo	28 gramos.	Menta	56 gramos.

Autocuidado

Compresas frías sobe el estómago con aceites esenciales fríos y visualizaciones.

VAGINITIS

Existen tres tipos de vaginitis: infecciosas, hormonales e irritantes. Las vaginitis infecciosas pueden ser transmitidas sexualmente o se pueden deber a una alteración de la ecología de una vagina saludable. Ejemplos de vaginitis infecciosa son simplex, clamidia, gonorrea, tricomonas o cándida albicans. La vaginitis hormonal es generalmente un problema en las mujeres posmenopáusicas y aquellas que se han quitado los ovarios. Otra indicación de la vaginitis hormonal es mayor flujo vaginal. La vaginitis irritante está directamente relacionada con determinados medicamentos, una lesión o cuerpos extraños en la vagina que irritan las membranas delicadas. *Vata* generalmente experimenta picazón, *pitta* suele tener implicación hormonal y *kapha* tiende a tener secreción mucosa pesada.

Sentimientos y emociones: Irritación por energía masculina.

Dieta	Vitaminas y minerales (diario)	Aceites esenciales (diluir siempre)	Hierbas	Terapias alternativas	Evitar
Dieta ayurvédica para su tipo de cuerpo	A: 10.000 UI (hasta disminuir)	Anís: VK-P+	Alfalfa: PK-V+	Reiki	Alcohol
Acidophilus ½ cta. 2 veces al día	Gel de aloe vera: 1 cda. 2 veces al día	Bergamota: VK-P+	Trébol rojo: PK-V+	Toque terapéutico	Antibióticos
Ajo crudo	Complejo B: 100 mg.	Dhavana: PKV-	Don quai: VK-Po		Mala higiene
Yogurt	Beta caroteno: 2.000 UI	Hinojo: VPK=	Equinácea: PK-V+		Café
	Bioflavonoides: 2.000 mg.	Lavanda: PK-Vo	Ajo: VK-P+		Ph vaginal elevado
	C: 2.500 mg.	Mirra: VK-P+	Ginseng: V-PKo		Grasas
	Clorofila: 2 veces al día	Rosa: VPK=	Sello de oro: PK-V+		Medias de nylon
	Zinc: 15 mg.	Árbol de té: VPK=	Regaliz: VP-K+		Anticonceptivos orales
	E: 400 UI		Hojas de frambuesa: PK-V+		Alimentos refinados
	L Lisina: 2.000 mg.		Shatavari: PV-K+		
			Avellano de bruja: PK-V+		
			Milenrama: PK-V+		
			Lengua de vaca: PK		

Preparación herbal para la vaginitis

vea instrucciones para la preparación al final del capítulo

Vata		Pitta		Kapha	
Shatavari	56 gramos.	Trébol rojo	56 gramos.	Alfalfa	28 gramos.
Ginseng	28 gramos.	Rosa	56 gramos.	Trébol rojo	56 gramos.
Rosa	56 gramos.	Milenrama	28 gramos.	Milenrama	56 gramos.
Regaliz	28 gramos.	Regaliz	28 gramos.	Avellano de bruja	28 gramos.
				Hojas de frambuesa	56 gramos.

Receta

Bolo o pesario (para ver las instrucciones refiérase a "LEUCORREA")

			Actividad sexual
			Esteroides
			Azúcar
			Lavados vaginales en exceso

VARICELA

La varicela es una enfermedad viral altamente contagiosa que se caracteriza por erupciones cutáneas generalizadas. Comúnmente afecta a los niños. Un ataque generalmente protege contra la enfermedad para toda la vida. La erupción aparece primero a lo largo del tronco, brazos y cara. Son ronchas rojas que contienen gotas de líquido claro que salen al final para formar una costra. Este ciclo continúa durante 3 o 4 días. El paciente debe ser aislado por 10 a 14 días.
Sentimientos y emociones: Sensible a las opiniones de los demás.
Sales homeopáticas: Acónito, belladona y pulsatilla.

Dieta	Vitaminas y minerales (diario)	Aceites esenciales (diluir siempre)	Hierbas	Terapias alternativas	Evitar
Dieta ayurvédica para su tipo de cuerpo Proteína Dieta suave	A: 25.000 a 100.000 UI (hasta disminuir) E: 50 UI Multi mineral potasio: 1000 mg. Zinc: 10 mg. C: 2.500 mg RNA/DNA: 3 veces al día hasta que la condición disminuya	Menta piperita: PK-Vo Geranio: PK-V+ Manzanilla azul: PV-K+ Lavanda: PK-Vo Salvia romana: PVK- Rosa: VPK= Sándalo: PV-Ko	Equinácea: PK-V+ Pimienta de cayena: KV-P+ Pamplina: PK-V+ Hortelano: PK-V+ Lobelia: K-VP+ Trébol rojo: PK-V+ Bardana: PK-V+	Homeopatía	Rascarse Alimentos que calienten Masaje Baños calientes

Nota: Cuando yo tuve varicela siendo adulto, me encontraba bajo en Vitamina C así que tome entre 10,000 y 13,000 mg. También tome suplementos de vitamina A en dosis de 75,000 a 125,000 UI por día, y tabletas de RNA en dosis de 7 a 10 cápsulas por día (300 mg. cada una). Estoy feliz de decir que superé la enfermedad bastante bien sin rascarme.

Infusión de hierbas para la varicela

vea instrucciones para la preparación al final del capítulo

Vata		Pitta		Kapha	
Manzanilla	28 gramos.	Pamplina	14 gramos.	Menta	14 gramos.
Escaramujo	28 gramos.	Bardana	28 gramos.	Bardana	28 gramos.
Mezcla con jugo de bayas	½ taza	Manzanilla	28 gramos.	Mezcla con jugo de manzana	250 ml.
		Mezcla con jugo de manzana	250 ml.		

Mezcle ½ taza de té con ½ taza de jugo y tomar cada 2 horas.

Para niños
Equinácea: 10 gotas cada 2 horas hasta que el brote desaparezca.

Receta para ungüento tópico
Use gel de aloe vera y sándalo en polvo en cantidades iguales. Haga una pasta y aplique en el área afectada.

Autocuidado
Con un copito de algodón, aplique aceite esencial de manzanilla y frote ligeramente sobre todas las llagas. Baños de pamplina y baños frescos con manzanilla. Ungüento de pamplina. Enema de aceite.

VENAS VARICOSAS

Las venas varicosas son un debilitamiento de la pared de las venas, haciendo que el revestimiento se estire y se acumule sangre en esa zona. Las causas incluyen la mala circulación, falta de ejercicio y largos periodos de pie o sentado. Esta condición puede ser hereditaria.

Sentimientos y emociones: Estoy atascado. Tengo miedo de moverme.

Dieta	Vitaminas y minerales (diario)	Aceites esenciales (diluir siempre)	Hierbas	Terapias alternativas	Evitar
Melaza Vegetales verdes Dieta ayurvédica Para su tipo de cuerpo Duraznos Especias frescas Todas las bayas	C: 5.000 mg. Bioflavonoides: 200 mg. Complejo B: 200 mg. D: 1.500 mg. Magnesio: 100 mg E: 600 UI Zinc: 60 mg. K: 150 mg.	Geranio: KP-V+ Lavanda: KP-Vo Ciprés: VKP+ Enebro: VK-P+ (en exceso) Jengibre: VK-P+ Cardamomo: VK-P+ Naranja: VK-P+ Limón: VP-Ko Perejil: KV-P+ Limonaria: PK-Vo	Jengibre: VK-P+ Enebro: VK-P+ Triphala: VKPo Cardamomo: VK-P+ Bardana: KP-V+ Gel de aloe vera: VKP= Canela: VK-P+ Escaramujo: V-KP+ Perejil: VK-P+ Hojas de uva: PVK Uva Ursi: PK-V+ Raíz de piedra: PK-V+ Espino cerval: PK-V+ Retama: VPK- Jugo de noni: VPK-	Vapor Envolturas corporales Drenaje linfático Masaje	Largos periodos de pie o sentados Cruzar las piernas Lácteos Alimentos que produzcan congestión Carnes rojas

Preparación herbal para venas varicosas   *vea instrucciones para la preparación al final del capítulo*

Vata		*Pitta*		*Kapha*	
Jengibre	28 gramos.	Bardana	28 gramos.	Bardana	28 gramos.
Cardamomo	56 gramos.	Colistonia	56 gramos.	Colistonia	56 gramos.
Cáscara de limón	28 gramos.	Perejil	28 gramos.	Jengibre	28 gramos.
Canela	28 gramos.	Retama	56 gramos.	Uva Ursi	28 gramos.
Escaramujo	56 gramos.	Avellano de bruja	28 gramos.	Enebro	56 gramos.
				Naranja	28 gramos.

En la mañana
2 cda. de aloe vera con jugo de limón.

En la noche
Tome 6 tabletas de triphala (500 mg).

Envoltura herbal para el cuerpo (solución herbal)

Bayas de enebro	28 gramos.
Hojas de perejil	56 gramos.
Uva ursi	28 gramos.
Rusco	56 gramos.
Cáscara sagrada	56 gramos.
Colistonia	56 gramos. (o cualquiera de las hierbas en el cuadro anterior)
Agua	2 litros

Agregue 40 gotas de cada uno de los siguientes aceites esenciales: naranja, enebro y ciprés.
Ponga a hervir el agua y agregue las hierbas. Inmediatamente baje el calor. Remoje por dos horas y añada los aceites esenciales

después que las hierbas hayan remojado durante dos horas. Cuele y ponga el líquido de las hierbas en una olla. Enrolle las vendas y déjelos remojar durante **8 horas** en la olla eléctrica para mantenerlos calientes (las vendas pueden adquirirse en una tienda de suministros médicos). Exprima las vendas y envuelva el cuerpo con el vendaje durante una hora. Quite la envoltura. A continuación, haga un masaje corporal con la siguiente mezcla de aceites esenciales:

Ciprés	10 gotas
Bayas de enebro	15 gotas
Lavanda	10 gotas
Geranio	15 gotas (o cualquier aceite de preferencia)
Aceite vegetal	125 ml. (según su tipo de cuerpo)

Masajee hacia el corazón. Guarde la mezcla que sobró y aplique diariamente.

Circulación (dos veces por semana)

Use la misma mezcla de las envolturas del cuerpo

Para aumentar la circulación: Use 3 cucharadas de arcilla de bentonita y mezcle con el líquido de las hierbas hasta formar una pasta. Aplique a la pierna y déjelo secar.

Exprima las vendas en la olla. Envuelva la pierna de izquierda a derecha mientras las vendas están calientes. Eleve las piernas hasta que las vendas se enfríen. Manténgalas envueltas durante al menos una hora.

Fórmula para masajes

Ciprés	5 gotas
Limonaria	5 gotas
Enebro	5 gotas
Aceite vegetal	56 ml.

Autocuidado

Elevar las piernas, usar ropa suelta, baños de asiento, caminar en agua fría, paquetes de arcilla, vapor, envoltura corporal, drenaje linfático y enema de aceite.

VESÍCULA BILIAR

La vesícula es un compañero del hígado. Se encuentra por debajo de éste y almacena la bilis producida por el hígado. Este pequeño órgano libera la bilis necesaria para la digestión de aceites y grasas. Cuando el órgano se debilita debido a la dieta inadecuada, puede producir cálculos biliares, que a menudo son formas cristalizadas de colesterol combinado con grasa. Los tipos *vata* experimentan cálculos biliares con dolor severo, náuseas y piedras secas. *Pitta* experimenta inflamación amarilla y verde y *kapha* experimenta aumento de peso con mucha flema, especialmente alrededor de la zona abdominal, con cálculos que son redondas y de color blanquecino. Cuando alguien dice, "me mantengo alejado de las grasas y los aceites porque yo no les gusto", a menudo hay un problema de cálculos biliares.

Sentimientos y emociones: Demasiado controlador; no fluir con el yo interno. Indecisión. No saber cuándo tomar el control o cuándo fluir con la vida.

Sales homeopáticas: Fosfato de sodio.

Dieta	Vitaminas y minerales (diario)	Aceites esenciales (diluir siempre)	Hierbas	Terapias alternativas	Evitar
Dieta ayurvédica para su tipo de cuerpo Dieta líquida por 10 días	A: 25.000 UI (hasta disminuir) (Beta caroteno mejor) Complejo B: 150 mg. B 12: 1.500 mcg. Colina: 500 mg. Inositol: 500 mg. C: 25.000 mg. D: 400 UI E: 700 UI	Limón: PV-Ko Semillas de cilantro: PVK- Cúrcuma: VK-P+ Menta piperita: PK-Vo Jengibre: VK-P+ Lima: PK-V+ Toronja: KV-P+	Corteza de bérbero: PK-V+ Diente de león: PK-V+ Hinojo: VPK= Cilantro: VPK- Menta piperita: PK-Vo Gokshura: PK-Vo Katuka: PKV+ Seda de maíz: PK-V+ Guduchi: PKV+ Jengibre: VK-P+ Hierba de gato: PK-Vo Raíz de grava: PK-V+ Triphala Guggul: VK-P+	*Panchakarma* Acupuntura Reiki Enemas Terapia quiropráctico Acupresión	Dulces Grasas Alimentos fritos Aceites hidrogenados Carne Azúcares

Infusión de hierbas para la vesícula biliar *vea instrucciones para la preparación al final del capítulo*

Vata		Pitta		Kapha	
Jengibre	28 gramos.	Diente de león	28 gramos.	Guduchi	28 gramos.
Hinojo	28 gramos.	Menta	14 gramos.	Jengibre	28 gramos.
Semillas de cilantro	28 gramos.	Hierba de gato	28 gramos.	Menta	14 gramos.
		Raíz de gravel	28 gramos.	Seda de maíz	28 gramos.

Limpieza de la vesícula biliar

Día 1: Detener el consumo de toda carne de res o aves de corral.
Día 2: Detener el consumo de todos los productos lácteos. Continuar comiendo otros alimentos.
Día 3: Detener el consumo de todas las nueces y las semillas.
Día 4: Detener el consumo de todas las legumbres, tofú y productos como queso de soya.
Día 5: Detener el consumo de todos los cereales.
Día 6: Detener el consumo de todas las verduras.
Día 7: Detener el consumo de todas las frutas y beber nada más que jugo de manzana. Si tiene una reacción alérgica a la manzana o a la naranja, use arándanos.
Durante 3 días: Tome 250 ml. de jugo cada 2 horas con 2 cápsulas de corteza de bérbero. Esto suavizará las piedras. Beba mucha agua entre cada toma. Realice un enema cada noche.
En la noche del tercer día: **Tomar 125 ml. de aceite de oliva y 125 ml. de jugo de limón. Vaya a dormir.**
A la mañana siguiente debería tener deposiciones aceitosas con piedras verdes.
Vuelva a comer, comenzando con vegetales tal como el día #6 arriba. Reintroduzca los alimentos del día 6 al día 1 consecutivamente. Volver a la normalidad alimenticia. Sea amable con usted mismo.

Autocuidado

Compresas con aceites esenciales, bolsa de aceite de ricino, limpieza del colon, enema *basti* con aceite, ayunar, limpieza de la vesícula.

VÓMITOS

Los vómitos son la expulsión de los contenidos del estómago a través de la boca, causada por irritación, intoxicación alimentaria, gripe, virus o los nervios.
Sentimientos y emociones: Me siento nauseabundo con mi vida y estoy harto de ella.
Sales homeopáticas: Sulfato de sodio.

Dieta	Vitaminas y minerales (diario)	Aceites esenciales (diluir siempre)	Hierbas	Terapias alternativas	Evitar
Jugo de cilantro (3 veces al día) Dieta ayurvédica para su tipo de cuerpo Combinación de alimentos	Complejo B: 150 mg. (sin levadura) C: 3.000 mg.	Anís: VK-P+ Hinojo: VKP- Jengibre: VK-P+ Menta: PK-Vo Nuez moscada: VK-P+ Cardamomo: VK-P+	Corteza de álamo: PK-V+ Hierbabuena: PK-Vo Hojas de durazno: PK-V+ Albahaca dulce: VK-P+ Hinojo: VKP- Canela: VK-P+ Clavos: VK-P+ Jengibre: VK-P+ Nuez moscada: VK-P+ Menta piperita: PK-Vo Hojas de frambuesa: PK-V+	Consulta ayurvédica Toque terapéutico	Alimentos formadores de mucosa Combinación inadecuada de alimentos

Infusión de hierbas para el vómito *vea instrucciones para la preparación al final del capítulo*

Vata		Pitta		Kapha	
Jengibre	28 gramos.	Menta	28 gramos.	Hojas de frambuesa	28 gramos.
Nuez moscada	14 gramos.	Semillas de cilantro	14 gramos.	Jengibre	28 gramos.
Cardamomo	28 gramos.	Hojas de durazno	14 gramos.	Hierbabuena	14 gramos.
Hinojo	28 gramos.	Hojas de frambuesa	28 gramos.	Cardamomo	14 gramos.

Autocuidado
Meditación, técnicas de relajación, respiración, compresas sobre el estómago, gotas nasales, inhalación de aromaterapia después de vomitar y en medio de cada episodio de vómito, inducir al vómito.

Cómo hacer una infusión herbal

1. Mezcle todas las hierbas en un tazón. Rece o cante *mantras* según sienta, para añadir potencia y aumentar el efecto curativo.
2. Ponga agua a hervir y añada una cucharada de la mezcla de hierba por taza de agua. Cubra y retire del fuego y deje reposando una hora o más (una noche).
3. Cuele en un frasco y refrigere para uso futuro. Haga hasta cuatro litros por vez. *Pitta* puede beber la mezcla fría mientras que *vata* debe calentar la mezcla antes de consumirla.
4. Las hierbas son mejor cortadas y tamizadas o enteras.

Cómo hacer un ungüento de hierbas

La receta básica para hacer un bálsamo es:
1 parte de cera de abejas
4 a 6 partes de aceite vegetal medicinal

El aceite medicinal se realiza como el ghee medicinal:
Remoje las hierbas en aceite vegetal durante 30 a 60 días. Después cuele para eliminar las hierbas.
Adicionar aceites esenciales a cualquier aceite vegetal inmediatamente hará que su aceite esté medicado.

Instrucciones generales
Use una olla o sartén pequeño de acero inoxidable (o cerámica) para derretir lentamente la cera de abejas.
Agregue el aceite vegetal. Revuelva para mezclar bien.
Para comprobar la consistencia, tome una cuchara fría del congelador (que colocó allí previamente) e introdúzcala en la mezcla. Inmediatamente debe endurecer el ungüento en la cuchara. Si encuentra que es muy duro añada más aceite. Si es demasiado blando, agregue más cera de abejas.
Cuando tenga la consistencia exacta que usted quiere, retire la olla del calor.
Si utiliza aceites esenciales, entonces puede añadir 20 a 40 gotas por 28 gramos de ungüento.
Para conservar mejor, use aceite de germen de trigo, benjuí, o exprima una o dos cápsulas de vitamina E en su mezcla. Mezcle bien. Vierta en un recipiente de boca ancha (un frasco de compota de bebé o un contenedor de cosméticos reciclado).

Perdón

Podemos estar en la mejor dieta, tomar las mejores vitaminas, hierbas, aceites o utilizar terapias alternativas, sin embargo, si no hay perdón no tendrá un pleno estado de salud.

El perdón es un dejar ir, una transformación de la forma en la que vemos el mundo. Nuestro dolor proviene de resistir. El perdón y el dejar ir nos libera. Podemos elegir ver las situaciones por el valor de la experiencia y por la recompensa que ello ofrece. Ver los problemas como retos. El perdón es "para el que perdona". Entonces ya no llevaremos enojo o tristeza. Cada experiencia tiene un regalo dentro de sí misma sin importar lo difícil que pueda ser verlo. Cuando tenemos "claro" cuál es el mensaje, y asumiendo la responsabilidad (la capacidad de responder), podemos lograr liberarnos de miedos pasados.

Ayurveda ofrece una maravillosa ceremonia llamada *tarpana* (relación curativa) que es un ritual de perdón. Es un proceso de solicitar perdón a todos en tu vida, incluso tus antepasados, por lo que pudo haber ocurrido. Es una oportunidad para introducirnos en nuestra verdadera esencia que es amor divino. Cuando perdonamos verdaderamente, ya no tenemos una "carga" o una resistencia en la experiencia. Ya no necesitamos contar "historias". La respuesta es simple: amar, servir y recordar quién es realmente.

Este libro está escrito para apoyar en la creación de un ambiente familiar sano, sagrado, y feliz para que cada persona pueda encontrar bienestar y regocijo. Las recetas alternativas, dietas, fórmulas de hierbas y enfoques integrales son una colección de muchos años de práctica. Reflejan una combinación de prácticas de Oriente a Occidente. Una aventura guiada espiritualmente. Como la curación se produce a través de cada persona, al mismo tiempo contribuye a la sanación de las familias, las comunidades, las sociedades y en última instancia, el mundo. Todo comienza con uno mismo. Permitámonos abrazar y practicar nuestra propia curación, paz, alegría, prosperidad y longevidad.

Capítulo 14
Descubriendo su tipo ayurvédico

Introducción

El examen es una forma de conocerse y entenderse a sí mismo. Un buen punto de partida es la evaluación del *prakruti* (naturaleza básica, humor o tipo *dóshico*) para ver "quién" usted es en términos ayurvédicos. Seguido a lo anterior, después del diagnóstico del *vikruti* (desequilibrio, enfermedad o síntoma) ya habrá un punto de referencia desde el juzgar. Ejemplo: Si un tipo de cuerpo *vata* se queja de piel seca, esto no sería algo por lo cual preocuparse. Basta con añadir más aceite a la dieta y aplicar aceite en la piel. Pero si un tipo *pitta* o un tipo *kapha* se quejan de piel seca, ya estamos viendo un problema un poco más serio.

Cuestionario

Este cuestionario es importante, ya que abarca múltiples áreas de la salud rápidamente. Hemos dividido las preguntas en *prakruti* (cosas que no cambian), *vikruti* (cosas que cambian), la mente y las emociones.

El ***prakruti*** **(parte I)** no cambia porque es lo que eres. A menos que tengan una enfermedad ósea extraña, las personas tipo *vata* siempre tienen huesos pequeños, las *pitta* huesos medianos y las *kapha* huesos grandes.

El ***vikruti*** **(parte II)** va a cambiar con frecuencia, especialmente si usted hace cambios en su estilo de vida o en su dieta. Puede ser instructivo a la parte II después de un período de tratamientos.

La mente y las emociones cambian a medida que una persona evoluciona espiritualmente. El totalizar las partes II, III y IV le dará ahora una imagen total del cuerpo, la mente y las emociones.

Cuestionario de la constitución ayurvédica

En cada línea marque la afirmación que mejor lo describe. En ocasiones ninguna afirmación lo describirá y en otras puede haber más de una.

Parte I
Cosas que no cambian y la infancia

Las opciones que seleccione aquí revelarán su tipo metabólico original. Este es el tipo de cuerpo con el que usted nació y en el que está destinado a experimentar el mundo. Por supuesto, el estilo de vida, la dieta, el clima, entre otros, pueden y lo harán cambiar de su constitución original (ver parte II características que cambian), pero esto comprometerá tanto la inmunidad como la salud. La distribución de sus respuestas revelarán si usted tiene solo un humor predominantemente o uno mixto, y esta constitución VPK básica mostrará donde se encuentra su salud en este momento. Recuerde sus números aquí para compararlos con los resultados de la parte II.

Vata	*Pitta*	*Kapha*
__Tamaño: Pequeño y delgado, alto y delgado. Falto de desarrollo	__Tamaño: Contextura mediana, físico moderado, balanceado y proporcional	__Tamaño: Grueso, alto o pequeño, bien desarrollado
__Cabeza: Pequeña, delgada, inestable	__Cabeza: Mediana	__Cabeza: Grande
__Frente: Pequeña	__Frente: Mediana	__Frente: Grande
__Ojos: Esclerótica gris, de color café o negro, inestables, nerviosos, pequeños	__Ojos: Esclerótica roja, de color verde, ámbar, gris, azul, agudos, penetrantes, medianos	__Ojos: Claros, esclerótica blanca, de color negro azuloso, llorosos, grandes
__Cejas y pestañas: Delgadas, pequeñas	__Cejas y pestañas: Medianas	__Cejas y pestañas: Gruesas, pobladas
__Nariz: Torcida, pequeña, delgada	__Nariz: Mediana, rojiza	__Nariz: Grande, ancha, gruesa

__Labios: Pequeños, delgados, irregulares	__Labios: Medianos, rojos, rosados	__Labios: Grandes, carnosos
__Dientes: Irregulares, torcidos, grandes	__Dientes: Parejos, medianos	__Dientes: Brillantes
__Cabello: Delgado, grueso, crespo, negro, café	__Cabello: Delgado, fino, suave, liso, rojizo, castaño claro	__Cabello: Grueso, ondulado, suave, castaño oscuro
__Mentón y mandíbula: Metida, pequeña, puntiaguda	__Mentón y mandíbula: Mediana	__Mentón y mandíbula: Gruesa y grande
__Cuello: Inestable, pequeño, delgado	__Cuello: Mediano	__Cuello: Grueso, grande, robusto
__Hombros: Angostos, delgados	__Hombros: Medianos, balanceados	__Hombros: Gruesos, anchos, firmes
__Pecho: Angosto, torcido, salido, cóncavo	__Pecho: Mediano, balanceado	__Pecho: Grande, amplio
__Cadera: Angosta	__Cadera: Mediana	__Cadera: Grande
__Manos y pies: Pequeños y delgados, largos y delgados	__Manos y pies: Medianos	__Manos y pies: Dedos grandes, dedos de los pies cuadrados y gruesos
__Articulaciones: Irregulares, salientes	__Articulaciones: Medianas, regulares	__Articulaciones: Grandes, carnosas
__Uñas: Agrietadas, frágiles, padrastros	__Uñas: La piel debajo de las uñas es roja, se doblan	__Uñas: Gruesas, no se rompen
__Vello del cuerpo: Oscuro, grueso, escaso o abundante	__Vello del cuerpo: Fino, textura delgada	__Vello del cuerpo: Moderado, ondulado

__Piel: Tez oscura dependiendo del color de piel de su familia, se broncea fácilmente	__Piel: Piel blanca, se quema fácilmente, lunares y pecas	__Piel: Se broncea uniformemente, pálida, blanca
__Grosor de la piel: Delgada, menos de ¼ de pulgada de grosor en el antebrazo	__Grosor de la piel: Medio, de ¼ a ½ pulgada de grosor en el antebrazo	__Grosor de la piel: Gruesa, más de ½ pulgada de grosor en el antebrazo
__Infancia: Delgado cuando niño, dificultad para ganar peso	__Infancia: Contextura media, periodos de subir y perder peso	__Infancia: Contextura grande, sube de peso fácilmente
Total *vata*	Total *pitta*	Total *kapha*

Parte II
Cuestionario de características que cambian

Esto muestra como está su balance en este momento. Sume el resultado de VPK aquí y compárerlos con el VPK original para ver cómo ha cambiado. Muchas de estas características son síntomas de desequilibrio y de los cuáles probablemente quiera liberarse. Ejemplo, si nació principalmente *vata*, pero en la parte II se demuestra un cambio hacia síntomas de *kapha* como aumento de peso, retención de líquidos, deseos por los dulces, esto muestra un desequilibrio *kapha* que hay que corregir.

Vata	*Pitta*	*Kapha*
__Dificultad para ganar peso	__Puede subir o perder peso si se lo propone	__Sube de peso fácilmente y se le dificulta perderlo a menos que haga ejercicio

__Sube de peso alrededor del abdomen	__Sube de peso a lo largo del cuerpo, especialmente en el pecho	__Sube de peso tanto en la cadera como en el busto
__Manos y pies fríos	__Piel cálida al tacto	__Piel fresca pero no fría
__Piel seca, se agrieta fácilmente, propensa a los callos	__Piel aceitosa, propensa a las espinillas y a los salpullidos	__Piel gruesa, bien lubricada
__Sufren frecuentemente de labios partidos y agrietados	__Tienen tendencia a sufrir de fuegos en los labios así como de herpes labial	__Labios grandes y húmedos
__Cabello seco, sin brillo y con las puntas abiertas	__Cabello aceitoso. Con canas y adelgazamiento prematuro así como tendencia a la calvicie	__Cabello grueso y algo ondulado, aceitoso y brillante
__Le desagrada el clima seco, frío y el viento (prefiere el clima cálido)	__Le desagrada el calor y el sol. Prefiere el clima fresco	__Le desagrada el clima húmedo, prefiere el clima seco
__Lengua seca, con una capa grisácea delgada	__Lengua con una capa rojiza, naranja o amarillenta	__Lengua grande con una gruesa capa blanca
__Ojos comúnmente secos y con picazón	__La esclerótica del ojo (la parte blanca) tiene un tinte rojizo o amarillento. Orzuelos	__Tendencia a ojos hinchados
__El movimiento de los intestinos puede ser irregular, seco, duro o estreñido	__Movimiento de intestinos suelto, dos veces al día. Diarrea	__Un movimiento de intestinos grande al día. Puede haber mucosidad o picazón

__Si está enfermo: probabilidad de desorden nervioso y dolor agudo	__Si está enfermo: probabilidad de fiebre, salpullido o infamación	__Si está enfermo: probabilidad de hinchazón, retención de fluidos, mucosidad y congestión
__Interés sexual variable, fantasea con la vida	__Deseo sexual excesivo, se excita fácilmente	__Deseo sexual estable, difícil de excitar
__Periodo irregular, flujo escaso, cólicos severos y dolorosos	__Puede haber sangrado fuerte acompañado de movimiento intestinal suelto	__Aumento de peso por retención de agua durante el periodo, cólicos leves si los hay
__O disfrutan de una amplia comida o se mantienen en una dieta estricta	__Le encantan las proteínas, la cafeína así como la comida picante, especiada y salada.	__Disfruta de los dulces, los lácteos, el pan y los pasteles
__Encías pequeñas	__Encías inflamadas y sangrantes	__Encías gruesas
__Articulaciones dolorosas, inestables, con sonido o rígidas	__Articulaciones calientes, inflamadas o ardientes	__Articulaciones sueltas, dolorosas, con retención de agua, inflamadas
__Sed: Irregular	__Sed: Fuerte, excesiva	__Sed: Leve
__Apetito: Variable	__Apetito: Fuerte, excesivo	__Apetito: Estable, lento
__Sudor: Ausente, olor astringente	__Sudor: Profuso, olor ácido y agudo	__Sudor: moderado, olor dulce, agradable
__Orina: Escasa, turbia, sin color	__Orina: Profusa, amarilla	__Orina: Moderada
__Resistencia: Pobre	__Resistencia: Media	__Resistencia: Fuerte

__Resistencia: Pobre, con tendencia a alergias agudas	__Resistencia: Media, propensa a infecciones	__Resistencia: Fuerte, crónica
__Lengua: Con una capa gris, agrietada	__Lengua: Con una capa amarillenta o rojiza	__Lengua: Con una capa blanca, bordes redondeados
Total *vata*	Total *pitta*	Total *kapha*

Parte III
Cuestionario de la mente

La mente de cada tipo metabólico demuestra características favorables y desfavorables. Las personas tipo *vata* son pensadores creativos pero cambian de opinión a menudo. Las *pitta* tienen buena memoria y habilidades de organización, pero pueden tender a tomar decisiones rápidas y a saturar a otras personas en su afán de hacer las cosas. Los tipo *kapha* funcionan bien con la rutina y siguiendo las instrucciones cuidadosamente, pero son lentos para tomar decisiones y pueden carecer de creatividad. El conocerse a sí mismo y el entender el porqué de cómo usted piensa le puede ahorrar muchos malestares. Por ejemplo, si su cuestionario revela que tiene una mente en la que predominan características *vata*, esto quiere decir que será mucho más feliz en un trabajo usando su creatividad en lugar de en labores administrativas o rutinas repetitivas.

Vata	*Pitta*	*Kapha*
__Poca concentración, tienen buena memoria a corto plazo pero olvidan rápidamente	__Tienen buena memoria a corto y a largo plazo, pensamientos lógicos y racionales	__Les toma tiempo aprender cosas, pero una vez las aprenden nunca las olvidan
__Les desagrada la rutina, difíciles de estructurar	__Disfrutan el planear u organizar, en especial, ideas creadas	__Trabajan bien bajo la rutina

	por otros	
__Tienen dificultad para tomar decisiones, cambian de parecer fácilmente	__Rápidos para tomar decisiones, ven las cosas claramente	__Se toman tiempo para tomar decisiones, una vez lo haces se apegan a su decisión
__Inquietos, activos, les gusta el movimiento	__Agresivos, les gusta las actividades de competencia	__Calmados, les gusta las relajarse y las actividades de ocio
__Pensadores creativos	__Pensadores organizados	__Prefieren seguir un plan o una idea
__Hacen varios proyectos al mismo tiempo	__Están organizando constantemente, les gusta proceder en orden	__Se resisten al cambio y a los nuevos proyectos, prefieren la simplicidad
__Conocen mucha gente, tienen pocos amigos cercanos	__Muy selectivos, tienen amistades muy cálidas, hacen enemigos con facilidad	__Son leales con muchos amigos
__Compradores impulsivos, el dinero es para usarlo	__Planean los gastos. El dinero es para usarlo con un propósito determinado	__Son reacios a gastar, son ahorradores
__Habla: Rápida, variable, cambian de temas	__Habla: Agudo, ordenado, serio, fluido	__Habla: Lento, pensativo y melodioso
Total *vata*	Total *pitta*	Total *kapha*

Parte IV
Cuestionario de las emociones

Las características emocionales de cada tipo tienen aspectos positivos y negativos. Las personas *vata* se vuelven ansiosas o temerosas con facilidad aunque olvidan rápidamente y no suele guardar rencor. Las personas *pitta* se pueden volver iracundas rápidamente, pero tienen la capacidad de transformar esa ira en fuerza para una competencia o para la superación de un reto. La sensibilidad de las personas *kapha* es tal, que algo ligero no lo perdonan fácilmente, pero esa sensibilidad los vuelve personas leales y románticas. Mire sus opciones en esta sección y tenga en cuenta cómo se encuentra emocionalmente: ¿está manifestando aspectos positivos o negativos, concuerdan sus emociones con su tipo inicial (parte I), con su estado actual (parte III) o ha desarrollado características fuera de su *dosha*? (resumen del cuestionario).

Vata	*Pitta*	*Kapha*
__Sienten miedo	__Sienten odio	__Sienten apatía
__Pueden ser maliciosos	__Pueden ser vengativos	__Pueden ser indiferentes
__Pueden ser auto destructivos	__Pueden ser destructivos	__Pueden victimizarse
__Ansiosos	__Irritables	__Apegados
__Solapados	__Manipuladores	__Codiciosos, aman las posesiones
__Nerviosos	__Enojados	__Deseosos
__Dinámicos	__Perceptivos	__Armoniosos
__Comunicativos	__Cuidadosos	__Devotos y leales
__Flexibles, aceptan los cambios muy bien	__Tolerantes, aceptan las cosas cuando no tienen otra opción	__Pacientes, aceptan todo fácilmente

__Los sentimientos y las emociones cambian con facilidad	__Agresivos en sus opiniones y sentimientos, dan su opinión así no se las pidan	__Evitan dar su opinión en situaciones difíciles
__Sueños volando, tienen pesadillas inquietas	__Sueños en colores, rápidos, apasionados, con conflictos	__Sueños cortos, románticos, a menudo tienen que ver con agua
Total *vata*	Total *pitta*	Total *kapha*

Parte I: Muestra nuestra constitución original y al estado al cual debemos regresar para volver a sentirnos como nosotros mismos.

Parte II: Muestra nuestro estado de equilibrio presente y nos hace tomar conciencia de los síntomas que queremos cambiar. Esta sección será su guía para elegir un tipo de dieta y estilo de vida para reducir su *dosha* más desequilibrado.

Parte III: Muestra nuestras fortalezas y debilidades de la mente. El entender nuestra naturaleza mental puede ayudarnos a elegir un trabajo que se adapte a nuestras habilidades innatas y evitar aquellas actividades que no encajan con nosotros.

Parte IV: Si nuestras emociones negativas o destructivas coinciden con nuestro " desequilibrio *dóshico*" (parte IV), este podrá mejorar al tener una dieta adecuada, así como un estilo de vida adecuado. Si por el contrario el desequilibrio se asocia a un *dosha* diferente (VPK), en este caso puede usar aceites esenciales específicos para apaciguar esas emociones.

Los totales para las partes II, III, IV

Vata total _____   *Pitta* total _____   *Kapha* total _____

Esta total de tres partes muestra su funcionamiento físico, mental y emocional en este momento. Después de iniciar los tratamientos, cambiar su dieta y estilo de vida para equilibrar sus *doshas*, puede volver a tomar estos cuestionarios para ver el cambio. La Parte I seguirá siendo siempre el mismo y por lo tanto no se incluye en el total, ni tampoco se repetirá.

DIETAS ESPECÍFICAS PARA LOS TIPOS CORPORALES

Dieta para reducir desequilibrios de *vata*

Sí	Evitar-Reducir
Cereales	**Cereales**
Arroz basmati	Cebada
Arroz integral	Centeno
Avena	Maíz
Trigo	Granola
Cuscús	Mijo
Espelta	No cereales secos
Amaranto	Chips de maíz a menos que las coma
Alforfón	con maíz
Vegetales	**Vegetales**
Bien cocinados con mantequilla y limón	Germinado de fríjol
Remolacha	Alverjas
Pepino	Brócoli
Zanahoria	Coliflor
Ñame	Lechuga
Alcachofas	Maíz fresco
Champiñones	Vegetales crudos (estos vegetales
Tubérculos	deben comerse en pequeñas
Okra	cantidades siempre cocinados)
Apio	
Papas	
Vegetales encurtidos	
Todas las calabazas	
Nabo	
Kale	
Espárragos	
Yuca	
Proteína animal	**Proteína animal**
Cerdo	Conejo
Comida de mar	Res

Pavo Pato Pollo **Especias** Anís Laurel Baya de enebro Asafétida Albahaca Alcaravea Cardamomo Canela Pimienta negra Clavo Cilantro Salvia Comino Hinojo Ajo Jengibre Cebolla Tomillo Cúrcuma Fenogreco Nuez moscada Pimienta de Jamaica Rábano picante **Frutas** Aguacate Banano Cantalupo Cerezas Coco Higos frescos Duraznos Toronja Kiwi Dátiles Lima Limón	**Especias** Chile Estragón Pimienta de cayena Alcaravea Hierba buena **Frutas** Manzana Arándanos Frutas secas Melón Pera Granada Jujube

Mandarina Mango Papaya Uvas Caquis **Continuación frutas** Bayas dulces Frutas dulces Naranjas dulces Piña dulce Ciruelas dulces **Lácteos** **Sí** Todos los productos lácteos son indicados a menos que haya una alergia. Especialmente los fermentados como el yogur, suero de leche, kéfir y queso crema **Legumbres** **Aceites** Todos los aceites, aunque los mejores son: aceite de sésamo, ghee y mayonesa **Nueces y semillas** Todas las nueces preferiblemente en remojo Mantequilla de maní **Endulzantes** Productos de caña de azúcar Melaza Stevia Jarabe de arroz	**Lácteos** **Legumbres** Todas las legumbres deben ser evitadas a excepción de granos secos (dahl), frijoles verdes y tofú. Hacer una pasta o dahl: garbanzos (humus), frijol mungo, lentejas de color rosa **Aceites** Aceite de canola Aceite de maíz Aceite de mostaza **Nueces y semillas** Maní tostado seco Calabaza **Endulzantes** Algarrobina

Azúcar de caña Miel cocinada **Bebidas** Infusiones calientes 1 pequeña copa de vino (sin sulfatos) con las comidas. Leche de arroz caliente Bebidas no carbonatada	 **Bebidas** Bebidas frías Café Té negro Cualquier otro tipo de alcohol que no sea vino *Nota: Evitar-Reducir significa: Cuando está en equilibrio, disminuir el consumo o comer de vez en cuando. Cuando está en desequilibrio, evitar por completo. Si no tiene claridad en cuanto a su tipo de cuerpo, consulte a un especialista en Ayurveda*

Dieta para reducir desequilibrios de *kapha*

Sí	Evitar-Reducir
Cereales (bien cocinados con especias) Arroz basmati Alforfón Maíz Centeno Cereales secos Granos tostados Quinua Cuscús Cebada **Vegetales (75% de la dieta)** Alcachofa Remolacha	**Cereales** Mijo Arroz integral Trigo Arroz blanco Avena **Vegetales** Pepino Okra

Maíz fresco Nabos Espárragos Col china Melón amargo **Continuación vegetales** Pimientos Zanahorias Brócoli Repollo Espinaca Acelgas Apio Berenjena Ensaladas verdes Vegetales de hoja verde Lechuga Hongos Chiles Hojas de mostaza Cebollas Coles Papas Calabacín Pimientos picantes Rábano **Proteína animal** Pescado de agua dulce Conejo Pavo (carne oscura) Venado **Especias** Todas las especias, especialmente el jengibre **Frutas** Manzana Arándano Frutas secas Limones	Camote Tomate Zucchini Vegetales dulces y jugosos **Proteína animal** Res Pollo Pato **Especias** Encurtidos Sal Vinagre **Frutas** Banano Coco Dátiles Higos

Toronja Peras Caquis Granada Pasas **Continuación frutas** Papaya Fresas Melocotón (con moderación)	Ciruelas pasas Uvas Kiwi Melón Naranja **Continuación frutas** Piña Frutas dulces
Lácteos Pequeñas cantidades de ghee sin sal, queso suave o queso cottage	**Lácteos** Fermentados Lácteos añejados
Legumbres Todas las legumbres especialmente frijol aduki, fava, kidney, lima y lentejas	**Legumbres** Tofú cuando *kapha* está muy elevado Garbanzos
Aceites (pequeñas cantidades) Mejor si es prensado en frío Canola Lino Maíz Mostaza Almendras Girasol Soya Mayonesa Maní	**Aceites** Evitar cualquier otro tipo de aceite
Nueces y semillas Mejor si son germinados Linaza Calabaza Girasol	**Nueces y semillas** Evitar cualquier otra nuez o semilla Maní
Endulzantes Pequeñas cantidades de miel cruda	**Endulzantes** Evitar el uso de cualquier otro endulzante

Bebidas	Bebidas
Leche de almendras Te de jengibre **Continuación bebidas** Café (1 taza por día) Bebidas carbonatadas 1 pequeña copa de vino con las comidas Jugo de arándano Té	Bebidas heladas **Evitar** Todos los vinagres *Nota: Evitar-reducir significa: Cuando está en equilibrio, disminuir el consumo o comer de vez en cuando. Cuando está en desequilibrio, evitar por completo. Si no tiene claridad en cuanto a su tipo de cuerpo, consulte a un especialista en Ayurveda*

Dieta para reducir desequilibrios de *pitta*

Sí	Evitar-Reducir
Cereales (bien cocinados)	**Cereales**
Cebada con especias Alforfón Quinua Avena Kamut Pan y panqueques de soda Trigo Centeno Mijo Arroz basmati blanco Maíz (morado es mejor)	Arroz integral Maíz (amarillo) Pan con levadura
Vegetales	**Vegetales**
Brócoli Brotes de alfalfa Brócoli Alcachofa Repollo Pimiento verde Coliflor Apio Berenjena	Remolacha Zanahoria Acelga Chiles Berenjena Ajo Cebolla Hojas de mostaza Tomate

Pepino Judías verdes Lechuga Champiñones **Continuación vegetales** Okra Arvejas Papas Calabaza Nabos Camote Cebollas dulces al vapor Calabacín Vegetales de hoja verdes **Proteína animal** Pollo (carne blanca) Clara de huevo Cerdo Turquía Faisán Pescado de agua dulce **Especias** Cilantro Curry de leche Canela Cúrcuma Cilantro Menta Comino Hinojo Semillas de loto Eneldo Limonaria Cáscara de limón Braggs Aminos **Frutas** Coco	Perejil Pepinillos Pimiento morado Rábano **Continuación vegetales** Espinaca **Proteína animal** Res Yema de huevo Cordero Pato **Especias** Clavo Fenogreco Jengibre Pimiento Semilla de mostaza Nuez moscada Rábano picante Orégano Romero Salvia Asafétida Cualquier otra especia picantes **Frutas** Toronja

Cerezas Uvas Melón Pera **Continuación frutas** Granada Frutas dulces Naranjas dulces Ciruelas dulces Piñas dulces **Endulzantes** Miel de maple Jarabe de arroz Stevia Jarabe de cebada **Lácteos** Mantequilla Queso cottage Queso crema Ghee (mejor) Leche Haba de soja Helado **Granos** La mayoría de los granos son indicados para *pitta*, especialmente frijol mungo, tofu, frijol aduki, frijol negro, garbanzos, habas **Aceites** Coco Oliva Girasol Ghee **Nueces y semillas** Semilla de loto Semilla de girasol Marañones (mejor evitarlos durante el	Jugo de limón Lima Aceituna Papaya **Continuación frutas** Durazno Caqui Naranja ácida Mango Piña ácida **Endulzantes** Miel Melaza Azúcar blanca Chocolate **Lácteos** Queso (muy fermentado) Suero de mantequilla Kéfir Quesos salados Crema agria Yogurt **Aceites** Sésamo Maíz Cualquier otro tipo de aceite **Nueces y semillas** Maní Almendras Piñones

verano)	Semillas de calabaza Ajonjolí
Bebidas Bebidas frías Leche de soya	**Bebidas** Alcohol Café Té Bebidas calientes **Evitar/Reducir** Productos fermentados Vinagre Carnes rojas Sal Tabaco *Nota: Evitar / Reducir significa: Cuando está en equilibrio, disminuir el consumo o comer de vez en cuando. Cuando está en desequilibrio, evitar por completo. Si no tiene claridad en cuanto a su tipo de cuerpo, consulte a un especialista en Ayurveda*

Dieta para reducir desequilibrios de

vata-kapha o kapha-vata

Cuando vata está obstruido lo mejor es seguir una dieta kapha

Sí	**Evitar-Reducir**
Cereales (bien cocinados) Arroz basmati Avena Trigo Cuscús Espelta Amaranto	**Cereales** Cebada Alforfón Maíz Granola Mijo Centeno No cereales secos

	Chips de maíz a menos que las coma con queso
Vegetales (bien cocinados con mantequilla y limón) Remolacha Cilantro Zanahoria Ñame Pepino Apio Alcachofa Hongos Okra Frijoles verdes (siempre cocinados) Vegetales encurtidos Espinaca Papas Calabacín Col rizada cocida Nabos Espárragos Verduras cocidas Berenjena cocida **Proteína animal** Cerdo Mariscos Pavo Pollo Pato **Especias** Anís Laurel Asafétida (hing) Albahaca Alcaravea Cardamomo Canela Comino Hinojo	**Vegetales** Germinados de frijol Coles de Bruselas Vegetales crudos Coliflor Lechuga Maíz fresco (Los vegetales listados anteriormente pueden comerse en pequeñas cantidades siempre cocinados) **Proteína animal** Conejo Res **Especias** Chiles Pimienta cayena Menta piperita

Enebro Pimienta negra (poca cantidad) Ajo Jengibre Clavo Cilantro Salvia Estragón Cúrcuma Tomillo Fenogreco Nuez moscada Pimienta de Jamaica Rábano picante **Frutas** Aguacate Banano Papaya Cantalupo Cerezas Uvas Coco Higos frescos Duraznos Pomelo Kiwi Dátiles Limones Lima Mandarina Mango Caquis Bayas dulces Ciruelas dulces Fruta dulce Naranjas dulces Piña dulce Añadir especias a las frutas **Lácteos** Todos los productos lácteos son indicados a menos que haya una	 **Frutas** Manzana Arándanos Frutas secas Pera Granada Melón Jujuba **Lácteos**

alergia. Especialmente los fermentados como el yogur, suero de leche, kéfir, crema de queso, queso de soya, de arroz o de almendra **Legumbres**	
	Legumbres Todas las legumbres deben ser evitadas a excepción de los granos secos (dahl), ghee, frijoles y tofu. Hacer una pasta o dahl: garbanzos (humus), frijol mungo, lentejas rosada
Aceites Todos los aceites, aunque los mejores son: sésamo, ghee, mayonesa	**Aceites** Aceite de canola Aceite de maíz Aceite de mostaza
Nueces y semillas Todas las nueces, preferiblemente remojadas	**Nueces y semillas** Maní tostado y seco Calabaza
Endulzantes Miel cocida Melaza Stevia Jarabe de arroz Panela	**Endulzantes**
Bebidas Té herbal caliente Una pequeña copa de vino (sin sulfatos) con las comidas Leche de arroz tibia	**Bebidas** Bebidas frías Café Té negro Cualquier otro tipo de alcohol Bebidas carbonatadas *Nota: Evitar / Reducir significa: Cuando está en equilibrio, disminuir el consumo o comer de vez en cuando. Cuando está en desequilibrio, evitar por completo. Si no tiene claridad en cuanto a su tipo de cuerpo, consulte a un especialista en Ayurveda*

Dieta para reducir desequilibrios de *vata-pitta* o *pitta-vata*

Cuando hay imbalances extremos o alergias, la dieta puede necesitar ser modificada

Sí	Evitar-Reducir
Cereales (bien cocinados)	**Cereales**
Arroz basmati	Cebada
Espelta	Arroz integral
Avena	Trigo
Amaranto	Alforfón
Cuscús	Maíz
Centeno	Granola
Quinua	Mijo
	Cereales secos
	Chips de maíz a menos que sean con queso
Vegetales (bien cocinados con mantequilla y limón)	**Vegetales**
	Frijol germinado
Zanahorias	Arvejas
Ñame	Coles de Bruselas
Pepino	Repollo
Okra	Lechuga
Alcachofa	Frijoles verdes
Hongos	Maíz fresco
Brócoli	Berenjena
Apio	Vegetales crudos
Camote	Estos vegetales pueden comerse en pequeña cantidad, siempre cocinados
Calabaza	
Col rizada	
Nabos	
Espárragos	
Cebolla al vapor	
Todos los vegetales	
Diente de león	
Hinojo	

Proteína animal	**Proteína animal**
Mariscos Pavo Pollo Pato	Res Conejo
Especias	**Especias**
Anís Laurel Asafétida (hing) Albahaca Cilantro Cardamomo Canela Salvia Comino Hinojo Ajo fresco Cebolla Sal marina Estragón Tomillo Fenogreco Nuez moscada Pimienta de Jamaica Cúrcuma Menta Curry de leche Aminos Braggs	Chiles Pimienta cayena Bayas de enebro Alcaravea Clavo Ajo
Frutas	**Frutas**
Aguacate Plátano Melón Cerezas Coco Higos frescos Duraznos Pomelo Kiwi Dátiles Lima Limón	Manzana Arándano Frutas secas Granada Jujube

Mandarina Mango Papaya Uvas Caqui Bayas dulces Fruta dulce Naranjas dulces Piña dulce Ciruelas dulces Manzanas cocidas Peras cocidas	
Lácteos Todos los lácteos son indicados a menos que haya una alergia	**Lácteos**
Legumbres	**Legumbres** Todas las legumbres deben evitarse, excepto las legumbres secas (dahl), frijoles con ghee y frijoles con tofu. Hacer una pasta o dahl: Garbanzos (humus), frijol mungo, lentejas rosadas
Nueces y semillas (mejor remojadas) Girasol Germinados Mantequilla de maní	**Nueces y semillas** Maní tostado seco Calabaza
Endulzante Panela Fructosa Stevia Jarabe de maíz Miel cocinado	**Endulzante** Miel cruda Algarrobina

Bebidas Té herbal Una pequeña copa de vino (sin sulfatos) con las comidas Leche de arroz tibia	**Bebidas** Bebidas frías Café Té negro Cualquier otro tipo de alcohol Bebidas carbonatadas *Nota: Evitar / Reducir significa: Cuando está en equilibrio, disminuir el consumo o comer de vez en cuando. Cuando está en desequilibrio, evitar por completo. Si no tiene claridad en cuanto a su tipo de cuerpo, consulte a un especialista en Ayurveda*

Dieta para reducir desequilibrios de *kapha-pitta* o *pitta-kapha*

Sí	Evitar-Reducir
Cereales (bien cocinados) Cebada Arroz basmati Alforfón Maíz Centeno Cereales secos Granos tostados Quinua Cuscús	**Cereales** Mijo Arroz integral Trigo Arroz blanco
Vegetales (75% de la dieta) Alcachofa Esparrago Pimientos Remolacha Nabos Melón amargo Col china Hinojo	**Vegetales** Camote Tomate Zucchini Vegetales dulces y jugosos Rábano Zanahoria Chiles picantes

Brócoli Todos los vegetales Espinaca Acelgas Repollo Coliflor Apio Berenjena Pimiento verde Lechuga Vegetales de hoja verde Ensaladas verdes Hongos Hojas de mostaza Cebollas Coles Papas Calabaza Diente de león **Proteína animal** Pescado de agua dulce Pavo (carne oscura) Venado **Especias** Cilantro Menta Cardamomo Cilantro Jengibre Hinojo Cúrcuma Anís Canela Curry de leche	**Proteína animal** Res Pollo Mariscos Pato Cerdo Carnes fritas y grasosa **Especias** Pepinillos Sal Vinagre

Frutas (especialmente secas)	**Frutas**
Manzana Frutas secas Limón Toronja Pera Caqui Granada Pasas Papaya Fresa Albaricoque (con moderación) Arándanos	Banano Coco Dátiles Higos Ciruelas Uvas Kiwi Melón Naranja Piña Fruta dulce
Lácteos	**Lácteos**
Leche de cabra (poca cantidad sin sal) Ghee Queso suave Queso cottage	Lácteos fermentados o añejados
Legumbres	**Legumbres**
Todas las legumbres en especial frijol aduki, pinto, habas y lentejas	Tofú cuando *kapha* está muy aumentado Garbanzos Humus
Aceites (pequeñas cantidades)	**Aceites**
Mejor prensado en frío: Canola Lino Maíz Mostaza Almendra Girasol Soja Mayonesa Maní	Evite el uso de cualquier otro tipo de aceite
Endulzantes	**Endulzantes**
Pequeñas cantidades de miel cruda sin cocinar	Evite el uso de cualquier otro endulzante

Nueces y semillas	**Nueces y semillas**
Mejor si son germinadas: Semillas de linaza Semillas de calabaza Semillas de girasol	Evite cualquier otro tipo de nuez y semilla Maní
Bebidas	**Bebidas**
Leche de almendras Té de jengibre Café (1 taza por día) Limonada Té Bebidas carbonatadas 1 pequeña copa de vino con las comidas	Bebidas heladas
	Nota: Evitar / Reducir significa: Cuando está en equilibrio, disminuir el consumo o comer de vez en cuando. Cuando está en desequilibrio, evitar por completo. Si no tiene claridad en cuanto a su tipo de cuerpo, consulte a un especialista en Ayurveda

Lista de rutinas diarias ayurvédicas

Nombre: _____

Fecha: _____ Hora de levantarse: _____

(Si se levanta y se siente desequilibrado, remítase a su lista de rutinas diarias ayurvédicas del día anterior)

Horario de las comidas

Mañana: _____

Media mañana: _____

Medio día: _____

Media tarde: _____

Cena: _____

Merienda: _____

Suplementos: _____

Hierbas: _____

Otros

Entorno/estado de ánimo: _____

Nivel de estrés: _____

Actividades en la tarde: _____

Hora de acostarse: _____

Bibliografía

The Yoga of Herbs, An Ayurvedic Guide to Herbal Medicine, por el Dr. David Frawley y Dr. Vasant Lad. Lotus Press, Twin Lakes, WI, 1986.

Ayurvedic Medicine, por Birgit Heyn. Thorsons Publishing Group: Wellingborough, Northamptonshire, England, 1987.

Quantum Healing, por Deepak Chopra. Harmony Books, New York, NY.

El regreso al edén, por Jethro Kloss. Back to Eden Press.

Nutritional Almanac, por John D. Kirschmann. McGraw Hill Book Co.

Kaya Kalpa, por Dr. Chandrasekhar Thakkur. Ancient Wisdom Publication, 1960.

Definitive Guide to Cancer, por W. John Diamond, M.D., W. Lee Cowden, M.D. with Burton Goldberg. Future Medicine Publishing, Inc., 1977.

Acerca de la autora

Cuando niña, la Dr. Light Miller o Jyoti (su nombre Indio), viajó por todo el mundo aprendiendo y asimilando las formas naturales de vivir de muchas culturas. Al ser de familia procedente de la India, tiene una fuerte conexión con el Ayurveda, que aprendió gracias a su abuela, quien practicaba con hierbas ayurvédicas. Su madre la involucra en el uso de los aceites esenciales y los productos a base de hierbas para protección de la piel. Su familiaridad con las flores y las hierbas tropicales proviene del tiempo que vivió en el Caribe.

En 1968, Light se graduó de la Universidad Berkeley de California y poco después se graduó de la Escuela de Masaje de Los Ángeles, donde sintió el llamado para dedicarse a la sanación. Esta experiencia despertó su interés en la meditación, Yoga y la filosofía oriental. Tiene 30 años de experiencia como profesional de la salud y ha capacitado a más de 1000 personas en el campo del masaje.

En la actualidad, Light proporciona asesoramiento ayurvédico individual, tratamientos en *panchakarma* y capacita a profesionales del Ayurveda a través de su curso de Ayurveda por correspondencia. También, junto con su esposo, el Dr. Bryan Miller, es coautora del libro "Ayurveda y aromaterapia". Light también provee tratamientos especiales de Kaya Kalpa siendo la primera mujer en el mundo en practicar este arte. Fue entrenada por el Dr. Ram Panday de Nueva York y su joven maestro de 115 años de edad, el Dr. Panchu Wai Chotay, de Santa Cruz, India.

Para obtener información puede comunicarse con la autora llamando o escribiendo a:

AYURVEDIC HEALING
P.O. Box 35284
Sarasota, FL 34242
Teléfono: 941-346-3518
Fax: 941- 346-0800
e-mail: earthess@aol.com
website: www.ayurvedichealings.com

AYURVEDA Y LA MENTE

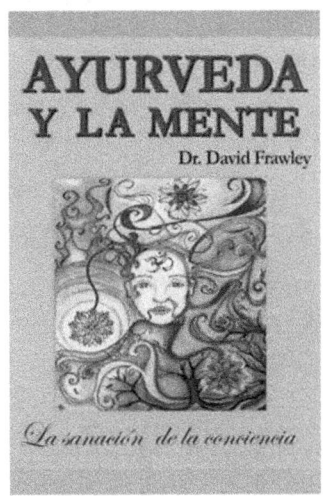

Ayurveda y la mente es, tal vez, el primer libro publicado en Occidente que explora específicamente el aspecto psicológico de **este gran sistema.** El libro explora cómo sanar nuestras mentes en todos los niveles, desde el subconsciente hasta el superconsciente, y discute el papel que juega la dieta, las impresiones sensoriales, **la meditación,** los mantras, el Yoga y muchos otros métodos para crear integridad.

Ayurveda y la mente discute con lucidez y sensibilidad cómo crear integridad en cuerpo, mente y espíritu. Este libro abre la puerta a una nueva psicología energética que provee herramientas prácticas para integrarlas a los múltiples aspectos de la vida.

-Dr. Deepak **Chopra**, MD

Este libro es un recurso valioso para los estudiantes de Ayurveda, Yoga, Tantra y psicología. El Dr. David Frawley ha demostrado una vez más su talento único para digerir el conocimiento védico milenario y alimentarnos con este entendimiento, el cual nutre nuestro cuerpo, alma y mente.

-Dr. David Simón, MD

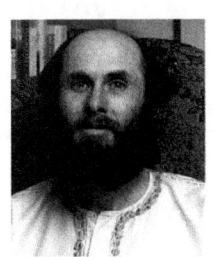

Escrito por el Dr. David Frawley

Publicado en español por Ayurmed
www.Ayurmed.org   libros@ayurmed.org

EL LIBRO DE COCINA AYURVÉDICA

El libro de cocina ayurvédica nos brinda una nueva perspectiva sobre el arte milenario de autosanación. Incluye más de 250 recetas probadas y degustadas, diseñadas específicamente para equilibrar cada constitución, con un énfasis en la simplicidad, facilidad, y una nutrición saludable. Diseñado para el paladar occidental, las recetas varían desde exóticos platos de la India hasta las clásicas y favoritas de nuestra cultura de Occidente. Las autoras de este interesante libro son Amadea Morningstar, M.A., nutricionista formada en Occidente y Urmila Desai, una formidable cocinera de la India, ambas instruidas en una variedad de tradiciones de sanación. El libro de cocina ayurvédica incluye discusiones a profundidad sobre la nutrición, perspectivas tridóshicas y diferentes maneras para implementar cambios sostenibles en nuestras vidas.

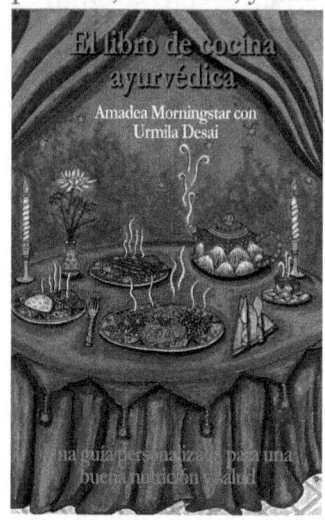

El libro de cocina ayurvédica no es un simple libro de recetas sino un manual de salud único, que si se emplea con la comprensión adecuada, puede llegar a conducirnos a una nueva dimensión en el mejoramiento de la salud y el placer de comer.   - Yogi Amrit Desai

Este libro revela recetas simples basadas en principios ayurvédicos que le pueden servir como una guía individualizada en su cocina diaria.   - Dr. Vasant Lad, médico ayurvédico

Este libro, inspirado en la ciencia de la nutrición ayurvédica, puede ayudarle al lector a aprender cómo usar los alimentos para mejorar su calidad de vida.   - Dr. Robert Svoboda, médico ayurvédico

Escrito por Amadea Morningstar y Urmila Desai

Publicado en español por Ayurmed
www.Ayurmed.org   libros@ayurmed.org

CÓMO SANAR SU VIDA

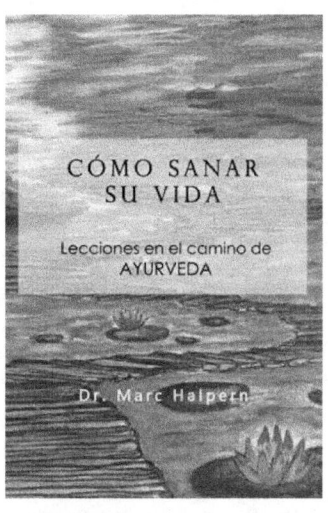

La sanación es un viaje personal. Cada persona desea profundamente ser feliz, saludable y completo, pero lucha alcanzarlos, caminando un paso a la vez. El camino eventualmente conduce a la salud óptima, la paz mental y a una profunda satisfacción en la vida. Ayurveda proporciona una base para el entendimiento propio y ofrece una ruta clara para saber cómo vivir la vida de una manera que apoye el proceso de curación. Este libro le ayudará a desbloquear su potencial curativo. El Dr. Marc Halpern comparte su propio viaje personal de autosanación de un desorden autoinmune que lo paralizó y la fatiga crónica posterior durante siete años. En el camino se revelarán lecciones que cualquiera puede usar para apoyar su propio viaje de curación: las enseñanzas milenarias del Ayurveda.

- Inspírese a alcanzar todo su potencial físico, emocional y espiritual.
- Explore los conocimientos de Ayurveda de una manera personal y significativa.
- Utilice ejercicios prácticos que lo guiarán en el camino.
- Aprenda cómo sanar su vida.

"El **Dr. Marc Halpern** lo guiará en su camino de sanación ayurvédica en este libro de fácil comprensión que le dará el poder para sanarse a sí mismo". - Dr. David Frawley, erudito ayurvédico

Escrito por el Dr. Marc Halpern

Publicado en español por Ayurmed
www.Ayurmed.org   libros@ayurmed.org

NETI:
SECRETOS CURATIVOS DE YOGA Y AYURVEDA

La vasija neti es uno de los nuevos métodos más populares de higiene personal y bienestar en la actualidad.

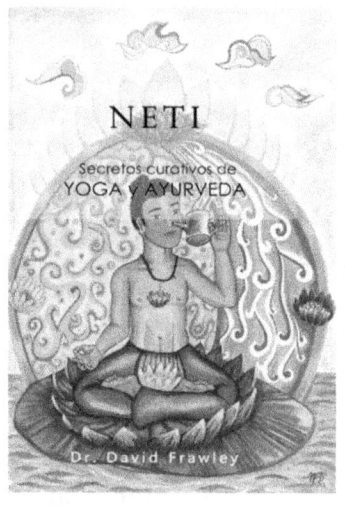

Esta sencilla herramienta para la irrigación nasal, procedente de la antigua tradición de Yoga y Ayurveda, es una gran manera para hacer frente a la congestión nasal, la sinusitis, las alergias, los dolores de cabeza y muchos otros problemas de salud que de otra forma serían difíciles de tratar. Al permitirle respirar mejor, tendrá más energía, lo que literalmente puede transformar su vida. La vasija neti es económica, fácil de usar y útil para todos. Una vez la pruebe y experimente sus beneficios, se convertirá rápidamente en una parte habitual de su rutina diaria de autocuidado. Este libro presenta de manera completa y práctica cómo utilizar la vasija neti. Muestra el lugar de estas "terapias nasales" en las grandes tradiciones curativas de la India y su relevancia más amplia para el tratamiento de enfermedades comunes.

"El **Dr. David Frawley** es uno de los eruditos más importantes de Ayurveda y las ciencias védicas hoy en día. He adquirido una visión personal de su gran trabajo y tengo gran respeto y admiración por sus conocimientos y por la manera lúcida en la que ha presentado la antigua sabiduría de los Vedas. Cualquier persona expuesta al trabajo del Dr. Frawley está obligada, no solo a tener más conocimiento sino también a ser más sabio... El David Frawley es uno de los principales expertos de Ayurveda en el mundo occidental. Ha contribuido muchísimo a nuestro conocimiento del valor de Ayurveda". - **Deepak Chopra, MD.**

Escrito por el Dr. David Frawley

Publicado en español por Ayurmed
www.Ayurmed.org   libros@ayurmed.org

AYURVEDA Y PANCHAKARMA
La ciencia del rejuvenecimiento y la desintoxicación

El **Dr. Sunil Joshi** comenzó su práctica clínica en 1981 en India, especializándose en terapia de *panchakarma*. Desde 1989, el Dr. Joshi ha viajado extensivamente a través de los Estados Unidos, dando charlas y dictando talleres de Ayurveda. Ha sido un conferencista invitado para *Columbia University*, *Wright State School of Medicine*, el *National College of Naturopathic Medicine*, el *National Institute of Health* y otros. Actualmente, es consejero ayurvédico para El Centro Chopra para el bienestar, y pasa seis meses de cada año en los Estados Unidos ofreciendo seminarios sobre el bienestar ayurvédico.

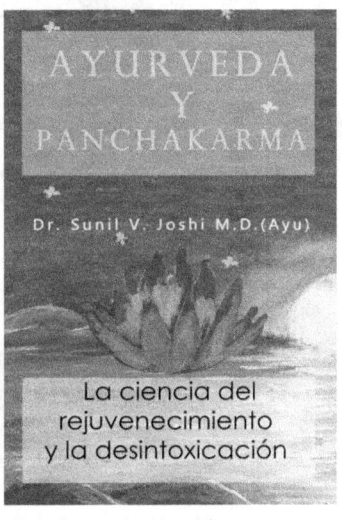

La mina de sabiduría ayurvédica se ha vuelto accesible a más personas a través de este maravilloso libro del Dr. Sunil Joshi. Su conocimiento y experiencia sobre la purificación Ayurvédica (Panchakarma) ha sido invaluable para nuestros programas en el Centro Chopra para el bienestar.

- **Deepak Chopra M.D**

Ayurveda y panchakarma abre nuevos horizontes de conocimiento y tratamiento Ayurvédico tanto para el lector general como para el profesional de la salud. Todo estudiante serio de Ayurveda querrá este libro.

- **Dr. David Frawley**
Autor de *Ayurveda y la mente*

Escrito por el Dr. Sunil Joshi

Publicado en español por Ayurmed
www.Ayurmed.org   libros@ayurmed.org

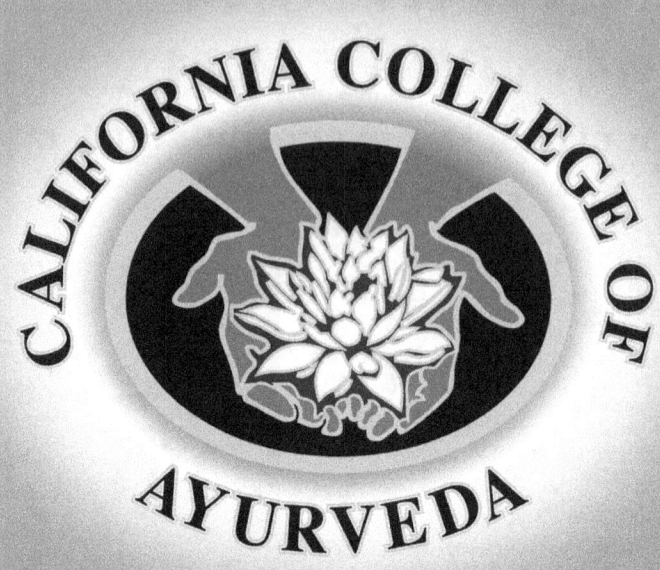

CALIFORNIA COLLEGE OF AYURVEDA

Brindando la educación ayurvédica de la más alta calidad en Occidente

Programas de formación profesional:
Educador de Salud Ayurveda
Profesional y Especialista Clínico
Aplicación clínica de Ayurveda
Prácticas clínicas
Medicinas herbales
Terapias sensoriales
(color, aroma, sonido, masaje)

Cursos de terapias corporales:
Masaje ayurvédico
Shirodhara
Marma: acupresión ayurvédica
Faciales ayurvédicos
Terapia de vapor herbal
Pancha karma
Terapia de Yoga ayurvédica

La salud es el resultado final de una vida en armonía mientras que la enfermedad es el resultado natural de la desarmonía. La curación es el proceso de regresar a la armonía. Dedique su vida ofreciendo un importante servicio a la humanidad: cree armonía en su propia vida y apoye a otros a hacer lo mismo. Nunca ha habido un mejor momento para estudiar Ayurveda. La sociedad como conjunto cada vez está más y más fuera de armonía. Existe una gran necesidad de profesionales. Contáctenos y conozca sus oportunidades profesionales.

Escuela de Ayurveda de California
www.EscuelaAyurveda.com

www.ingramcontent.com/pod-product-compliance
Lightning Source LLC
Chambersburg PA
CBHW051849170526
45168CB00001B/32